影像读片从入门到精通系列

MRI 读片指南

范国光　杨　峰　主编

第三版

化学工业出版社

·北京·

图书在版编目（CIP）数据

MRI 读片指南 / 范国光，杨峰主编. —3 版. —北京：化学工业出版社，2024.1
（影像读片从入门到精通系列）
ISBN 978-7-122-44353-3

Ⅰ.①M… Ⅱ.①范… ②杨… Ⅲ.①核磁共振成像-诊断学-指南　Ⅳ.①R445.2-62

中国国家版本馆 CIP 数据核字（2023）第 201299 号

责任编辑：赵玉欣　王新辉　　　　装帧设计：关　飞
责任校对：刘　一

出版发行：化学工业出版社
　　　　　（北京市东城区青年湖南街 13 号　邮政编码 100011）
印　　装：中煤（北京）印务有限公司
787mm×1092mm　1/16　印张 21½　字数 544 千字
2024 年 2 月北京第 3 版第 1 次印刷

购书咨询：010-64518888　　　　售后服务：010-64518899
网　　址：http://www.cip.com.cn
凡购买本书，如有缺损质量问题，本社销售中心负责调换。

定　　价：69.80 元

编写人员名单

主 编 范国光 杨 峰

编 者 （排名不分先后）

丁长伟（中国医科大学附属盛京医院放射科）

范国光（中国医科大学附属第一医院放射科）

侯 阳（中国医科大学附属盛京医院放射科）

胡 奕（中国医科大学附属盛京医院放射科）

林爱军（中国医科大学附属盛京医院放射科）

林 楠（中国医科大学附属盛京医院放射科）

任 莹（中国医科大学附属盛京医院放射科）

王 玉（中国医科大学附属盛京医院放射科）

杨 峰（沈阳医学院附属中心医院放射科）

李成博（中国医科大学附属第一医院放射科）

黄 鑫（中国医科大学附属第一医院放射科）

吴佳枭（中国医科大学附属第一医院放射科）

崔文卓（中国医科大学附属第一医院放射科）

李英美（中国医科大学附属第一医院放射科）

郭妙然（中国医科大学附属第一医院放射科）

李晓露（中国医科大学附属第一医院放射科）

卜书婷（中国医科大学附属第一医院放射科）

杨滨菊（中国医科大学附属第一医院放射科）

刘慧洋（中国医科大学附属第一医院放射科）

陈俞好（中国医科大学附属第一医院放射科）

赵梦婉（中国医科大学附属第一医院放射科）

王矩洲（中国医科大学附属第一医院放射科）

随着医学影像技术日新月异的发展，医学影像已由一种临床辅助检查手段发展为临床诊断疾病的主要方法。X线、CT检查早已普及到县级基层医院，近几年基层医院也纷纷引进了MRI诊断设备，为基层医院提高疾病的诊断水平提供了可能。但另一方面，很多基层医师没有机会接受更深入的专业教育，加之多年在基层，所见病例量少，病种局限，影像读片诊断存在困难。针对这种现状，本着"贴近基层实际，提高基层影像诊断水平"的原则，我们编写了"影像读片从入门到精通系列"（分为三个分册，包括《X线读片指南》《CT读片指南》《MRI读片指南》）。

本丛书从基本理论、基本征象入手，较系统地介绍了各系统的常见病、多发病及部分少见病、罕见病的X线平片、CT及MRI表现。在编写内容方面，以医学影像学基本知识、基本理论为基础，兼顾专业技术的进展与其他相关知识，做到重点突出、深度适宜、涵盖面广、实用性强。

丛书第二版自2013年出版至今已近10年，其间得到广大医学影像学同仁及临床医生的认可，特别是满足了基层医生工作中的实际需要。如今影像设备发展迅猛，新技术不断涌现，新指南与共识不断推出，为更新知识、丰富内容，我们启动了丛书的修订工作。

第三版在第二版的基础上，根据WHO最新《国际疾病分类》（ICD-11），规范了疾病的命名，增补了一些常见病及部分少见病的影像学表现，部分章节增加了影像新技术及其应用。各位编者在编写过程中联系临床实际，以实用为目的，紧扣影像科工作实践，以尽量简洁的语言写明各系统读片的共性技巧及报告书写内容和方法。在病例选择上，贴近基层实际，全面覆盖基层常见病及多发病，同时也包括一些少见病，以便于拓展影像学诊断思路。在写作方法上遵循影像读片的正常思路，以典型的图片资料为主线，以最简明的语言给出读片分析和说明。同时对一些影像相关的最新治疗和诊断技术进行简要介绍。总体来看，丛书内容的设计上更注重理论与临床实践的紧密结合，内容丰富、实用，基本上涵盖了X线、CT及MRI诊断过程中所涉及的必备知识，既可作为基层医师的工具书，又可作为城市各大医院与医疗保健机构临床医生的参考书。

丛书在编写过程中一直得到中国医科大学附属盛京医院、附属第一医院以及业内多家医院放射科领导和专家们的支持与帮助。许多专家及同道为丛书第三版出版提出了宝贵建议，并为丛书无偿提供许多珍贵影像资料。在此一并表示诚挚谢意。虽几经审稿，仍难免存在疏漏、不当之处，还请各位专家、同道不吝赐教，以期再版修订时完善。

范国光于2023年7月

第一章　MRI 物理基础知识及检查技术

第二章　MRI 读片基础知识必读

第三章　MRI 在中枢神经系统疾病中的应用

第四章　MRI 在头颈部疾病中的应用

第五章　MRI 在乳房疾病中的应用

第六章　MRI 在循环系统疾病中的应用

第七章　MRI 在骨骼肌肉系统疾病中的应用

第八章　MRI 在消化系统疾病中的应用

第九章　MRI 在泌尿生殖系统疾病中的应用

参考文献

MRI 物理基础知识及检查技术

一、MRI 成像原理

磁共振成像（MRI）是利用生物体内特定原子核在磁场中所表现出的磁共振现象而产生信号，经空间编码、重建而获得影像的一种成像技术。人体内的氢质子分布最广，含量最高。每一个氢质子可被视为一个小磁体，正常情况下，这些小磁体自旋轴的分布和排列是杂乱无章的，若将人体置于一个强大的外磁场内，这些小磁体的自旋轴将按磁场的方向重新有规律地排列，此时施加一个能够影响磁场方向的射频脉冲，使其产生共振，当射频脉冲停止后，磁场会恢复到原来的状态，并以射频信号的形式释放出吸收的能量，这个视频信号被接收后，经计算机处理再重建成图像。

二、常用 MRI 设备分类

按照所用的磁体不同，MRI 设备可分为常导型、永磁型、超导型、混合型。前两者磁场稳定性差，目前应用最多的为超导型。超导型磁场稳定而均匀，不受外界温度影响，场强高，可调节；缺点是造价高，维护费用高。

三、纵向弛豫与横向弛豫

纵向弛豫又称自旋-晶格弛豫，简称 T_1，是指 90°射频脉冲停止后，纵向磁化矢量从最小值恢复至平衡态的 63% 的过程。不同组织的 T_1 不同，其纵向弛豫率亦不同，故产生 MRI 信号强度的差别。MRI 信号主要依赖 T_1 而重建的图像称为 T_1 加权像（T_1WI）。

横向弛豫又称为自旋-自旋弛豫，简称 T_2，是指射频脉冲停止后，横向磁化由最大量衰减到 37% 的过程。T_2 值也是一个具有组织特异性的时间常数，不同组织以及正常组织和病理组织之间有不同的 T_2 值。MRI 信号主要依赖 T_2 而重建的图像称为 T_2 加权像（T_2WI）。

四、MRI 图像的特点

图像反映组织间弛豫时间的差别；可多方位成像；可以直接轴位成像，或冠状位、矢状位成像；可多参数成像；可同时得到 T_1 加权像、T_2 加权像、质子密度加权像；有流空效应；可在不使用对比剂的情况下，使血管显示。

五、MRI 对比增强的原理及意义

由于正常与异常组织的弛豫时间有较大重叠，故 MRI 影像特异性较差，为提高影像的对比度，可以人为改变组织的 MRI 的特征性参数，即缩短 T_1 和 T_2。MRI 对比剂能改变组织和病变的弛豫时间，从而提高组织与病变之间的对比。

MRI 对比剂按增强类型可分为阳性对比剂（如二乙三胺五乙酸钆，即 Gd-DTPA）和阴性对比剂（如超顺磁氧化铁，即 SPIO），目前临床常用前者。

六、磁共振血管成像技术

磁共振血管成像（magnetic resonance angiography，MRA）是对血管和血流信号特征显示的一种技术。属于无创性检查，不用对比剂，流动的液体就是 MRI 固有生理对比剂。流体在 MRI 影像上的表现取决于组织特征，流动速度、方向、方式，以及所使用的序列技术。

七、磁共振水成像技术原理及意义

磁共振水成像技术主要利用静态液体具有长 T_2 的特点，在使用重 T_2 加权成像技术时，流动缓慢或相对静止的液体（稀胆汁、胰液、尿液、脑脊液、内耳淋巴液、唾液、泪液等）均呈高信号。而 T_2 较短的实质器官及流动的血液则表现为低信号，从而使含液体的器官显影。由于其安全、无创、无需对比剂，某种程度上可代替诊断性内镜逆行胰胆管造影（ER-CP）、经皮穿刺胆管造影（PTC）、静脉肾盂造影（IVP）等传统检查。

八、磁共振扩散成像

磁共振扩散成像为功能性成像技术之一，通过计算表观扩散系数形成表观系数图，用于测量病理状态下的水分子布朗运动特征，最早用于脑缺血性疾病的早期诊断，可把脑缺血性疾病的识别提早到发病后 2h 之内。

九、磁共振灌注成像

磁共振灌注成像是指通过静脉灌注顺磁性对比剂后周围组织微循环的 T_1、T_2 值的变化率，计算组织血流灌注功能；或者以血液为内源性示踪剂（通过利用动脉血液的自旋反转或饱和的方法），显示脑组织局部信号的微小变化，而计算局部组织的血流灌注功能。除脑组织外，目前此方法还可用于肝脏、肾脏以及心脏的灌注分析等。

十、磁共振波谱技术

磁共振波谱（MRS）技术是利用磁共振中的化学位移现象来测定分子组成及空间分布的一种检测方法。随着临床 MRI 技术的发展，MRS 与 MRI 相互渗透，产生了活体 MRS 分析技术及波谱成像技术，从而对一些由于体内代谢物含量改变所致的疾病有一定的诊断价值。

十一、磁敏感加权成像

磁敏感加权成像（SWI）是新近研究的磁共振对比增强成像技术，以 T_2^* 加权梯度回波序列为基础，根据不同组织间的磁敏感性差异提供图像对比增强。磁敏感加权成像比常规梯度回波序列更敏感地显示出血，甚至是微小出血，在诊断脑外伤、脑血管畸形、脑血管病及某些神经性病变等方面具有较高的价值和应用前景。

十二、脑功能成像

脑功能成像的原理是基于脑功能活动中的生理行为，当大脑皮质的某一区域兴奋时，局部小动脉扩张，血流量增加，局部氧合血红蛋白含量增高，在 T_1 加权像和 T_2 加权像上信号强度增高，当对照同一区域兴奋前后的 T_1 加权像或 T_2 加权像时，可根据信号强度的变化反映该区域灌注的变化。目前已开发的脑功能成像技术有视觉功能成像、听觉功能成像及运动功能成像。利用图像融合技术把功能性影像与形态学影像叠加，可提供更确切的诊断信息。

十三、脂肪抑制技术

MRI 中，可以通过调整采集参数或选择性抑制脂肪的共振频率而选择性抑制脂肪信号，使之失去其高信号特征而变为低信号。脂肪抑制技术在临床应用中极为有用，通过此技术可识别脂肪和非脂肪结构，从而突出其他结构的显示。

十四、水抑制技术

MRI 中，可应用"液体衰减反转恢复"序列抑制自由水的信号，使其在 T_2 加权像上从高信号变为低信号。原有的与水的高信号混杂或近似的信号未被抑制，仍保持高信号，从而易于识别。

十五、MRI 的优缺点

1. 优点
① 无电离辐射，迄今为止，还没有磁场和射频脉冲对人体造成显著损害的报道。

② 多参数成像和任意层面成像，根据解剖部位，可以得到轴位、冠状位、矢状位和任意层面的斜位图像。

③ 正常和病理状态下的软组织都具有良好的对比度，可以通过特殊序列和对比剂的应用使对比度进一步增强。

④ 磁共振血管成像技术可避免传统血管造影插管的风险。

2. 缺点
（1）安全问题

① 虽然目前的研究没有证实其对孕妇有明显损害，但专家建议妊娠 3 个月之内的妇女选做此项检查时应尽量谨慎。

② 有金属植入物或异物（如心脏起搏器、颅内血管夹、义眼、人工耳蜗、人工关节、义齿等）的患者禁忌做此项检查。在磁场中，血管夹可能移位，起搏器可能关闭或程序紊乱，置换的关节可能由于热效应而膨胀。

③ 幽闭恐惧症患者不能接受此项检查。

（2）伪影　较常见的伪影有磁化伪影、运动伪影、拉链伪影、化学位移伪影及环状伪影等。

（3）其他

① 获得图像的时间远长于 CT。

② 不适合检查紧急、危重、需要多项生命体征监护的患者。

第二章

MRI 读片基础知识必读

■■■■ 第一节 中枢神经系统 ■■■■

一、MRI 的应用价值与局限性

MRI 在神经系统的应用较为成熟，对脑干、幕下区、枕骨大孔区、脊髓与椎间盘的显示明显优于 CT，对脑脱髓鞘疾病、多发性硬化、脑梗死、脑与脊髓肿瘤、血肿、脊髓先天异常与脊髓空洞症的诊断有较高价值。三维成像和流空效应可观察病变与血管的关系。一些特殊的 MRI 技术如弥散加权成像、磁共振波谱、脑功能皮质定位成像等的临床应用使得 MRI 不仅可以显示形态学的改变，还可以提供功能、代谢等方面的信息。MRI 对小钙化灶及颅骨变化显示不如 CT。

二、脑的 MRI 影像解剖

脑轴位、冠状位、矢状位影像解剖见图 2-1-1～图 2-1-3。

三、脑 MRA

脑 MRA 影像见图 2-1-4。

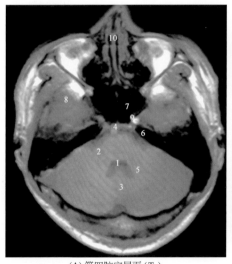
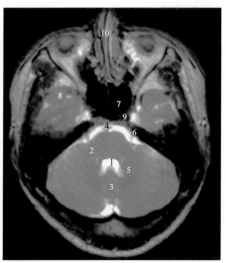

(A) 第四脑室层面 (T_1)　　　　　　　　　(B) 第四脑室层面 (T_2)

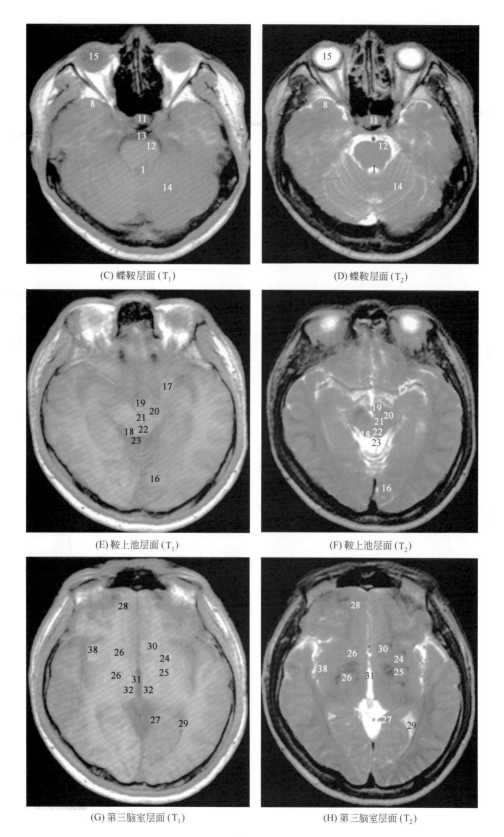

(C) 蝶鞍层面 (T$_1$)

(D) 蝶鞍层面 (T$_2$)

(E) 鞍上池层面 (T$_1$)

(F) 鞍上池层面 (T$_2$)

(G) 第三脑室层面 (T$_1$)

(H) 第三脑室层面 (T$_2$)

图 2-1-1

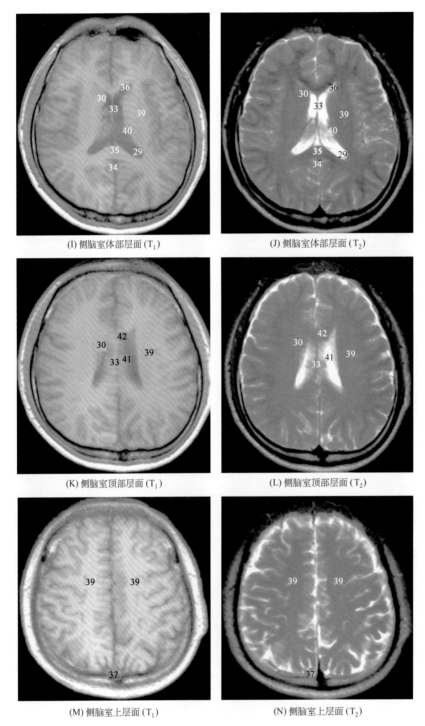

(I) 侧脑室体部层面 (T₁)　　(J) 侧脑室体部层面 (T₂)

(K) 侧脑室顶部层面 (T₁)　　(L) 侧脑室顶部层面 (T₂)

(M) 侧脑室上层面 (T₁)　　(N) 侧脑室上层面 (T₂)

图 2-1-1　脑 MRI 轴位典型层面影像解剖

1—第四脑室；2—小脑中脚；3—小脑蚓部；4—右侧椎动脉；5—齿状核；6—听神经、面神经混合支；7—蝶窦；8—颞叶；
9—颈内动脉；10—鼻中隔；11—垂体；12—脑桥；13—基底动脉；14—小脑半球；15—眼球；16—颞枕内侧回；
17—大脑中动脉；18—下丘脑；19—乳头体；20—大脑脚底；21—红核；22—中脑导水管；23—四叠体池；24—壳核；
25—苍白球；26—内囊；27—海马旁回；28—额叶；29—侧脑室后角；30—尾状核；31—第三脑室；32—丘脑；
33—透明隔；34—直窦；35—胼胝体压部；36—侧脑室前角；37—上矢状窦；38—岛叶；39—放射冠；
40—丘脑内侧核群；41—侧脑室；42—胼胝体

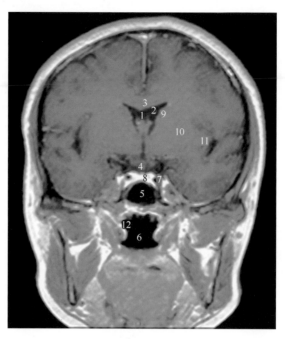

图 2-1-2　脑冠状位影像解剖

1—透明隔；2—侧脑室；3—胼胝体；4—垂体柄；5—蝶窦；6—咽腔；7—颈内动脉；
8—垂体（强化）；9—尾状核头；10—壳核；11—岛叶；12—咽鼓管咽口

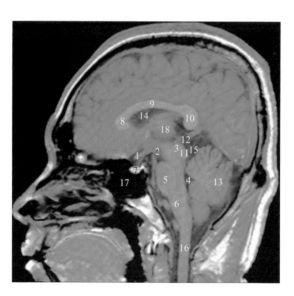

图 2-1-3　脑矢状位影像解剖

1—视交叉；2—乳头体；3—中脑导水管；4—第四脑室；5—脑桥；6—延髓；7—垂体；
8—胼胝体膝部；9—胼胝体体部；10—胼胝体压部；11—四叠体；12—松果体；
13—小脑；14—侧脑室；15—四叠体池；16—脊髓；17—蝶窦；18—背侧丘脑

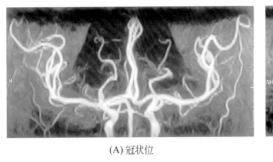

(A) 冠状位

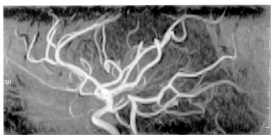

(B) 矢状位

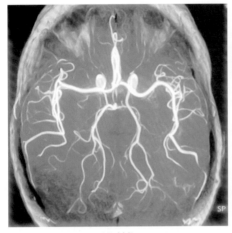

(C) 轴位

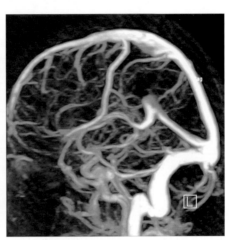

(D) 动脉与乙状窦矢状位

图 2-1-4　脑 MRA 影像

清晰显示大脑前、中、后动脉及椎基底动脉

四、脊髓 MRI 影像（腰椎）

脊髓 MRI 影像见图 2-1-5。

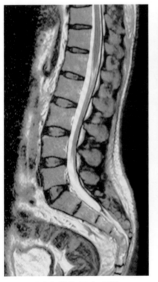

(A) 矢状位 T_2 加权像

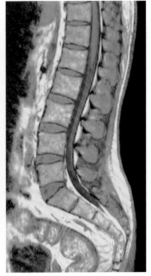

(B) 矢状位 T_1 加权像

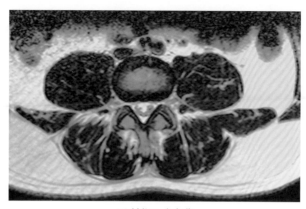

(C) 轴位 T₂ 加权像

图 2-1-5　脊髓 MRI 影像（腰椎）

■■■■ 第二节　头颈部 ■■■■

一、MRI 的应用价值与局限性

MRI 为多参数、多方位成像技术，对软组织病变的显示具有很大的优势。适合诊断头颈部肿瘤性病变、炎症性病变、神经性病变等，特别是病变侵犯颅内的情况、内耳道的微小听神经瘤和内耳畸形、较小的甲状旁腺肿瘤等的显示方面优于 CT。脂肪抑制技术可以清晰显示位于脂肪较多部位的病变的范围和大小。

二、典型层面的影像解剖

头颈部典型层面的影像解剖见图 2-2-1。

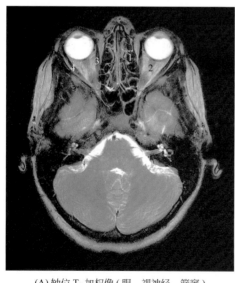

(A) 轴位 T₂ 加权像（眼、视神经、筛窦）

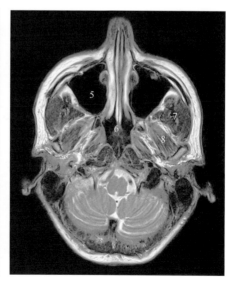

(B) 轴位 T₁ 加权像（上颌窦）

图 2-2-1

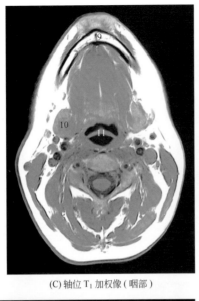

(C) 轴位 T$_1$ 加权像 (咽部)

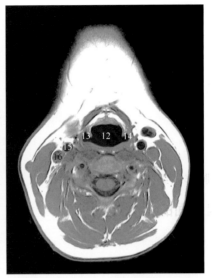

(D) 轴位 T$_2$ 加权像 (咽部)

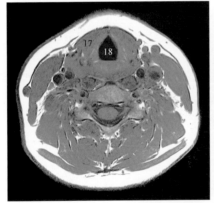

(E) 轴位 T$_1$ 加权像 (喉部)

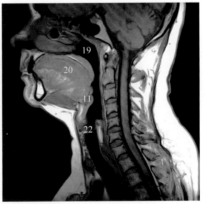

(F) 正中矢状位 T$_1$ 加权像

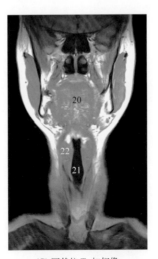

(G) 冠状位 T$_1$ 加权像

图 2-2-1　头颈部典型层面

1—筛窦；2—视神经；3—内直肌；4—外直肌；5—上颌窦；6—鼻中隔；7—颞肌；8—翼外肌；
9—下颌骨；10—下颌下腺；11—会厌；12—喉咽；13—杓会厌皱襞；14—梨状隐窝；15—颈内动脉；
16—颈内静脉；17—声带；18—喉口；19—鼻咽；20—舌；21—气管；22—甲状腺

■■■■■ 第三节　呼吸系统 ■■■■■

一、MRI的应用价值与局限性

　　MRI通常作为胸部平片和CT的重要补充，对于鉴别胸内外病变、纵隔内外病变、膈上下病变，定位病变的起源有很大帮助；在鉴别纵隔肿块为血管性还是非血管性、位于血管腔内还是血管壁，以及纵隔肿瘤的侵袭性判断、神经源性肿瘤的诊断和分期等方面优于CT；但对肺部微细结构及肋骨、胸骨骨折的显示差。

二、典型层面的影像解剖

　　胸部典型层面的影像解剖见图2-3-1。

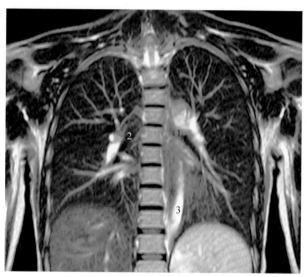

图2-3-1　胸部冠状位像

1—左主支气管；2—右主支气管；3—胸主动脉

■■■■■ 第四节　循环系统 ■■■■■

一、MRI的应用价值与局限性

　　MRI对下列循环系统疾病具有重要诊断价值：大血管疾病，如主动脉狭窄和扩张、主动脉夹层等；先天性心脏病，如房间隔缺损、室间隔缺损；心肌病变，特别是原发性心肌病；心脏肿瘤，如黏液瘤；心包疾病，如心包缺损、囊肿、积液、增厚等；冠状动脉硬化性心脏病等。心脏磁共振电影成像可以动态显示心脏舒张和收缩运动的情况，包括瓣膜运动、血流动力学和心肌收缩率等。安装心脏起搏器的病人不能进行MRI检查。

二、典型层面的影像解剖

　　循环系统典型层面的影像解剖见图2-4-1。

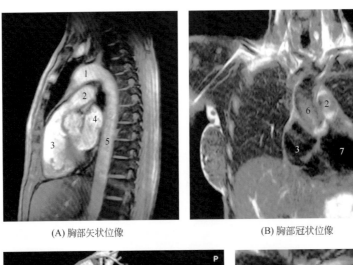

(A) 胸部矢状位像

(B) 胸部冠状位像

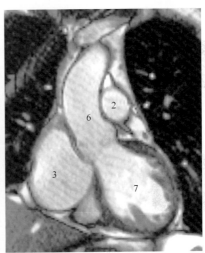

(C) 冠状动脉成像

(D) 心脏冠状位像

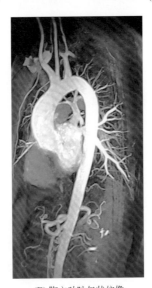

(E) 胸主动脉矢状位像

图 2-4-1　循环系统

1—主动脉弓；2—肺动脉干；3—右心室；4—左心房；5—胸主动脉；6—升主动脉；7—左心室

第五节 腹部

一、MRI 的应用价值和局限性

　　MRI 对于肝癌和海绵状血管瘤的鉴别诊断，特别是对小肝癌的检出和鉴别具有十分重要的价值；磁共振胰胆管成像（MRCP）对于胆系病变和胰管阻塞性病变的检出具有很高的敏感性；对于确定泌尿系统病变的组织成分和内部结构有较高价值；对于区别良性前列腺增生和前列腺癌有较大帮助；是女性生殖系统的最佳影像学检查方法；在恶性肿瘤评估时对肿瘤的侵犯深度、范围、邻近器官和血管受累情况、有无远位转移及瘤栓、复发情况均有独特的价值。

二、典型层面的影像解剖

　　腹部典型层面的影像解剖见图 2-5-1。

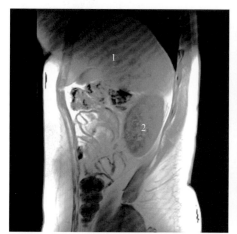

(A) 腹部矢状位 T_1 加权像

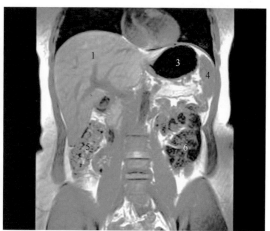

(B) 腹部冠状位 T_1 加权像

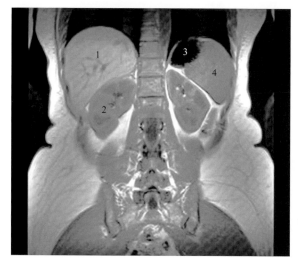

(C) 腹部冠状位 T_1 加权像

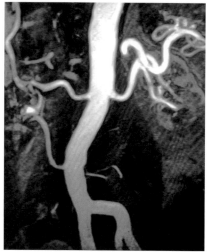

(D) 腹部 MRA

图 2-5-1

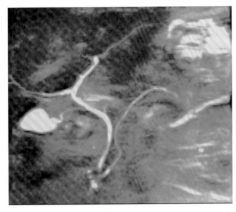

(E) MRCP

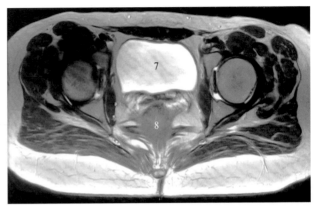

(F) 盆腔 T$_2$ 加权像

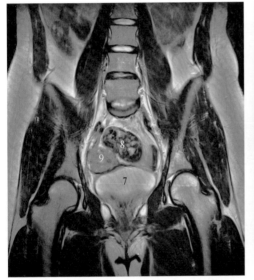

(G) 盆腔冠状位 T$_2$ 加权像

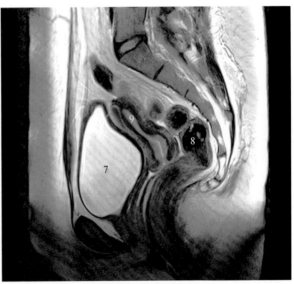

(H) 盆腔矢状位 T$_2$ 加权像

图 2-5-1　腹部

1—肝脏；2—肾；3—胃；4—脾；5—升结肠；6—降结肠；7—膀胱；8—直肠；9—子宫

第六节　骨骼肌肉系统

一、MRI 的应用价值和局限性

　　MRI 是目前诊断骨髓病变包括感染、缺血、创伤及肿瘤等疾病最敏感而无创的方法；MRI 可以发现更早期的骨膜反应；是评价关节软骨、滑膜、纤维软骨、肌腱、韧带和肌肉改变的最佳影像方法；但对骨结构的细节显示、软组织中的钙化和骨化的识别不如 CT。

二、典型层面的影像解剖

　　下肢血管的影像解剖见图 2-6-1。

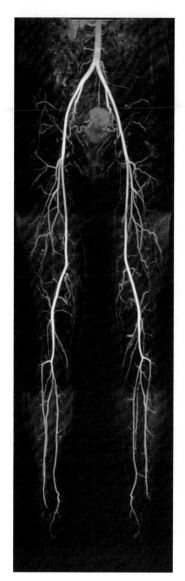

图 2-6-1 下肢血管

第三章

MRI 在中枢神经系统疾病中的应用

■■■■ 第一节　颅内肿瘤 ■■■■

一、成人弥漫性胶质瘤

1. 星形细胞瘤

【MRI 诊断】

（1）幕上星形细胞瘤

① T_1 加权像（T_1WI）为略低信号，T_2 加权像（T_2WI）为明显高信号。肿瘤的信号可以均匀或不均匀，与其坏死、出血、囊变、钙化和肿瘤血管有关。囊液内蛋白质含量较高，故 T_1WI 信号强度高于脑脊液、低于脑实质。肿瘤内出血的信号变化依其出血的时间不同而异，多数 T_1WI、T_2WI 均为高信号。钙化在 T_1WI、T_2WI 上均为低信号，但其敏感性不如 CT。有时可在肿瘤区看到粗短的条状低信号，此为肿瘤内血管的流空效应。

② 用 Gd-DTPA 增强扫描，偏良性的肿瘤多无强化，偏恶性的肿瘤多有强化，其表现多种多样，可呈均匀一致性强化，亦可呈不均匀或环状强化。

③ 肿瘤周围水肿，T_1WI 为低信号，T_2WI 为高信号。水肿带与肿瘤边缘有时可以区别，有时不能区别。增强扫描因肿瘤强化明显而可以区别。

④ MRI 表现在一定程度上提示肿瘤的恶性程度。良性星形细胞瘤，边界清楚，信号均匀或呈混合信号，占位征象轻，瘤周可有水肿，但无出血。恶性星形细胞瘤边界模糊，信号不均匀，常伴有坏死囊变，有中重度水肿，占位征象明显，肿瘤出血多见，常可见到肿瘤内含铁血黄素沉积。间变性星形细胞瘤的 MRI 表现介于两者之间，有人认为无含铁血黄素沉积是其与恶性星形细胞瘤的区别点（图 3-1-1）。

（2）小脑星形细胞瘤　小脑星形细胞瘤与幕上星形细胞瘤相比，囊变率高，水肿较轻，边界相对清楚。肿瘤的实性和囊性部分，T_1WI 均为低信号，T_2WI 均为高信号。注射 Gd-DTPA 后，肿瘤实质部分强化。MRI 显示小脑底部星形细胞瘤没有骨质伪影干扰，矢状位能清楚地分辨肿瘤与脑干的关系（图 3-1-2）。

【特别提示】

① 2021 CNS WHO 采取了一种新的方法来区分胶质瘤、胶质神经元肿瘤、神经元肿瘤，并将它们分成了以下六类：成人弥漫性胶质瘤、儿童弥漫性低级别胶质瘤、儿童弥漫性高级别胶质瘤、局限性星形细胞胶质瘤、胶质神经元性和神经元性肿瘤、室管膜瘤。成人弥漫性胶质瘤包括 3 种类型：星形细胞瘤，IDH 突变型；少突胶质细胞瘤，IDH 突变伴 1p/19q 联合缺失；胶质母细胞瘤，IDH 野生型。

② 星形细胞瘤（astrocytoma）为神经上皮源性肿瘤中最常见的一类肿瘤，占颅内肿瘤的 17%，肿瘤发生部位以幕上多见。

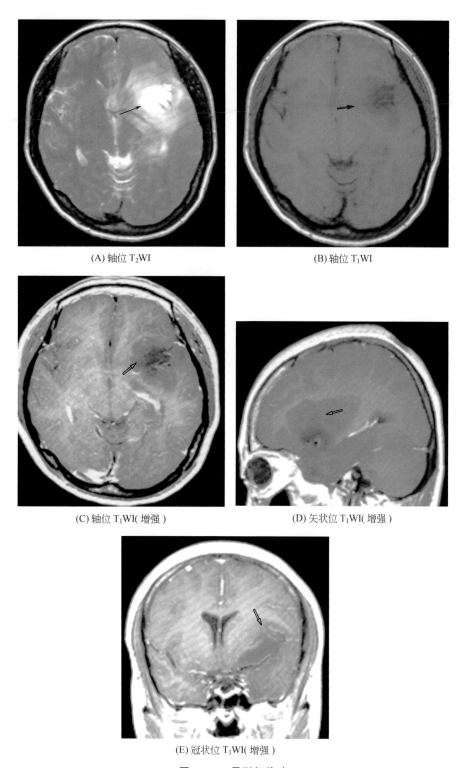

(A) 轴位 T$_2$WI

(B) 轴位 T$_1$WI

(C) 轴位 T$_1$WI (增强)

(D) 矢状位 T$_1$WI (增强)

(E) 冠状位 T$_1$WI (增强)

图 3-1-1 星形细胞瘤

（A）、（B）示左颞叶及部分岛叶可见弥漫性 T$_1$WI 低信号 （➡），T$_2$WI 高信号病灶，边界模糊 （➡）。（C） ～ （E）增强扫描病灶强化不明显 （⇨）。左侧侧脑室略受压，中线结构略向右侧偏移

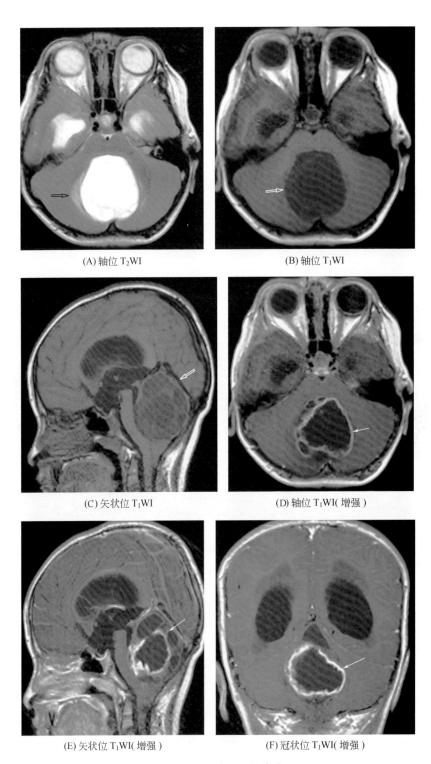

(A) 轴位 T$_2$WI

(B) 轴位 T$_1$WI

(C) 矢状位 T$_1$WI

(D) 轴位 T$_1$WI(增强)

(E) 矢状位 T$_1$WI(增强)

(F) 冠状位 T$_1$WI(增强)

图 3-1-2 小脑星形细胞瘤

（A）～（C）示第四脑室底部、小脑蚓部见类圆形占位，囊性为主伴周围长 T$_1$、长 T$_2$ 信号实质性成分（⇒）；（D）～（F）增强扫描肿块周边环行强化，实质部分不均匀强化（━━━）。第四脑室受压、小脑半球及脑干受压

分化良好的星形细胞瘤，多位于大脑白质，少数可位于灰质并向白质或脑膜浸润，没有包膜，有时沿白质纤维或胼胝体纤维向邻近脑叶或对侧半球发展。肿瘤含神经胶质纤维多，肿瘤色灰白与正常白质相似；少数则呈灰红色，质软易碎。肿瘤可有囊变，可为单发或多发，囊内含有黄色液体。肿瘤血管近于成熟。

分化不良的星形细胞瘤，呈弥漫浸润性生长，形态不规整，与脑实质分界不清。半数以上肿瘤有囊变，易发生大片坏死和出血。肿瘤血管形成不良，血脑屏障结构不完整。

小脑星形细胞瘤多位于小脑半球，亦可位于蚓部，有时可凸入第四脑室。肿瘤一部分为囊性，边界清楚；一部分为实性，浸润性生长，无明显边界。

③ 局灶性或全身性癫痫发作是星形细胞瘤最重要的临床表现，确诊前数年就可以出现。神经功能障碍和颅内压增高常常在病变后期出现。

④ 弥漫性胶质瘤的磁共振波谱成像（MRS）典型表现为 Cho 峰升高和 NAA 峰降低（图 3-1-3）。通常高级别胶质瘤 Cho/NAA 比值、Cho/Cr 比值均高于低级别胶质瘤，可以作为常规 MRI 对胶质瘤分级的补充。由于 WHO Ⅳ 级肿瘤常发生缺氧、坏死，故还表现为脂质和乳酸峰升高。

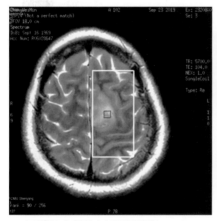

(A) 左侧额叶大脑镰旁病灶　　　　　　(B) 病灶MRS谱线

图 3-1-3　星形细胞瘤（WHO Ⅱ级）

左侧额叶大脑镰旁病灶 MRS：NAA 峰略降，Cho 峰增高，NAA/Cr 约 0.879，Cho/Cr 约 0.832，Cho/NAA 约 0.947

⑤ 诊断要点

a.癫痫，脑受损的定位征象，高颅压表现。

b.Ⅰ～Ⅱ级星形细胞瘤 T_1WI 呈稍低信号，T_2WI 呈稍高信号，坏死囊变少，占位征象轻，强化少。

c.Ⅲ～Ⅳ级星形细胞瘤 MRI 以混杂信号为主，呈花环状，坏死囊变多，占位征象重，肿瘤均有强化。

d.小脑星形细胞瘤多位于小脑半球，"囊中有瘤"或者"瘤中有囊"，肿瘤实质部分强化明显，易出现阻塞性脑积水。

⑥ 鉴别诊断

a.Ⅰ～Ⅱ级星形细胞瘤要与下列病变鉴别：无钙化的少突胶质细胞瘤、无对比剂增强的单个转移瘤、近期发病的脑梗死、颅底或颅顶局限性脑水肿、脑内血肿的吸收期、动静脉畸形、浅部静脉血栓形成、蛛网膜囊肿、外伤后局限性脑水肿、脑挫伤、蜂窝组织脑炎、多发性硬化，以及低密度伪影。

b. Ⅲ～Ⅳ级星形细胞瘤要与下列病变鉴别：无钙化的间变性少突胶质细胞瘤、单个转移瘤、室管膜瘤、淋巴瘤、脑脓肿、脑内血肿囊变期、神经胶质肉瘤、非典型脑膜瘤、感染性血脑屏障破坏。

c. 小脑星形细胞瘤要与下列病变鉴别：髓母细胞瘤、室管膜瘤、血管母细胞瘤、转移瘤、小脑梗死。

⑦ 影像学检查诊断价值比较。CT 和 MRI 对星形细胞瘤定位的准确性达 85.8% 以上。显示幕下肿瘤，MRI 胜过 CT。X 线平片有提示作用。要显示肿瘤与大血管的关系，可行血管成像或 MRA。特殊情况，如对比剂过敏者，CT、MRI 有争议时，核素检查可帮助确认有无占位性病变。

2. 少突胶质细胞瘤

【MRI 诊断】

少突胶质细胞瘤在 T_1WI 为低信号，T_2WI 为高信号。钙化在 T_1WI 与 T_2WI 上均为低信号。良性肿瘤边界清楚、锐利，周围无水肿或仅有轻度水肿，占位征象轻；恶性肿瘤钙化不明显，水肿与肿瘤分界不清楚，占位征象明显（图 3-1-4）。

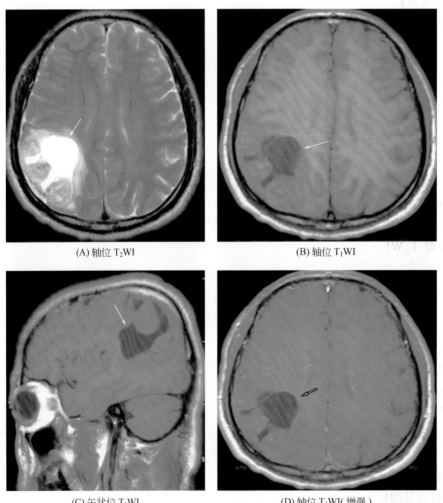

(A) 轴位 T_2WI (B) 轴位 T_1WI

(C) 矢状位 T_1WI (D) 轴位 T_1WI(增强)

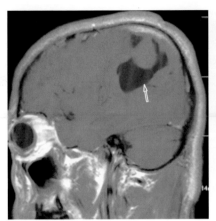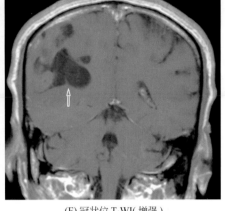

(E) 矢状位 T₁WI(增强)　　　　　　　　(F) 冠状位 T₁WI(增强)

图 3-1-4　少突胶质细胞瘤

右侧顶枕叶皮质下可见不规则长 T_1、长 T_2 信号病灶（——），边界尚清楚，其内可见囊变区，
周围可见水肿带环绕。右侧脑室稍受压。增强后右侧病灶可见轻度强化，囊性区未见强化（⇨）

【特别提示】

① 少突胶质细胞瘤（oligodendroglioma）占颅内肿瘤的 1.3%～4.4%，占颅内胶质瘤的 5%～10%，为最易发生钙化的脑肿瘤之一。绝大多数（95.91%）发生在幕上。

② 少突胶质细胞瘤一般为实性，色粉红，质硬易碎，境界可辨，但无包膜。瘤向外生长，有时可与脑膜相连。肿瘤深部也可囊变，出血坏死不常见，约 70% 的肿瘤内有钙化点或钙化小结。

③ 少突胶质细胞瘤大多生长缓慢，病程较长。临床表现与肿瘤部位有关。50%～80% 有癫痫；1/3 有偏瘫和感觉障碍；1/3 有高颅压征象；还可出现精神症状等。

④ 诊断要点

a. 本病好发于成人，病程进展缓慢。癫痫、偏瘫或偏身感觉障碍为主要表现。

b. 肿瘤多发生于大脑的周边，以额叶为多，其次是顶叶和颞叶，其他部位少见。钙化是少突胶质细胞瘤的特征，表现为点片、条索、团块或脑回状影。

c. 肿瘤 T_1WI 上为低信号，T_2WI 上为高信号。

d. 间变性少突胶质细胞瘤钙化少，水肿重，可有囊变、出血，强化明显。

⑤ 鉴别诊断。应与星形细胞瘤、神经节细胞瘤、钙化性脑膜瘤、室管膜瘤、神经轴钙化性假肿瘤、钙化性动静脉畸形、海绵状血管瘤、脑面血管瘤病、脑结核瘤鉴别。

⑥ 影像学检查诊断价值比较。由于少突胶质细胞瘤钙化多见，CT 显示钙化比 MRI 直观，目前对肿瘤的定性诊断 CT 仍较 MRI 好。

3. 胶质母细胞瘤

【MRI 诊断】

胶质母细胞瘤 MRI 平扫常为混杂信号病灶，肿瘤实质 T_1WI 为等信号或低信号，T_2WI 为不均匀高信号，常伴有出血、坏死或囊变，瘤周水肿明显，增强扫描呈花环样强化（图 3-1-5）。肿瘤常沿白质纤维束向周围扩散，经胼胝体、前连合和后连合等扩展到对侧大脑半球，呈蝴蝶样。

【特别提示】

① 胶质母细胞瘤为高度恶性肿瘤，2021 WHO CNS 肿瘤分类将其分为 4 级，可以在发生时即为胶质母细胞瘤，也可由低级别星形细胞瘤、少突胶质细胞瘤和室管膜瘤转变而来。

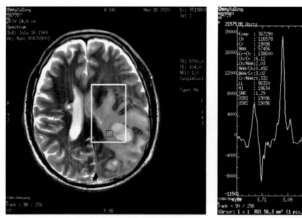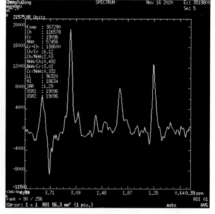

图 3-1-5　胶质母细胞瘤（WHO Ⅳ 级，IDH 野生型）

左侧侧脑室三角区病变囊壁 MRS：NAA 峰明显下降，Cho 峰明显增高，NAA/Cr 约 3.02，
Cho/Cr 约 6.12，NAA/Cho 约 0.492，可见 Lac 波峰

② 原发性胶质母细胞瘤多发生于老年人，平均年龄 55 岁，临床病史短，常常少于 3 个月；继发性胶质母细胞瘤则常发生于小于 45 岁人群，病史较长，少则不到 1 年，多则 10 余年，平均 4～5 年。

③ 常见的扩散途径是通过胼胝体、内囊、穹窿、前连合以及视放射直接蔓延，其他的扩散途径包括脑脊液、血管周围间隙。

④ 诊断要点

a. 本病好发于老年人，多位于深部脑白质，额叶最为常见，可跨越中线生长。

b. MRI 信号不均匀，增强呈花环样强化，瘤周水肿较重。

⑤ 鉴别诊断

a. 转移瘤：转移瘤常有明确的恶性肿瘤病史，常为多发病灶，增强扫描环形强化的环较规则。

b. 淋巴瘤：多为靠近脑表面或靠近中线的实性肿块，偶见肿块中囊变坏死改变。

c. 脑脓肿：脑脓肿血常规检查可出现白细胞增高，强化环薄而均匀，内壁光滑有张力。

⑥ 影像学检查诊断价值比较。MRI 分辨率更高，对脑组织水肿等的情况成像比 CT 好。

二、儿童相关的弥漫性胶质瘤

【MRI 诊断】

儿童相关的弥漫性胶质瘤常位于中线结构（常见于脑干、丘脑），T_1WI 呈不均匀等低信号，T_2WI 呈不均匀稍高信号，FLAIR 像呈高信号（图 3-1-6），瘤周水肿多不明显，可有囊变、坏死或出血，增强扫描大多无强化或呈不均匀轻、中度强化。

【特别提示】

① 2016 WHO 中枢神经系统肿瘤分类新定义了"弥漫性中线胶质瘤，H3K 27M 突变型"，是以组蛋白 H3 基因 *H3F 3A* 或更少见却相关的 HIST1H 3B 基因 *K27M* 突变为特征的一个窄谱儿童性原发肿瘤组，偶见于成人。此类肿瘤呈弥漫浸润性生长，恶性度高，预后差。

② 弥漫性中线胶质瘤的病灶部位不同，其临床表现亦不同。病灶位于脑桥时可出现脑神经损害、共济失调等。病灶位于丘脑时可表现为颅内压增高、运动和感觉功能障碍、视物功能障碍等症状。

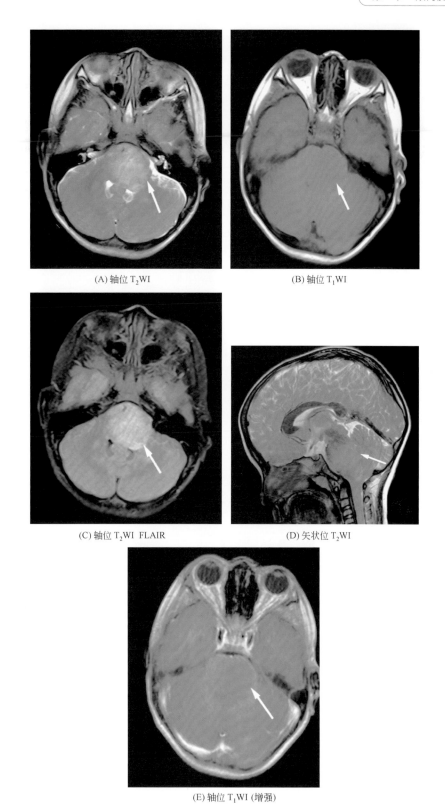

(A) 轴位 T_2WI

(B) 轴位 T_1WI

(C) 轴位 T_2WI FLAIR

(D) 矢状位 T_2WI

(E) 轴位 T_1WI (增强)

图 3-1-6 儿童相关的弥漫性胶质瘤

脑干可见斑片状长 T_1 长 T_2 信号影，FLAIR 呈高信号 (➡)，矢状位可见小脑、第四脑室受压变形，增强扫描未见明显强化，无瘤周水肿

③ 诊断要点

a. 本病好发于儿童，多位于中线结构，常见于脑干和丘脑。

b. 肿瘤 T_1WI 呈不均匀等/低信号，T_2WI 呈不均匀稍高信号，FLAIR 像呈高信号。

c. 增强后肿瘤均呈不同程度的不均匀强化，但以不均匀轻、中度强化为主。

④ 鉴别诊断

a. 脑干脑炎：常有前驱症状，急性或亚急性起病，常有自限性，激素治疗有效，MRI 上病变增强后通常无强化。

b. 中央脑桥髓鞘溶解：有慢性酒精中毒、肝移植或其他病史，MRI 上轴面 T_2WI 可见"三叉戟征"或"蝙蝠翅征"，增强扫描常无强化。

c. 淋巴瘤：MRI 增强后病变有"缺口征""尖角征""蝶翼征"等特征性表现。

⑤ 影像学检查诊断价值比较。MRI 在显示肿瘤病灶累及范围的效果优于 CT。

三、毛细胞型星形细胞瘤

【MRI 诊断】

毛细胞型星形细胞瘤常有囊性成分和壁结节。肿瘤囊性部分 T_1WI 呈明显低信号，T_2WI 呈明显高信号；肿瘤实性部分、囊壁及壁结节 T_1WI 呈等或稍低信号，T_2WI 呈稍高信号。DWI 上肿瘤实性部分呈稍高信号。肿瘤边界清楚，几乎无瘤周水肿。肿瘤出血与钙化少见（图 3-1-7）。

【特别提示】

① 毛细胞型星形细胞瘤是一种少见的良性肿瘤，占所有原发脑肿瘤的 2%～6%，约占儿童大脑星形细胞肿瘤的 10% 和小脑星形细胞肿瘤的 85%。

② 实性瘤体呈暗红色，鱼肉样，质脆软，无包膜或有胶质组织形成的包膜样结构；囊实性瘤体呈灰红色或灰黄色，边界清，无明显包膜，质地较硬，囊变部分将瘤体推向一侧形成壁结节。

③ 临床表现取决于肿瘤部位，最常见头痛、恶心、呕吐。小脑病灶由于继发第四脑室梗阻导致的脑积水可表现共济失调等；视觉通路病灶可导致视觉损害和下丘脑功能障碍，且多达 1/3 的视路肿瘤患者为神经纤维瘤 I 型。

④ 诊断要点

a. 肿瘤位于小脑半球或下丘脑区视神经通路，边界清楚。

b. 多为囊实性；实性部分 T_1WI 呈低信号，T_2WI 呈高信号。

c. 增强后囊壁、间隔及实性部分多有明显强化。

⑤ 鉴别诊断

a. 小脑毛细胞型星形细胞瘤需与小脑半球血管母细胞瘤鉴别，典型血管母细胞瘤呈大囊小结节样改变，增强扫描结节明显强化。

b. 下丘脑区毛细胞型星形细胞瘤需与生殖细胞瘤鉴别，生殖细胞瘤呈等 T_1 和等 T_2 信号，增强后均匀强化。

c. 还需与髓母细胞瘤、室管膜瘤等鉴别。

⑥ 影像学检查诊断价值比较。MRI 多平面成像更利于肿瘤的定位和范围显示，从而有助于肿瘤的定性诊断，优于 CT。

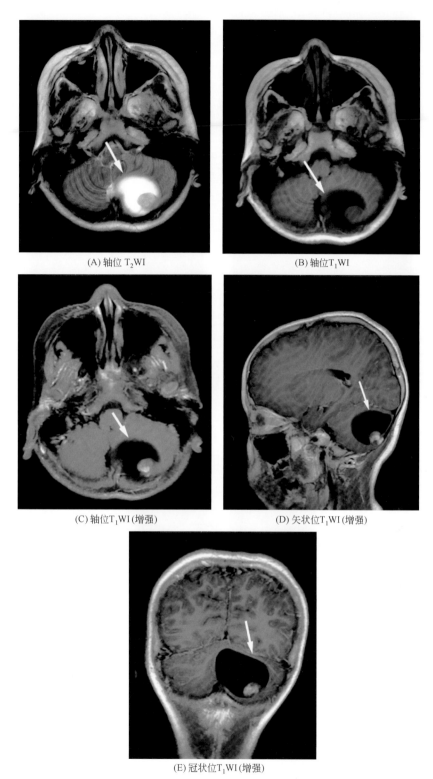

(A) 轴位 T_2WI　　　　　　　　　(B) 轴位 T_1WI

(C) 轴位 T_1WI (增强)　　　　　　(D) 矢状位 T_1WI (增强)

(E) 冠状位 T_1WI (增强)

图 3-1-7　毛细胞型星形细胞瘤

（A）、（B）示左侧小脑半球囊实性肿块影（➡），囊性成分呈长 T_1、长 T_2 信号，实性成分呈等 T_1、稍长 T_2 信号；（C）～（E）增强扫描，实性成分呈不均匀明显强化，边界清楚，无瘤周水肿，中线结构受压右移

四、室管膜瘤

【MRI 诊断】

多发生在第四脑室，常伴脑积水。肿瘤可呈结节状或分叶状，形状常随它所在空间的形状而变化。T_1WI 上为低信号或等信号，T_2WI 为高信号，信号多均匀。肿瘤血管显示为低信号。注射 Gd-DTPA 肿瘤有明显强化（图 3-1-8）。

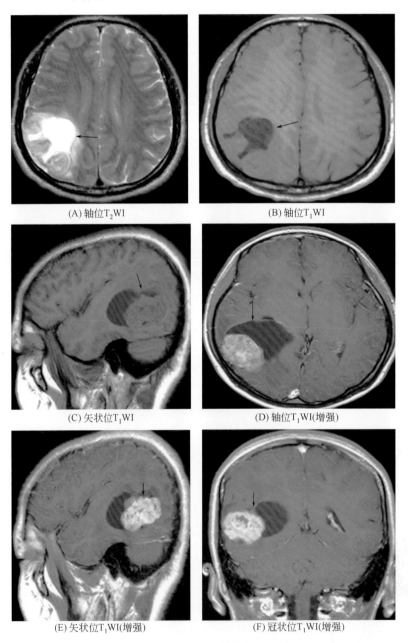

(A) 轴位 T_2WI　　　　　　　　　(B) 轴位 T_1WI

(C) 矢状位 T_1WI　　　　　　　　(D) 轴位 T_1WI（增强）

(E) 矢状位 T_1WI（增强）　　　　　(F) 冠状位 T_1WI（增强）

图 3-1-8　室管膜瘤

右侧侧脑室壁与枕颞交界处可见囊实混合性占位（——），边界尚清晰，实质部分呈等信号，右侧脑室三角受压移位，右侧丘脑受压略向左侧移位，周围脑实质可见片状长 T_1、长 T_2 水肿信号。增强后上述病灶实质部分明显强化

【特别提示】

① 诊断要点

a.多见于小儿及青少年，发病高峰年龄为 1～5 岁，但也可见于成人。

b.可发生于脑室系统的任何部位，以第四脑室最为多见。亦可发生于脑实质内，幕上室管膜瘤位于脑实质内者占 31.3%。高颅压及定位体征不定。

c.T_1WI 上为低信号或等信号，T_2WI 为高信号。增强后有明显强化，小儿及青少年脑实质内的肿瘤易发生大的囊变和钙化。

② 鉴别诊断

a.第四脑室：髓母细胞瘤、脉络丛乳头瘤。

b.第三脑室：松果体肿瘤、星形细胞瘤、胶样囊肿、脉络丛乳头瘤。

c.侧脑室：脉络丛乳头瘤、室管膜下巨细胞型星形细胞瘤、室管膜下室管膜瘤。

d.大脑半球：星形细胞瘤（Ⅰ～Ⅳ级）、神经节细胞瘤、转移瘤。

③ 影像学检查诊断价值比较。CT 和 MRI 对幕上肿瘤均有较好的诊断价值。幕下肿瘤（特别是靠近颅后窝底）可首选 MRI 检查。脑室内的肿瘤没有必要做脑室造影，MRI 和 CT 均可代替。

五、髓母细胞瘤

【MRI 诊断】

髓母细胞瘤主要发生在小脑蚓部，容易突入第四脑室；少数病例发生在小脑半球，此肿瘤最好发生脑脊液转移，并广泛种植于脑室系统、蛛网膜下腔和椎管。肿瘤囊变、钙化、出血均少见。肿瘤在 T_1WI 上为低信号，T_2WI 上为等信号或者高信号。Gd-DTPA 增强后强化（图 3-1-9）。

【特别提示】

① 儿童颅后窝中线区实质性肿块，增强检查有明显均匀强化，多为髓母细胞瘤，占颅内神经上皮肿瘤的 4%～8%，占原发颅内肿瘤的 2%～7%。肿瘤生长迅速，易发生脑脊液转移，并广泛种植于脑室系统、蛛网膜下腔和椎管内。

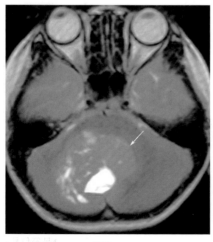 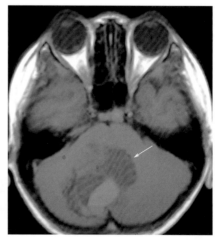

(A)轴位 T_2WI (B)轴位 T_1WI

图 3-1-9

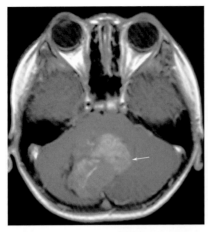

(C) 轴位 T$_1$WI(增强)

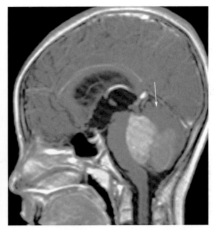

(D) 矢状位 T$_1$WI(增强)

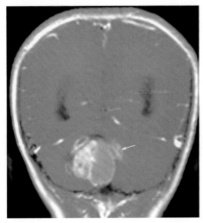

(E) 冠状位 T$_1$WI(增强)

图 3-1-9　小脑髓母细胞瘤

第四脑室内可见囊实性占位，实性部分呈稍长 T$_1$、稍长 T$_2$ 信号（——），囊性部分呈短 T$_1$、长 T$_2$ 信号，病变与右侧小脑半球及小脑蚓部分界不清。增强扫描时病变实性部分及囊壁明显强化。邻近脑实质、脑干受压，幕上脑室扩张

② 临床上常见躯体平衡障碍，共济运动差；颅内高压征象；神经根受刺激引起的斜颈。

③ 诊断要点

a. 多发生在 15 岁以内，4～8 岁为发病高峰。

b. 肿瘤 T$_1$WI 上为低信号，T$_2$WI 上为等或者高信号。

c. 肿瘤阻塞第四脑室时导致第三脑室及侧脑室扩大。

④ 鉴别诊断。需与星形细胞瘤、室管膜瘤鉴别，尤其当少数髓母细胞瘤发生点状钙化时，与室管膜瘤鉴别困难。

⑤ 影像学检查诊断价值比较。CT 和 MRI 对髓母细胞瘤定位和定性诊断都有很高的价值，鉴别肿瘤与脑干关系时则 MRI 优于 CT。

六、脑膜瘤

【MRI 诊断】

良性脑膜瘤 T$_1$WI、T$_2$WI 上多为等信号，可因钙化成分而呈现不均匀信号，瘤周可见

不同程度水肿；增强扫描绝大多数呈明显均匀强化；MRS 多显示 Cho 峰增高，NAA 峰消失或明显降低。水肿及其外围不见 Cho 峰增高，提示无肿瘤细胞浸润。

　　非典型性及恶性脑膜瘤除具有典型脑膜瘤表现外，尚具有下列特点：信号不均匀较良性脑膜瘤多见；形态多不规则；肿瘤包膜不完整；硬膜尾征不规则；向颅内外浸润生长；术后易复发（图 3-1-10）。MRS 显示 Cho 峰更高。

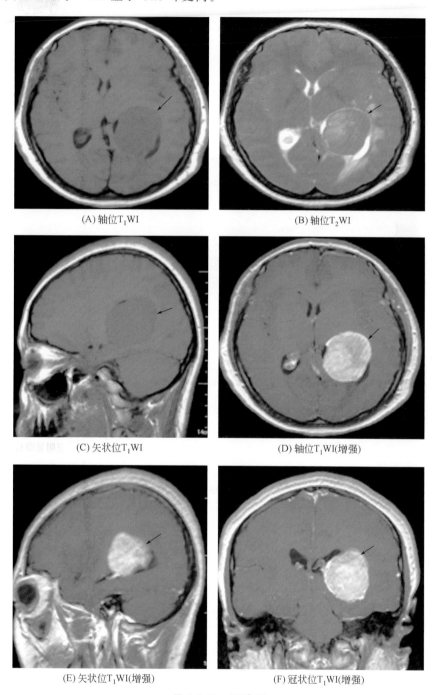

(A) 轴位T₁WI

(B) 轴位T₂WI

(C) 矢状位T₁WI

(D) 轴位T₁WI(增强)

(E) 矢状位T₁WI(增强)

(F) 冠状位T₁WI(增强)

图 3-1-10　脑膜瘤

左侧侧脑室三角区见椭圆形稍长 T₁、长 T₂ 信号肿块影（——），信号较均匀，边界较清晰。增强扫描肿块影均匀明显强化，肿块与侧脑室壁分界清

【特别提示】

① 起源于蛛网膜的帽状细胞，多位于脑实质外。脑表面有蛛网膜颗粒的部位如大脑凸面和矢状窦旁多见。好发于中老年人，女性多见，起病缓慢。

② 分为良性、非典型性及恶性 3 类。良性脑膜瘤边界清楚，可见出血和钙化，有完整包膜，血运丰富，以广基底与硬脑膜相连，邻近骨质增生硬化较常见。非典型性及恶性脑膜瘤生长速度快并具有明显侵袭性。恶性脑膜瘤发病年龄大于良性及非典型性脑膜瘤，进展较快，术后复发更常见。

③ 初期临床表现不明显，以后逐渐出现颅内高压及局部定位症状和体征。

④ 脑膜瘤属于脑外肿瘤，不含正常神经元，^{1}H-MRS 表现为 NAA 峰的缺失、Cho 峰升高、Cr 峰下降，可出现丙氨酸（Ala）峰，并认为其是较特征性的改变，而 NAA 峰的缺失也有助于与脑内肿瘤的鉴别。DTI 可判别肿瘤与皮质脊髓束的关系。

⑤ 诊断要点。结合好发部位、典型的信号特点及强化方式可明确诊断，应注意出现不典型表现的可能，如囊性脑膜瘤、扁平型脑膜瘤等。

⑥ 鉴别诊断。与肿瘤所在部位有关。大脑凸面：胶质瘤、转移瘤和淋巴瘤；鞍上区：垂体瘤；桥小脑角区：听神经瘤、胆脂瘤；侧脑室内：脉络丛乳头状瘤、中枢神经细胞瘤。

⑦ 影像学检查诊断价值比较。MRI 为诊断与鉴别诊断的首选方法。CT 在显示肿瘤钙化、出血及颅骨受累方面有独到之处。欲了解肿瘤血供及肿瘤与大血管的细致关系，既可行 MRA，也可行脑血管造影检查。

七、垂体腺瘤

【MRI 诊断】

① 垂体微腺瘤

a. 直接征象：垂体内 T_1WI 呈等或略低信号、T_2WI 呈高或等信号病灶，多为圆形或卵圆形；增强扫描早期病变信号低于正常垂体，晚期信号高于正常垂体。

b. 间接征象：鞍底局限性下陷或局限性骨质吸收；垂体高度增加且上缘上凸；垂体柄移位；垂体向外膨隆推压颈内动脉（图 3-1-11）。

② 垂体巨腺瘤。通常破坏正常垂体组织，填充蝶鞍，向鞍上、鞍旁及鞍底侵犯，发生囊变、坏死和出血机会较多。腺瘤实质部分 MRI 信号与微腺瘤相似，囊变、坏死区 T_1WI 呈低信号、T_2WI 呈高信号；出血呈高信号。增强后除囊变、坏死、出血和钙化外，肿瘤组织明显强化（图 3-1-12）。

【特别提示】

① 垂体腺瘤为鞍区最常见肿瘤，分为功能性及无功能性，依据所分泌激素的不同可进一步分类。根据肿瘤大小分为微腺瘤（≤1cm）和巨腺瘤（>1cm）。

② 常表现出压迫症状（如视力障碍、头痛、垂体功能减退等）和内分泌亢进症状（取决于分泌激素的种类）。

③ 诊断要点。垂体微腺瘤应结合影像表现及血清激素改变、临床症状作出诊断。垂体巨腺瘤具有典型鞍内肿瘤特征，容易诊断。向鞍上、鞍旁生长者应注意鉴别诊断。

④ 鉴别诊断。其他非垂体起源的肿瘤向鞍内生长时垂体多呈受压改变。其中较常见的颅咽管瘤发病年龄多较小，多为囊实性；脑膜瘤呈等信号，邻近骨质增生硬化常见；动脉瘤呈流空信号，增强后多明显强化。

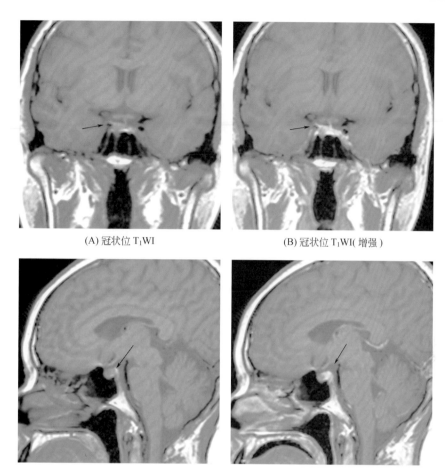

(A) 冠状位 T_1WI

(B) 冠状位 T_1WI（增强）

(C) 矢状位 T_1WI

(D) 矢状位 T_1WI（增强）

图 3-1-11 垂体微腺瘤

右侧垂体窝下陷，垂体体积稍增大，T_1WI见垂体右侧稍低信号占位（➡），增强后强化程度低于周围垂体组织，垂体柄略受压、轻度左偏，视交叉未见受压

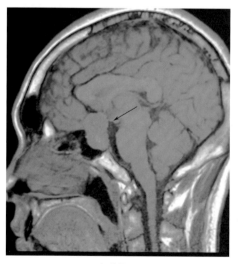

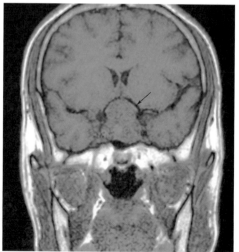

(A) 矢状位 T_1WI

(B) 冠状位 T_1WI

图 3-1-12

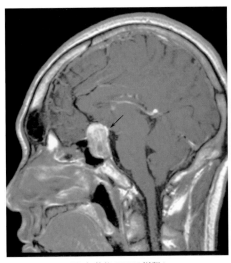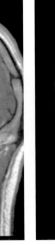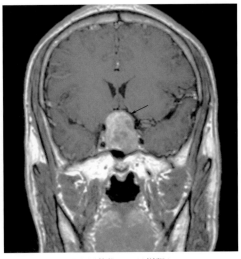

(C) 矢状位 T_1WI（增强）   (D) 冠状位 T_1WI（增强）

图 3-1-12 垂体巨腺瘤卒中

垂体区见一葫芦状肿块影（━➤），T_1WI 以等信号为主，内部见斑片状不规则高信号。肿块向上突入第三脑室。视交叉明显受压上抬，垂体柄未见显示，两侧海绵窦血管结构呈受压移位表现。增强扫描示肿块不均匀强化，内可见低强化区

⑤ 影像学检查诊断价值比较。MRI 有助于微腺瘤的发现；CT 能显示较大的垂体腺瘤，显示微腺瘤不佳，但显示鞍底骨质吸收、肿瘤钙化、出血较好。

八、颅咽管瘤

【MRI 诊断】

T_1WI、T_2WI 信号多样，与内容物成分有关。囊性为主者，囊内蛋白、液体胆固醇和正铁血红蛋白成分较多时 T_1WI、T_2WI 均呈高信号；囊内蛋白含量较低时 T_1WI 呈低信号，T_2WI 呈高信号；囊内角质蛋白、钙化和骨小梁含量较高时 T_1WI、T_2WI 均呈低信号。实性为主者，T_1WI 呈低信号，T_2WI 呈高信号。增强时肿瘤实质和包膜可出现强化（图 3-1-13）。

【特别提示】

① 儿童和青少年最常见。肿瘤多位于鞍上或大部分位于鞍上，发病率为鞍区肿瘤的第二位。通常为囊性，少数为实性或囊实性，囊内容物成分复杂，包括胆固醇结晶、蛋白、散在钙化或骨小梁。肿瘤实质和包膜常发生钙化。

② 最常见症状为头痛、内分泌功能紊乱等。

③ 诊断要点。位于鞍区的肿瘤如为囊实性且实质部分有增强，同时伴钙化，一般不难诊断。

④ 鉴别诊断。实质性颅咽管瘤应与垂体瘤、鞍区脑膜瘤和颅内生殖细胞瘤鉴别；囊性者应与蛛网膜囊肿或表皮样囊肿鉴别；囊实性者应与星形细胞瘤鉴别。

⑤ 诊断价值比较：MRI 显示肿瘤形态、成分及侵犯范围效果好，CT 显示钙化能力优于 MRI。

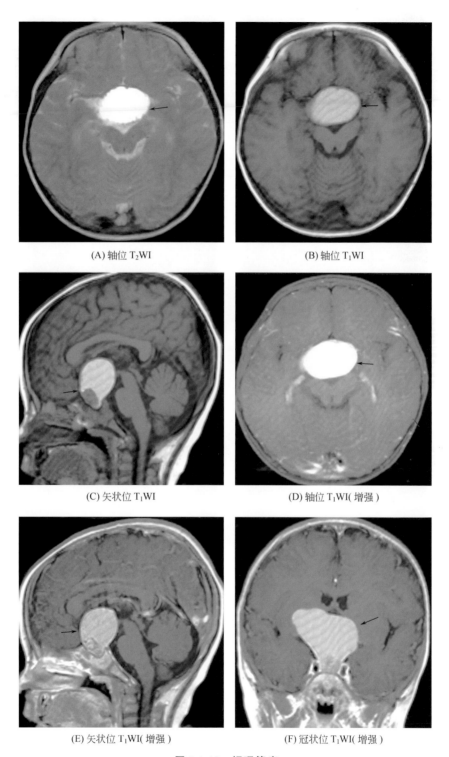

(A) 轴位 T$_2$WI

(B) 轴位 T$_1$WI

(C) 矢状位 T$_1$WI

(D) 轴位 T$_1$WI(增强)

(E) 矢状位 T$_1$WI(增强)

(F) 冠状位 T$_1$WI(增强)

图 3-1-13 颅咽管瘤

鞍内及鞍上区可见囊实性肿块影（➡），囊性部分呈短 T$_1$、长 T$_2$ 信号，实性部分呈等 T$_1$ 信号，增强后实质成分明显强化

九、松果体细胞瘤

【MRI 诊断】

病灶多为类圆形，轮廓清楚，瘤周无水肿。很少钙化，无囊变、坏死及出血。T_1WI 呈等信号，T_2WI 呈略高信号。增强扫描均匀轻到中度强化（图 3-1-14）。

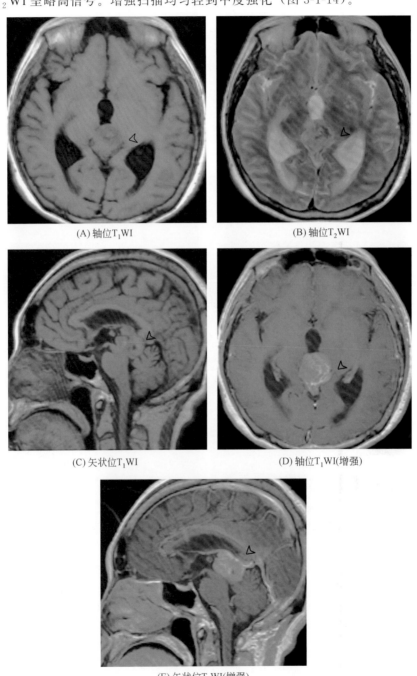

(A) 轴位T_1WI

(B) 轴位T_2WI

(C) 矢状位T_1WI

(D) 轴位T_1WI(增强)

(E) 矢状位T_1WI(增强)

图 3-1-14　松果体瘤

松果体区见一不规则肿块影（◁），边界不清，其内信号不均，以稍长 T_1、稍长 T_2 信号为主。双侧侧脑室增宽。增强扫描松果体区病变明显强化

【特别提示】

① 起源于松果体实质的良性肿瘤,可发生于任何年龄,女性多见。

② 早期无明显症状,晚期可引起颅内压增高症状,可压迫第三脑室和视丘引起阻塞性脑积水。

③ 诊断要点。位于松果体的边界清楚的实质性肿块,均匀强化,可以考虑此病。

④ 鉴别诊断。应与好发于松果体的其他肿瘤鉴别:松果体母细胞瘤形态不规则,与周围组织分界不清,坏死、囊变及出血多见,强化不均匀,可发生脑脊液种植转移;颅内生殖细胞瘤可向周围脑组织浸润,易形成脑脊液种植性播散。

⑤ 影像学检查诊断价值比较。MRI 的多平面成像有助于病灶的定位及病变范围的显示,CT 显示钙化能力优于 MRI。

十、颅内生殖细胞瘤

【MRI 诊断】

颅内生殖细胞瘤 T_1WI 呈等或稍低信号,T_2WI 呈稍高信号,增强扫描明显强化,周围水肿不明显;在矢状位可很好显示肿瘤与脑室脑干的关系(图 3-1-15)。磁共振灌注成像通常呈等灌注。

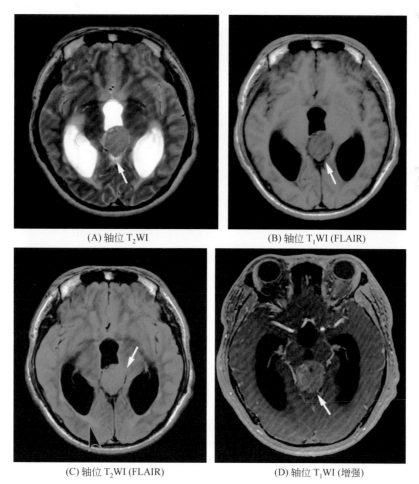

(A) 轴位 T_2WI

(B) 轴位 T_1WI (FLAIR)

(C) 轴位 T_2WI (FLAIR)

(D) 轴位 T_1WI (增强)

图 3-1-15

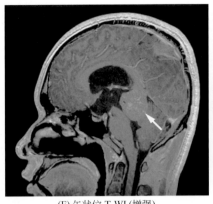

(E) 矢状位 T_1WI(增强)　　　　　　　(F) 冠状位 T_1WI(增强)

图 3-1-15　颅内生殖细胞瘤

松果体区可见类圆形等 T_1 等 T_2 信号影，FLAIR 呈稍高信号（➡），增强扫描可见不均匀强化，边界清晰，矢状位可见小脑、四叠体池、中脑导水管受压；侧脑室及第三脑室扩张积水，室旁可见水肿

【特别提示】

① 颅内生殖细胞瘤占原发颅内肿瘤的 0.5%～2%，好发于松果体区，其次为鞍上池、丘脑和基底节区。

② 颅内生殖细胞瘤属于恶性肿瘤，可以沿着室管膜和脑脊液播散。颅内生殖细胞瘤对放疗敏感。临床表现根据病灶部位不同可表现为颅内压增高、垂体性尿崩症、内分泌紊乱，上丘受压引起双眼上视困难，下丘受压则致双耳听力丧失等。

③ 诊断要点

a.肿瘤 T_1WI 呈等或稍低信号，T_2WI 呈稍高信号，增强扫描明显强化。

b.有相对特定的发生部位和易发年龄。

c.试验性放射治疗是诊断颅内生殖细胞瘤的有力证据。

④ 鉴别诊断。松果体区生殖细胞瘤需与松果体细胞瘤、颅内畸胎瘤、脑膜瘤相鉴别；鞍上的生殖细胞瘤则需与鞍区其他肿瘤加以区别。

⑤ 影像学检查诊断价值比较。MRI 较 CT 更能显示出肿瘤的确切部位、侵及范围和邻近结构的变化。

十一、听神经瘤

【MRI诊断】

T_1WI 呈略低或等信号，T_2WI 多呈高信号，少数为混杂信号。多呈椭圆形或不规则形，占位效应明显，患侧桥小脑角池受压移位，内听道扩大。增强后多呈均匀明显强化（图 3-1-16）。

【特别提示】

① 听神经瘤为桥小脑角区最常见脑外肿瘤，通常以内听道为中心向桥小脑角生长。好发于成人。形态多不规则，边界清晰，囊变多见。

② 临床表现主要与累及脑神经有关，可表现为患侧听神经、面神经、三叉神经受损症状，也可表现为小脑、脑干受压或颅内高压症状。

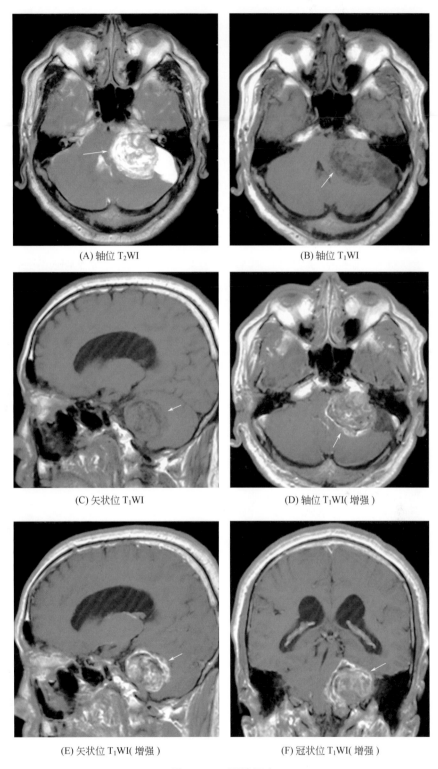

(A) 轴位 T₂WI

(B) 轴位 T₁WI

(C) 矢状位 T₁WI

(D) 轴位 T₁WI(增强)

(E) 矢状位 T₁WI(增强)

(F) 冠状位 T₁WI(增强)

图 3-1-16　听神经瘤

　　左侧桥小脑角区可见类圆形占位病变（——），T₁WI 为等、低混杂信号，T₂WI 为高信号为主的混杂信号，病变位于脑外硬膜下，周围可见水肿带，左侧小脑半球及脑干受压右移，第四脑室受压变窄，第三脑室及双侧脑室扩张。病变与左侧内听道及硬脑膜关系紧密。增强扫描病变明显不均匀强化

③ 诊断要点。发生于桥小脑角区的 T_1WI 低或等信号、T_2WI 高信号肿块，增强后明显强化，伴有患侧桥小脑角池受压移位及内听道扩大，可明确诊断。

④ 鉴别诊断

a.脑膜瘤：不累及内听道。

b.基底动脉瘤：增强后明显均匀强化且与血管相连，MRI 呈流空信号。

c.表皮样囊肿：有沿脑池生长的钻孔习性，形态不规则。

d.蛛网膜囊肿：MRI 信号同脑脊液，增强后无强化。

⑤ 影像学检查诊断价值比较。CT 可更好地显示内听道骨质改变；MRI 显示微听神经瘤的效果好于 CT。

十二、颅内神经鞘瘤

【MRI 诊断】

肿瘤实质部分在 T_1WI 呈低信号、T_2WI 呈混杂高信号，周围可伴有水肿。DWI 实质部分无或轻度扩散受限。增强扫描明显强化，伴或不伴有无强化的囊变区（图 3-1-17）。

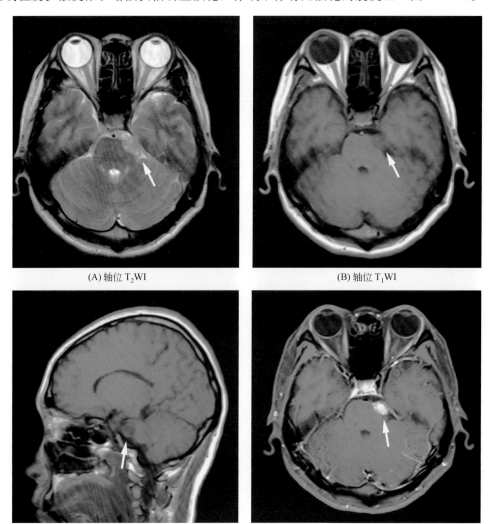

(A) 轴位 T_2WI　　　　　　　　　　(B) 轴位 T_1WI

(C) 矢状位 T_1WI　　　　　　　　　　(D) 轴位 T_1WI (增强)

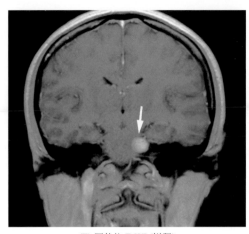

(E) 冠状位 T_1WI (增强)

图 3-1-17 三叉神经鞘瘤

左侧桥池可见长 T_1、混杂 T_2 类圆形结节信号影（➡），边界清晰，增强扫描可见略不均匀强化，未见明显瘤周水肿，邻近脑桥受压移位

【特别提示】

① 颅内神经鞘瘤起源于神经鞘膜的施万细胞，最常见于前庭神经和三叉神经，少见于面神经、舌咽神经和迷走神经。中枢神经鞘瘤可以沿着神经走行到不同部位。

② 颅内神经鞘瘤临床多表现为颅内压增高、癫痫、嗅觉或视觉减退或丧失等。

③ 诊断要点。肿瘤实质部分在 T_1WI 呈低信号、T_2WI 呈混杂高信号，增强后明显强化。颅前窝神经鞘瘤最突出的特点是囊实性混杂成分多见，瘤周水肿广泛。

④ 鉴别诊断

a.海绵状血管瘤：肿瘤体积较大，可呈哑铃状。增强扫描渐进性明显强化。

b.脑膜瘤：邻近颅骨增厚，皮质不规则。增强扫描脑膜瘤早期强化明显高于神经鞘瘤。

c.表皮样囊肿：DWI 呈高信号为特点。增强扫描无强化或边缘轻度强化。

十三、脊索瘤

【MRI 诊断】

脊索瘤边界清楚，在 T_1WI 呈等或略低信号，其内有陈旧性出血或含高蛋白的黏液时，T_1WI 可见斑点状高信号，T_2WI 呈高信号，多数肿瘤信号欠均匀。纤维间隔呈长短不一的条状低信号。可伴有出血或钙化。增强扫描呈中等到显著不均匀"蜂房样"或"颗粒样"强化（图 3-1-18）。

【特别提示】

① 脊索瘤是一种低度恶性骨源性肿瘤，多数病变位于中线区域，其中以颅底部（25%～35%）和骶尾部（50%～60%）最为好发。具有潜在转移性和较强局部侵袭性。

② 颅底脊索瘤的临床表现取决于病灶部位、大小以及与邻近颅神经的关系。主要表现为头痛、吞咽困难、鼻塞、鼻部出血、面部麻木、视力下降、听力下降及进行性脑神经麻痹等症状。脊索瘤不易完全切除，易复发，晚期转移率约为 85%，通常因复发或转移而最终导致患者死亡。

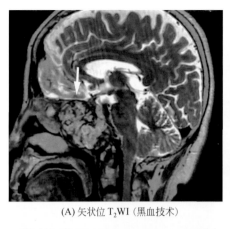

(A) 矢状位 T_2WI（黑血技术）

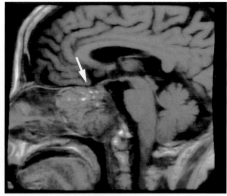

(B) 矢状位 T_1WI (FLAIR)

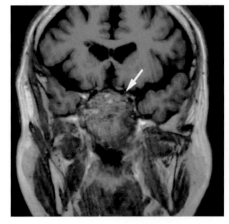

(C) 冠状位 T_1WI (FLAIR)

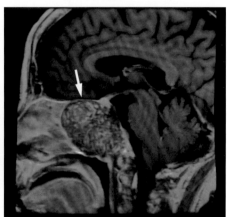

(D) 矢状位 T_1WI（增强）

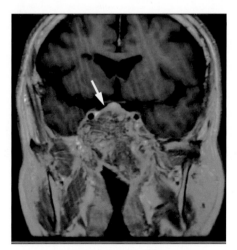

(E) 冠状位 T_1WI（增强）

图 3-1-18　脊索瘤

前中颅底斜坡处可见卵圆形混杂 T_1、T_2 信号影（➡），呈膨胀性生长，其内可见多发斑点状短 T_1 信号，增强扫描可见不均匀"蜂房样"强化；颅底、鞍底、筛骨局部骨质破坏，垂体上移，鼻腔受压变形

③ 诊断要点。肿瘤在 T_1WI 呈等信号或略低信号，T_2WI 呈高信号，增强扫描不均匀中等到显著强化。由于瘤组织内含有较多的纤维间隔而出现特征性的"蜂窝样"表现。

④ 鉴别诊断

a. 颅咽管瘤：蛋壳样或环状钙化多见，信号不均匀，斜坡及鞍区骨质一般无破坏。

b. 骨软骨瘤：骨软骨瘤一般不呈溶骨性硬化，界限清楚。

c. 溶骨性转移瘤：常常引起多个骨或多个或单个椎体和附件呈溶骨性破坏。

d. 骨肉瘤：T_1WI 和 T_2WI 信号特点与脊索瘤相似，常伴有软骨样钙化，但其源于斜坡侧缘的岩枕骨结合部而非斜坡中线。

⑤ 影像学检查诊断价值比较。MRI 可明确病灶部位、范围，是首选检查方法。三维重建 CT 骨窗能清晰显示骨质破坏，有助于鉴别诊断。

十四、脉络丛肿瘤

【MRI 诊断】

① 脉络丛乳头状瘤：肿瘤绝大多数为实性，少数病例可见囊性成分。T_1WI 为等或稍低信号，T_2WI 多为高信号，少数为等信号。肿瘤内部信号基本均匀，略呈颗粒状。增强扫描明显强化。多见不同程度脑积水（图 3-1-19）。

② 非典型脉络丛乳头状瘤：非典型脉络丛乳头状瘤囊性部分 T_1WI 信号稍高于脑脊液，病灶与周围脑实质分界不清，伴明显脑实质水肿；据此在一定程度上可以与脉络丛乳头状瘤鉴别，但此征象不具有特征性，常需结合病理诊断。

③ 脉络丛癌：脉络丛癌的影像学表现与脉络丛乳头状瘤很相似。但肿瘤浸润引起室管膜破坏、血管源性脑水肿、肿瘤内多见囊变坏死和不均匀强化，且其所致脑积水程度要轻于脉络丛乳头状瘤。

【特别提示】

① 脉络丛肿瘤是指起源于脉络丛上皮细胞的肿瘤，发病率低，占颅内肿瘤的 0.4% ～ 0.6%，恶性少见。WHO 中枢神经系统肿瘤分类将其分为三类：脉络丛乳头状瘤（WHO Ⅰ 级）、非典型脉络丛乳头状瘤（WHO Ⅱ 级）、脉络丛癌（WHO Ⅲ 级）。脉络丛肿瘤儿童多见，好发于侧脑室，并以左侧脑室三角区为多见。成人好发于第四脑室。

② 肿瘤临床表现因病变大小及部位的不同而不同，缺乏特异性，主要有颅内压增高和局限性神经损害两大类。婴幼儿患者主要为头颅增大、前囟张力高及易激惹；成人主要表现为头晕、头痛、呕吐、四肢无力、颜面部疼痛和抽搐等，肿瘤位于侧脑室者可有对侧锥体束征，位于第四脑室者多有共济运动障碍，位于桥小脑角区者多有颜面部疼痛、抽搐等。

③ 诊断要点

a. 瘤体信号虽基本均匀，但略呈颗粒状。

b. 肿瘤常位于扩大的脑室内，并与脉络丛相连，周围可见脑脊液包绕。

c. 病灶内出血、坏死的混杂信号，脑实质浸润，脑脊液播散等征象有助于进一步分型，但仅凭影像难以可靠鉴别。

④ 鉴别诊断

a. 室管膜瘤：信号混杂，肿瘤边缘较清楚，常见出血、钙化、囊变和坏死等，增强扫描不均强化，肿瘤内信号更显混杂。

b. 脑膜瘤：边缘光滑，肿瘤多呈圆形，一般不引起脑室系统扩大。

c. 髓母细胞瘤：多位于中线部位，常见小囊变，钙化少，增强扫描可见中等强化。

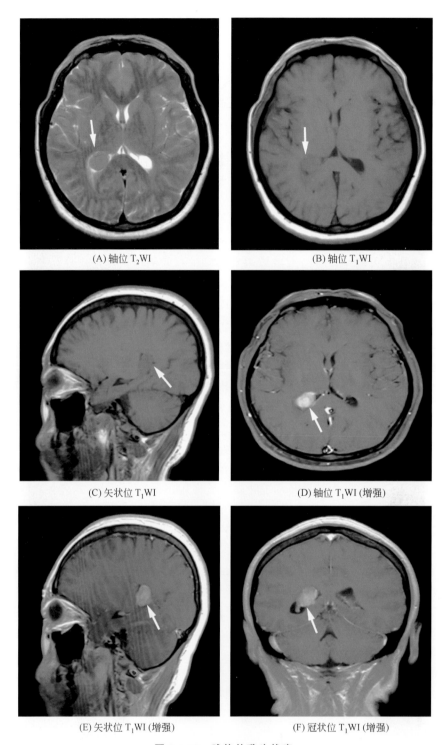

(A) 轴位 T_2WI

(B) 轴位 T_1WI

(C) 矢状位 T_1WI

(D) 轴位 T_1WI（增强）

(E) 矢状位 T_1WI（增强）

(F) 冠状位 T_1WI（增强）

图 3-1-19　脉络丛乳头状瘤

右侧侧脑室三角区脉络丛可见椭圆形等 T_1、等 T_2 信号影（➡），信号均匀，增强扫描可见明显强化，右侧侧脑室轻度扩张

十五、颅内血管周细胞瘤

【MRI 诊断】

颅内血管周细胞瘤 T_1WI 呈等信号或稍低信号，T_2WI 呈等信号或稍高信号，FLAIR 呈稍高信号，DWI 呈不均匀低信号，内可见斑点、片状囊变或坏死区；可见血管流空信号；瘤体周围可见明显水肿带。增强扫描肿瘤实性部分显著强化（图 3-1-20）。

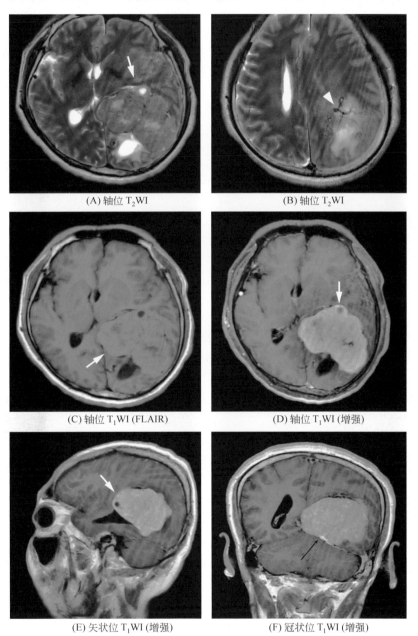

(A) 轴位 T_2WI	(B) 轴位 T_2WI
(C) 轴位 T_1WI (FLAIR)	(D) 轴位 T_1WI (增强)
(E) 矢状位 T_1WI (增强)	(F) 冠状位 T_1WI (增强)

图 3-1-20 颅内血管周细胞瘤

左侧侧脑室三角区可见不规则团块影（→），分叶状，呈等 T_1、稍长 T_2 信号，其内可见囊状长 T_2 坏死区，可见多发迂曲的流空血管影（▶），增强扫描明显均匀强化，坏死区无强化，邻近左侧小脑幕线样强化（→），与病灶分界不清。左侧侧脑室后角扩张，周边可见水肿带，中线结构右偏

【特别提示】

① 颅内血管周细胞瘤也称颅内血管外皮细胞瘤，是一种较罕见的颅内血管源性恶性肿瘤，该病影像表现复杂且缺乏特异性，极易与颅内脑膜瘤相混淆。肿瘤内部血供丰富，术中易出血且具有一定侵袭性。

② 颅内血管周细胞瘤缺乏典型的临床症状，多以头痛、头晕为主要症状，伴一侧肢体无力、步态不稳等与受累部位相应的体征。可发生于任何年龄，中青年多见，男性发病率略高于女性。

③ 诊断要点

a.肿瘤形态不规则，边缘有分叶，DWI 呈不均匀低信号。

b.增强扫描显著强化，内均可见斑点、片状囊变、坏死无强化区。

c.可见血管流空信号。

d.可侵犯破坏周围骨质。

④ 鉴别诊断

a.脑膜瘤：信号一般较均匀，无囊变或坏死区，多宽基底与硬脑膜相连，硬膜尾征常见，邻近颅骨的改变以增生、硬化或吸收为主，侵蚀性的骨质破坏少见。

b.神经鞘瘤：肿瘤多沿神经鞘膜生长，囊变、坏死范围常较大，增强扫描强化程度不如颅内血管周细胞瘤显著，且肿瘤周边及内部血管影少见。

⑤ 影像学检查诊断价值比较。CT 和 MRI 平扫诊断价值有限，应常规强化扫描，结合DWI 获取更多的诊断信息。

十六、原发性中枢神经系统淋巴瘤

【MRI 诊断】

原发性中枢神经系统淋巴瘤一般位于中线附近白质区，T_1WI 多呈等或稍低信号，T_2WI 呈等或稍高信号，FLAIR 多呈稍高信号，信号多均匀；瘤周见轻、中度水肿；弥散加权成像（DWI）多呈明显弥散受限。增强扫描多显著均匀强化（图 3-1-21）。在 MRS 上，NAA 峰中等程度降低，Cho 峰升高，Cr 峰降低。

【特别提示】

① 原发性中枢神经系统淋巴瘤是仅发生于中枢神经系统的结外非霍奇金淋巴瘤，无全身其他部位累及。多为弥漫性大 B 细胞淋巴瘤，为高级别，呈明显侵袭性。任何年龄均可发病。

② 60%～80%肿瘤位于幕上，额、颞叶深部白质居多，常累及基底节、胼胝体。临床表现多样，无特异性。最常见的症状为精神状态改变、局灶性神经功能缺损。

③ 诊断要点

a.病灶多位于幕上，额、颞叶深部白质多见。

b.肿瘤 T_2WI 多呈等信号或稍低信号，DWI 呈弥散受限，增强扫描明显强化。

c.免疫正常患者的病灶多孤立且均匀强化，坏死少见。

d.免疫低下患者常见多发病灶，多呈环形强化，中心坏死。

④ 鉴别诊断

a.高级别胶质瘤：MRI 多呈 T_1WI 低信号、T_2WI 高信号，增强后呈不规则花环样强化。

b.转移瘤：有明确原发恶性肿瘤病史或原发灶。MRI 多表现为 T_1WI 低信号、T_2WI 高信号，增强扫描形态多样。

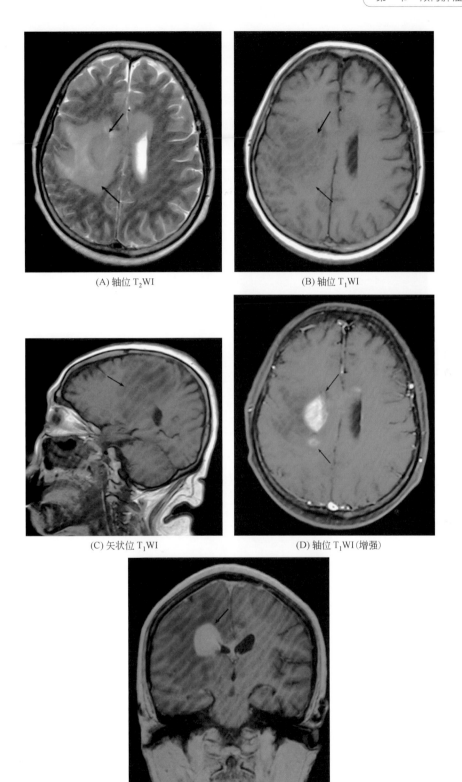

(A) 轴位 T$_2$WI

(B) 轴位 T$_1$WI

(C) 矢状位 T$_1$WI

(D) 轴位 T$_1$WI（增强）

(E) 冠状位 T$_1$WI（增强）

图 3-1-21　原发性中枢神经系统淋巴瘤

双侧侧脑室旁可见斑片状长 T$_1$、等 T$_2$ 信号影，信号均匀，增强扫描可见均匀强化（——），右侧侧脑室旁可见大片状无强化水肿带，右侧侧脑室受压变窄

十七、脑转移瘤

【MRI 诊断】

T_1WI 呈低信号或等信号，T_2WI 多呈高信号，其内可见出血、囊变或坏死信号。常可见明显瘤周水肿区，其水肿程度与肿瘤大小不成比例，占位效应多明显。增强后肿块呈结节状或环状强化，且强化环厚薄不均，强化不均匀（图 3-1-22）。

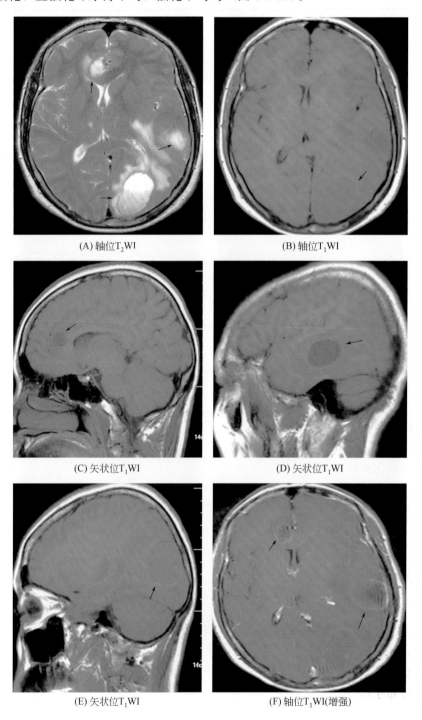

(A) 轴位T_2WI　　　　　　　　　　(B) 轴位T_1WI

(C) 矢状位T_1WI　　　　　　　　　(D) 矢状位T_1WI

(E) 矢状位T_1WI　　　　　　　　　(F) 轴位T_1WI(增强)

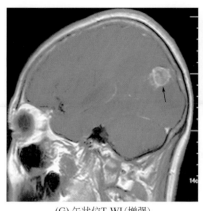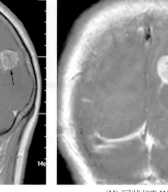

(G) 矢状位T₁WI(增强)　　　　　　(H) 冠状位T₁WI(增强)

图 3-1-22　脑转移瘤

左枕叶、左颞叶及双侧额叶可见多个大小不等长 T₁、长 T₂ 信号类圆形病灶（——），边界较清楚。

肿物周边可见片状水肿带。左侧脑室受压改变，中线结构略右偏。增强后病灶实质部分及囊壁强化

【特别提示】

① 好发于中老年人。通常为血行播散，好发部位为大脑中动脉分布区的灰白质交界处。原发癌以肺癌最多见，其次为乳腺癌、肾癌。大多瘤周水肿明显。肿瘤中心常可见坏死、囊变和出血。

② 临床表现与肿瘤的占位效应有关，常见症状有头痛、恶心、呕吐、共济失调和视盘水肿等。

③ 诊断要点。原发恶性肿瘤病史；大脑中动脉分布区灰白质交界处多发的 T₁WI 低信号或等信号、T₂WI 高信号病灶，周围水肿明显，增强后呈结节状或环状强化。

④ 鉴别诊断。如原发肿瘤病史不明确，且脑内病灶不典型，表现为多发病灶时应与下列疾病鉴别。

a. 多发脑脓肿：常有感染史，多呈环状较均匀薄壁强化。

b. 多发性胶质母细胞瘤：病灶多发，较大，边界不清，坏死多见。

c. 多发脑膜瘤：多位于脑外，与硬脑膜相连或位于脑室内。

d. 多发脑梗死：无或仅有轻度占位效应，强化不明显。

e. 多发性硬化和脑白质病：好发于脑室周围，两侧对称，可侵犯胼胝体，病灶在时间及空间上具有多发性。

f. 单发转移瘤可与胶质瘤、脑膜瘤相似，但有原发肿瘤病史的患者应首先考虑为转移。

⑤ 影像学检查诊断价值比较。CT 平扫和增强扫描可以发现大多数病灶，但不如 MRI，特别是增强 MRI 不仅能发现较小的转移灶，还可以发现软脑膜转移灶。

十八、颅内肿瘤治疗后改变和肿瘤复发

【MRI 诊断】

复发的肿瘤多见于原发肿瘤区或附近，影像学表现与治疗前相仿，随访显示异常信号的范围及占位效应长时间保持不变。手术后改变则表现为手术区边缘的正常脑组织内信号异常，且异常信号区的范围随时间逐渐缩小，逐渐趋于正常，占位效应也随之减轻或消失。放射性损伤多分布于病变侧脑白质区（图 3-1-23）。

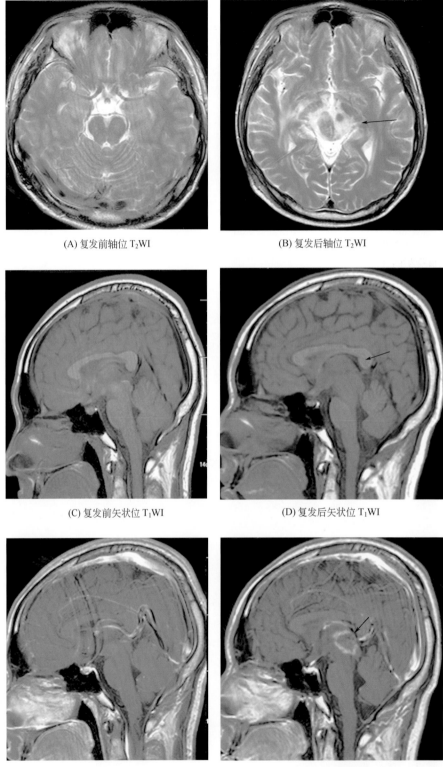

(A) 复发前轴位 T₂WI

(B) 复发后轴位 T₂WI

(C) 复发前矢状位 T₁WI

(D) 复发后矢状位 T₁WI

(E) 复发前矢状位 T₁WI(增强)

(F) 复发后矢状位 T₁WI(增强)

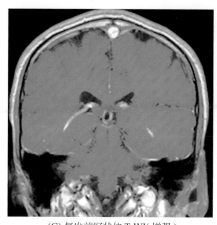 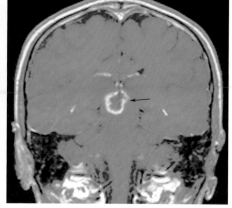

(G) 复发前冠状位 T₁WI (增强)　　　　　(H) 复发后冠状位 T₁WI (增强)

图 3-1-23　松果体区肿瘤放疗后复发

与复发前相比，松果体区肿物明显增大（——），呈类圆形，边缘模糊，信号不均，以等 T_1、长 T_2 信号为主，内部可见斑片状 T_2 低信号灶，增强扫描可见花环状强化；肿物周边脑水肿明显

【特别提示】

① 颅内肿瘤治疗后可发生一系列病理变化，这些变化包括良性瘢痕、病变复发或播散，以及治疗带来的并发症等。其影像学评价较为复杂，特别是对肿瘤残留或复发和手术后改变或放疗后损伤的鉴别，具有一定挑战性。

② 影像学检查诊断价值比较。CT 平扫主要用以了解手术后早期的并发症（如脑水肿和出血等）；为明确有无肿瘤残余并与手术残腔周围增生强化的肉芽组织相鉴别，应在术后 3 天内做增强 CT 检查，即术后 CT 基线检查。增强 CT 也可用于放疗、化疗后随访评价肿瘤局部控制情况、有无新发病灶等。手术后早期一般不做 MRI 检查，但在进行治疗后随访时可选择 MRI 检查，对比增强前后影像，其敏感性一般高于 CT 检查。

■ ■ ■ ■ 第二节　颅脑损伤 ■ ■ ■ ■

一、脑挫裂伤

【MRI 诊断】

脑挫裂伤 MRI 表现变化较大。非出血性挫裂伤病灶内含水量增加，显示为 T_1WI 低信号和 T_2WI 高信号，且水肿区在最初几天不断扩大，占位效应加重（图 3-2-1）。出血性脑挫裂伤的信号强度会随血肿内成分的变化而变化（信号特点详见"颅内出血"）。可伴有硬膜下血肿、硬膜外血肿及局部蛛网膜下腔出血等。

【特别提示】

① 据病理表现可以将脑挫伤和脑裂伤区分开。脑挫伤时脑组织可有局限性散在水肿、出血，软脑膜和蛛网膜完整；脑裂伤时伴有软脑膜、蛛网膜和脑组织的裂开，常有较多出血。实际工作中两者统称为脑挫裂伤，治疗原则相同。

② 外伤性原发性脑挫裂伤主要包括脑皮质挫裂伤、小脑挫裂伤及脑桥延髓撕裂伤。主要表现为颅内压增高症状及神经系统定位体征，可出现脑疝。脑桥延髓撕裂伤者一般伤后即刻死亡。

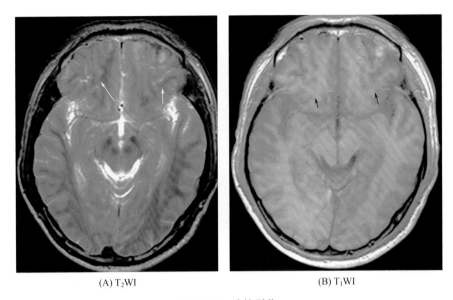

(A) T₂WI　　　　　　　　　　(B) T₁WI

图 3-2-1　脑挫裂伤

双侧额叶可见斑片状等、高混杂信号（——➤），周围可见稍长 T₁、稍长 T₂ 水肿信号

③ 诊断要点。a. 外伤史。b. MRI 见脑实质内水肿信号及不同期龄的血肿信号。

④ 影像学检查诊断价值比较。CT 和 MRI 均能反映本病的主要病理变化——水肿和出血，而以 MRI 更佳且随访效果好。CT 可更好地观察颅骨改变。

二、弥漫性脑（轴索）损伤

【MRI 诊断】

其信号特征取决于病灶为出血性还是非出血性以及病灶的期龄。非出血性者（只有水肿者），显示为皮质、髓质交界处单发或多发点状 T₁WI 低信号、T₂WI 高信号灶（图 3-2-2）。出血性病灶信号随病灶期龄而变化（图 3-2-3）。急性期出血灶为 T₁WI 等或高信号、T₂WI 低信号灶，周围可见水肿信号；亚急性期和慢性期出血的信号强度随时间而异。DWI 在超急性期和急性期有很高的敏感性，显示出血为低信号、水肿为高信号；SWI 对微小出血有更高的检出能力。

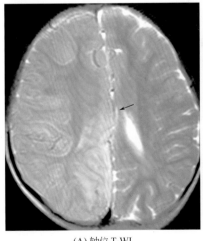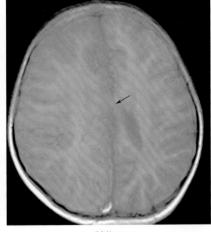

(A) 轴位 T₂WI　　　　　　　　　　(B) 轴位 T₁WI

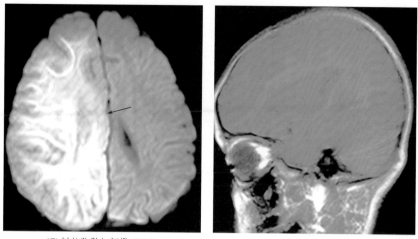

(C) 轴位弥散加权像 (DWI)　　　　　(D) 矢状位 T_1WI

图 3-2-2　右侧大脑半球弥漫性脑损伤

右侧大脑半球脑组织（包括右侧基底节区、胼胝体）明显肿胀（——），呈弥漫性长 T_1、长 T_2 信号影，中线结构左移。右侧脑室变形。弥散加权像示右侧大脑半球皮质、髓质交界处呈明显线状高信号

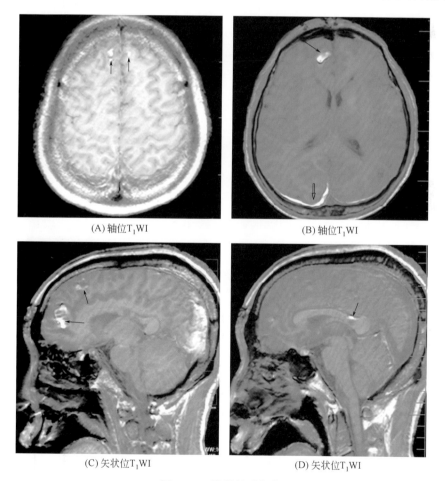

(A) 轴位 T_1WI　　　　　(B) 轴位 T_1WI

(C) 矢状位 T_1WI　　　　　(D) 矢状位 T_1WI

图 3-2-3　弥漫性脑损伤

右枕部蛛网膜下腔出血，右侧额叶皮质、髓质交界处、胼胝体体部上缘可见大小不等斑片状短 T_1 信号（——）。右枕部硬膜下可见线样短 T_1 信号影（⇒）

【特别提示】

① 本病又称剪切伤，是由于头颅受到突然加速（减速）力、旋转力的作用，引起皮质、髓质相对运动而导致的相应部位的撕裂及轴索损伤。病理上肉眼仅可见弥漫性点状出血灶及蛛网膜下腔出血，显微镜下可见轴索损伤。病灶较弥漫，呈双侧性，多位于皮质、髓质交界处。

② 临床上伤势一般较重且病死率高，患者往往于损伤即刻出现昏迷，同时可有偏瘫、颈强直等体征。脑脊液检查呈血性。

③ 诊断要点。典型的影像表现为皮质、髓质交界处多发点状出血信号灶，结合外伤史及损伤即刻出现昏迷的症状不难作出诊断。

④ 影像学检查诊断价值比较。MRI 显示弥漫性轴索损伤优于 CT。

三、外伤性脑内血肿

【MRI 诊断】

超急性期（6h 内）T_1WI 呈等信号或略低信号，T_2WI 呈高信号；急性期（6～72h）T_1WI 呈等信号，T_2WI 呈低信号；亚急性期（4 天至 1 个月）T_1WI 呈高信号，T_2WI 呈高信号；慢性期（1 个月至数年）血肿信号由中央开始向周边逐渐减低，T_2WI 上病灶外围可见低信号环。当血肿完全液化形成囊腔时在 T_1WI 上呈低信号，在 T_2WI 上呈高信号（图 3-2-4）。不同期龄出血 MRI 表现见颅内出血（见图 3-3-6）。

【特别提示】

① 脑外伤引起颅内出血达一定量时即形成外伤性脑内血肿。常发生于脑挫裂伤基础上。

② 临床上表现为颅内压增高症状、局灶性症状、脑疝症状和神经功能障碍症状等。

③ 诊断要点。外伤史、脑挫裂伤集中在一处的出血量达到一定程度形成血肿即可诊断为外伤性脑内血肿（具体程度尚无明确规定）。

④ 影像学检查诊断价值比较。CT 和 MRI 检查都可以准确显示不同严重程度的脑挫裂伤和脑内血肿，但是对于显示急性颅内出血病灶首选 CT。MRI 对于判断血肿的分期优于 CT。

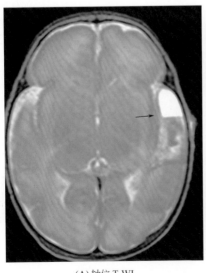 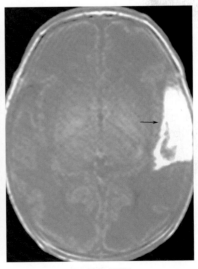

(A) 轴位 T_2WI (B) 轴位 T_1WI

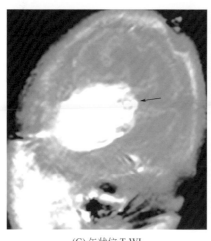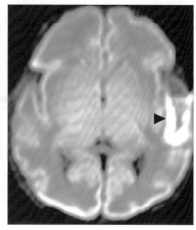

(C) 矢状位 T$_1$WI　　　　　　　　　(D) 轴位 DWI

图 3-2-4　左颞部脑内血肿

左侧颞叶可见片状短 T$_1$ 信号，T$_2$ 为混杂信号，可见一液-液平面（——），上方为高信号，下方为低信号，相应弥散加权成像为高信号（▶）

四、硬膜下血肿（积液）

【MRI 诊断】

① 硬膜下血肿表现为位于颅骨与脑组织之间的新月形血肿信号，MRI 信号改变随血肿分期而异（图 3-2-5）。急性期 T$_1$WI 呈等信号，T$_2$WI 呈低信号；亚急性期 T$_1$WI、T$_2$WI 均可呈高信号。随时间的推移，正铁血红蛋白变成含铁血黄素，T$_1$WI 信号低于亚急性期，但仍高于脑脊液，T$_2$WI 仍为高信号。

② 硬膜下积液在 MRI 上呈均一的 T$_1$ 低信号、T$_2$ 高信号，呈新月形，位于受压的脑组织与颅骨之间（图 3-2-6）。老年人多为双侧性。

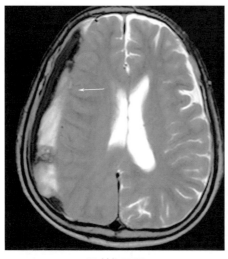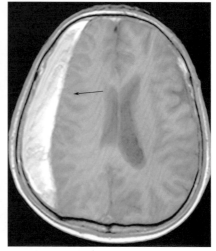

(A) 轴位 T$_2$WI　　　　　　　　　(B) 轴位 T$_1$WI

图 3-2-5

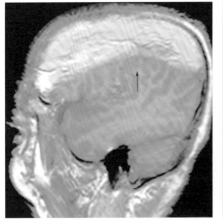

(C) 矢状位 T₁WI   (D) 轴位 DWI

图 3-2-5 右额顶部硬膜下血肿

右额顶部颅板下见新月形异常信号（——），T₁WI 为不均匀高信号，T₂WI 为高低混杂信号，弥散加权成像相同位置部分为高信号。右侧脑室明显受压，中线偏左

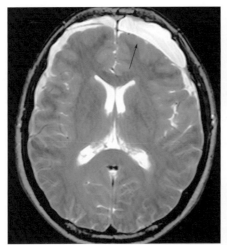 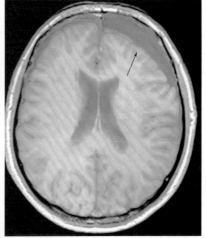

(A) 轴位 T₂WI   (B) 轴位 T₁WI

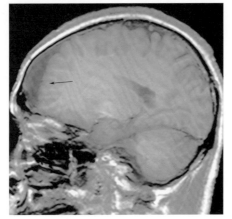

(C) 矢状位 T₁WI

图 3-2-6 双侧硬膜下积液

双侧大脑半球表面可见新月状长 T₁、长 T₂ 信号影（——），主要位于额顶部

【特别提示】

① 硬膜下出血集聚于硬膜和蛛网膜之间的硬膜下腔内。多见于对冲伤，由于着力点对侧暴力冲击引起皮质桥静脉撕裂出血而形成，常常合并严重的脑挫裂伤。由于蛛网膜无张力，血肿范围较广，多呈新月形，可骑跨颅缝，但不跨越中线。本病可分为急性、亚急性和慢性，前两者较多见。

外伤性硬膜下积液又称外伤性硬膜下水瘤。头部着力时脑在颅腔内移动，造成脑表面、外侧裂池等处蛛网膜撕裂，脑脊液经瓣状蛛网膜破口进入硬膜下腔且不能回流，经过一段时间后硬膜下腔可有大量液体聚集而形成硬膜下积液。

② 临床上患者多有昏迷、单侧瞳孔散大和其他脑压迫症状。并发脑疝时可危及生命。

③ 诊断要点

硬膜下血肿：a.外伤史；b.颅板下新月形不同期龄的血肿信号，常发生于着力点对侧；c.慢性硬膜下血肿的外伤史常较轻微，易被忽略，应予以重视。

硬膜下积液：a.外伤史；b.多位于额顶颞部，MRI表现为脑脊液信号；c.双侧多见。

④ 鉴别诊断

a.脑萎缩：脑萎缩所致蛛网膜下腔扩大无占位效应，脑回无受压。

b.硬膜下积液：形态与硬膜下血肿相似，MRI信号不同于血肿而与脑脊液相仿。

c.硬膜外血肿：硬膜外血肿一般不跨颅缝，可跨越中线，边界常十分清楚规则，而硬膜下血肿一般不跨中线而可跨颅缝，边界常没有那么锐利；硬膜外血肿常发生于受伤的着力点，而硬膜下血肿常继发于对冲伤。

d.外伤性硬膜下积液需与慢性硬膜下血肿相鉴别：血肿由于蛋白质含量增加，T_1WI呈高信号；血肿有包膜，增强扫描可见包膜强化；硬膜下积液更好发于双侧。

⑤ 影像学检查诊断价值比较。CT诊断急性硬膜下血肿迅速可靠，而MRI对等密度的亚急性和慢性硬膜下血肿的诊断价值更高。CT为诊断硬膜下积液的首选方法，MRI检查有利于其鉴别诊断。

五、硬膜外血肿

【MRI诊断】

MRI图像上硬膜外血肿呈双凸透镜形，边界清楚锐利，血肿的信号强度变化与血肿的期龄和MRI的磁场强度有关（图3-2-7）。血肿急性期，T_1WI呈等信号，血肿内缘可见低信号的硬膜，T_2WI呈低信号；亚急性期和慢性期T_2WI均呈高信号。

【特别提示】

① 硬膜外血肿是出血集聚于颅骨和硬膜之间的硬膜外隙内形成的。多为冲击点伤，血肿的发生部位与出血来源密切相关，颞顶部为最好发部位，脑膜血管尤其是脑膜中动脉破裂是常见出血来源。约80%的患者并发血肿同侧的颅骨骨折。硬膜与颅骨内板粘连紧密，故硬膜外血肿范围较局限，呈双凸透镜形。硬膜外血肿可跨越中线，但不跨越颅缝。

② 临床上主要表现为意识障碍，典型病例出现头部外伤→原发性昏迷→中间意识清醒→继发性昏迷，严重者可出现脑疝。

③ 诊断要点

a.外伤史。

b.多发生于着力点同侧，为双凸形不同期别血肿信号，邻近颅骨骨折较常见。

④ 鉴别诊断。需与硬膜下血肿相鉴别，要点见"硬膜下血肿"的鉴别诊断。

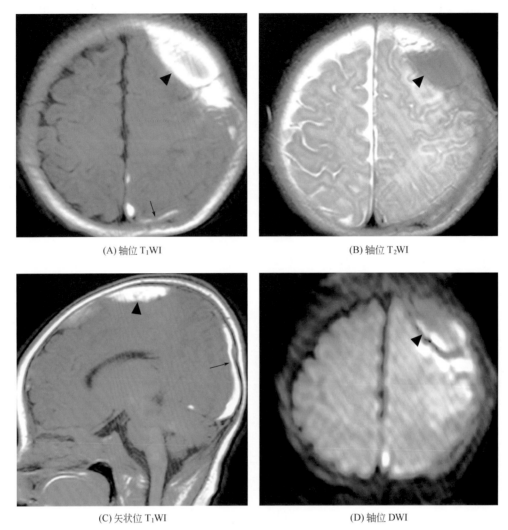

(A) 轴位 T_1WI

(B) 轴位 T_2WI

(C) 矢状位 T_1WI

(D) 轴位 DWI

图 3-2-7　左侧额顶部硬膜外血肿

左侧额顶部硬膜外见梭形短 T_1、长 T_2 信号影（▶），脑实质明显受压。另于左枕部见新月形短 T_1 信号硬膜下血肿（——➤）

⑤ 影像学检查诊断价值比较。硬膜外血肿的诊断主要靠 CT 检查。MRI 多方位成像有助于了解血肿的范围、期龄等。

▪ ▪ ▪ ▪ 第三节　脑血管疾病 ▪ ▪ ▪ ▪

一、脑梗死

【MRI 诊断】

① 超急性期。常规 MRI 检查常为阴性。MRI 弥散加权成像（DWI）呈高信号，灌注加权成像（PWI）呈低灌注状态（图 3-3-1）。

② 急性期。T_1WI 低信号，T_2WI 高信号。弥散加权成像仍呈高信号。缺血性脑梗死可继发出血，MRI 表现为在脑梗死异常信号基础上出现出血的异常信号（图 3-3-2）。

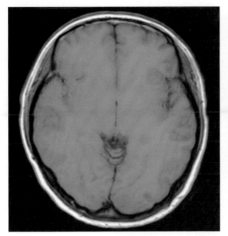

(A) 轴位 T₁WI

(B) 轴位 T₂WI

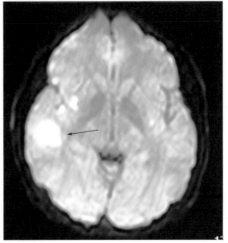

(C) 轴位 DWI

图 3-3-1　超急性期脑梗死

弥散加权成像见右颞叶片状高信号影（——），常规 T₁WI 及 T₂WI 显示不清

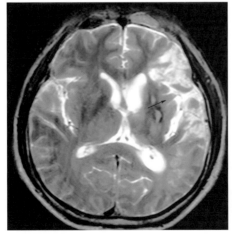

(A) 轴位 T₂WI

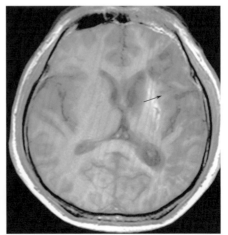

(B) 轴位 T₁WI

图 3-3-2

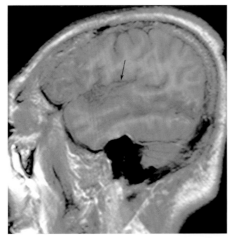 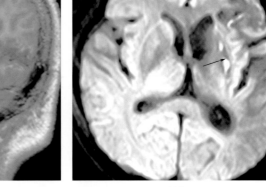

(C) 矢状位 T₁WI　　　　　　　　　　(D) 轴位 DWI

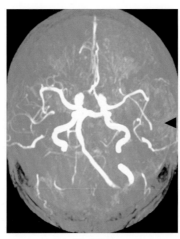

(E) MRA

图 3-3-2　急性期-亚急性期脑梗死

左侧大脑半球及皮质下髓质可见大片状长 T_1、长 T_2 信号区（➡），边界不清，弥散加权成像
上呈等、低信号。左侧脑室旁可见多发小片状长 T_1、长 T_2 信号灶，弥散加权成像呈高信号。头部
MRA 示左侧大脑中动脉分支减少、闭塞（▶）。诊断为左侧大脑中动脉分支阻塞；左侧大脑半球大
面积脑梗死，部分为近期病灶

③ 亚急性期。MRI 表现同急性期，但此期弥散加权成像可呈低信号，灌注成像呈低灌
注。直到亚急性期才出现强化，典型者表现为梗死区脑回样强化。

④ 慢性期。T_1WI 低信号，T_2WI 高信号，近似脑脊液信号。弥散加权成像呈低信号
（图 3-3-3）。

【特别提示】

① 脑供血动脉或其分支因某些原因发生快速脑血流量减少达到一定阈值时会引起局限
性脑缺血，导致该供血区脑梗死。

② 根据发病时间可分为 4 期：超急性期（小于 6h）、急性期（6～72h）、亚急性期（3～
10 天）、慢性期［又可分为早期慢性期（11 天至 1 个月）、晚期慢性期（大于 1 个月）］。

③ 临床症状主要根据受累血管的供血区域而定。好发于中老年人，多在休息或睡眠中
发病，常表现为不能说话、一侧肢体瘫痪等，但生命体征改变一般较轻。

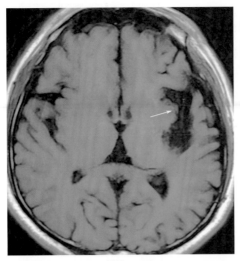

(A) 轴位 T₁WI (B) 轴位 T₂WI

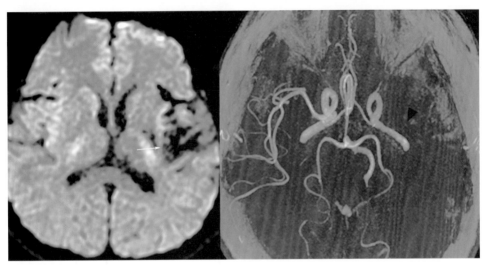

(C) 轴位 DWI (D) MRA

图 3-3-3 慢性期脑梗死

左侧脑室旁可见斑片状长 T₁、长 T₂ 信号影（——），左侧岛叶、颞叶体积减小，局部可见长 T₁、长 T₂ 信号影，弥散加权成像上呈低信号。左侧大脑外侧裂增宽。MRA 示左侧大脑中动脉水平段远端未见显示（▶）

④ 应用 DWI 和 PWI 不但能诊断早期脑梗死，而且可以判断脑梗死周边半暗带的存在。通常认为当 PWI 异常信号区大于 DWI 异常信号区时，两者不匹配的区域即为半暗带，但最近研究结果显示这并非完全准确。半暗带存在是可以溶栓治疗的指征之一。

⑤ 诊断要点及鉴别诊断

a. 超急性期：临床上卒中症状出现后 6h 内，CT 未显示脑出血征象，DWI 显示高信号，表观弥散系数（ADC）图呈暗区，基本上即可确定超急性期脑梗死。应与一过性脑缺血鉴别，后者症状可与超急性期脑梗死相似但 DWI 无阳性发现。

b. 急性期：症状出现后 6～72h 内，CT 显示低密度灶，常规 MRI 发现 T₁WI 低信号、T₂WI 高信号、DWI 高信号可作出诊断。

c.亚急性期：临床表现及影像学表现较典型者不难诊断。占位效应较明显者应与肿瘤鉴别，脑肿瘤占位效应常较脑梗死更显著，且强化方式不同于亚急性期脑梗死。

d.慢性期：早期慢性期脑梗死应与亚急性期脑梗死相似，晚期慢性期脑梗死常发展为软化灶，其周围结构多有萎缩性改变。

⑥ 两种特殊类型的脑梗死

a.出血性脑梗死：脑梗死可继发出血，MRI 表现为在脑梗死异常信号的基础上出现出血的信号（图 3-3-4）。

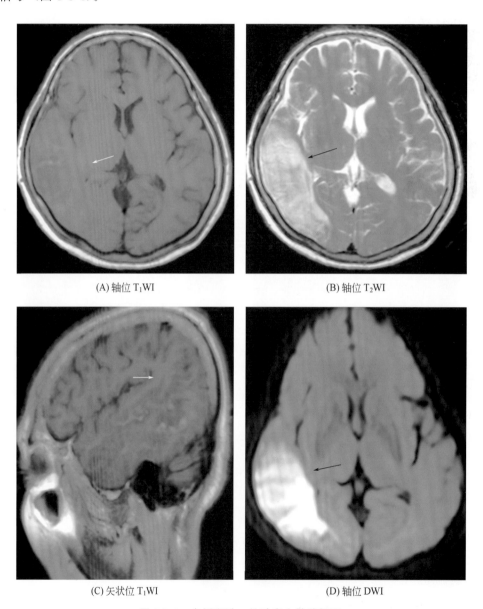

(A) 轴位 T_1WI　　　　　　　　　(B) 轴位 T_2WI

(C) 矢状位 T_1WI　　　　　　　　　(D) 轴位 DWI

图 3-3-4　右侧颞叶、枕叶出血性脑梗死

（A）～（C）示右侧颞叶、枕叶见大片状稍长 T_1、稍长 T_2 信号影（➡），边界不清，其内信号不均，可见多发条片状 T_1WI 高信号影，右侧脑室略受压改变；（D）弥散加权成像示右侧颞叶、枕叶病灶呈片状高信号改变（➡）

　　b. 腔隙性脑梗死：一般指脑深部小的穿通动脉供血区域的缺血性梗死灶，好发于丘脑、内囊、半卵圆中心等。症状和体征因梗死的部位、大小和多少而异。MRI 一般要在血管源性水肿出现之后才有阳性发现，通常呈圆形或椭圆形长 T_1、长 T_2 信号。最大径一般不超过 1cm（图 3-3-5）。

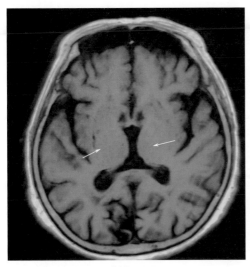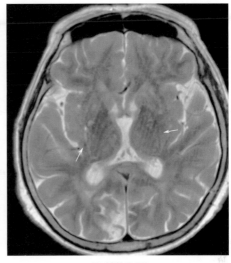

(A) 轴位 T_1WI　　　　　　　　(B) 轴位 T_2WI

图 3-3-5　双侧基底节区腔隙性脑梗死（慢性期）

双侧基底节区可见多发斑片状长 T_1、长 T_2 信号影，直径小于 1cm，边界较清晰（——）

　　⑦ 影像学检查诊断价值比较。CT 为脑梗死的首选影像学检查方法，但可遗漏部分早期特别是超急性期病灶。MRI 及 MRI 的弥散加权成像（DWI）、灌注加权成像（PWI）是超急性期脑梗死首选的影像学检查方法。CT 血管成像（CTA）、MRA 均可显示颈动脉及椎基底动脉系统较大血管的异常。

二、颅内出血

【MRI 诊断】

　　发生于脑实质及脑室内的颅内出血 MRI 信号基本与外伤性脑内血肿相同，脑室内出血可以形成铸型（图 3-3-6）。急性蛛网膜下腔出血 MRI 常无明显阳性发现，亚急性期可见沿蛛网膜下腔分布的 T_1WI、T_2WI 高信号影（图 3-3-7）。

【特别提示】

　　① 非外伤性颅内出血又称原发性或自发性颅内出血，由颅内血管病变、坏死、破裂而引起。依不同疾病，出血可发生于脑实质内、脑室内和蛛网膜下腔。出血的原因随发病年龄而异，儿童和青壮年以脑血管畸形出血多见，中老年以动脉瘤破裂出血或高血压脑出血最常见。其中高血压是成年人脑实质内出血最常见和最主要的原因，动脉瘤破裂是蛛网膜下腔出血最常见的原因。

　　② 大多数脑出血患者有头痛、高血压病史，起病突然，发病时患者常感剧烈头痛、头晕，继之恶心、呕吐，并逐渐出现一侧肢体无力、意识障碍等。

　　蛛网膜下腔出血发病时患者常突感剧烈头痛，继之呕吐，可出现意识障碍或抽搐，脑膜刺激征往往阳性。脑脊液血性。

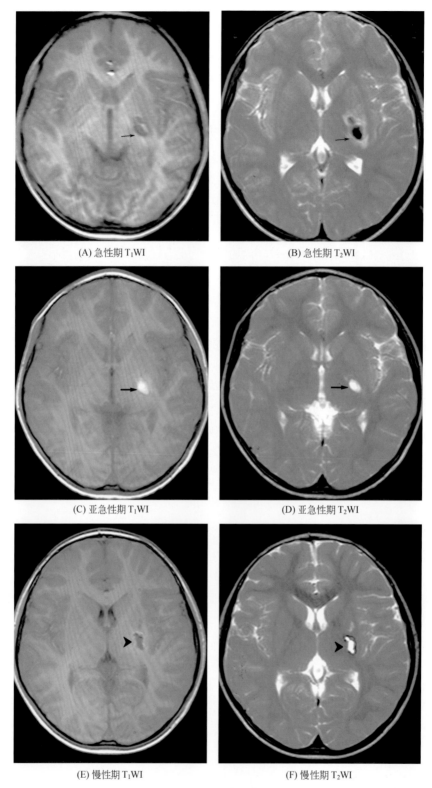

(A) 急性期 T_1WI　　　　　　　　　(B) 急性期 T_2WI

(C) 亚急性期 T_1WI　　　　　　　　(D) 亚急性期 T_2WI

(E) 慢性期 T_1WI　　　　　　　　　(F) 慢性期 T_2WI

图 3-3-6　左侧基底节出血

急性期表现为 T_1WI 稍低信号，T_2WI 低信号（——）；亚急性期 T_1WI 及 T_2WI 均表现为高信号（——）；慢性期 T_2WI 上可见病灶周围低信号环，提示含铁血黄素沉积（◀）

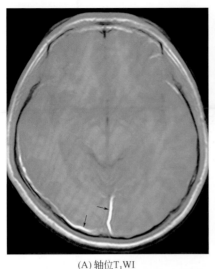

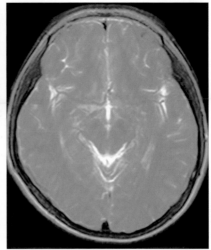

(A) 轴位T₁WI   (B) 轴位T₂WI

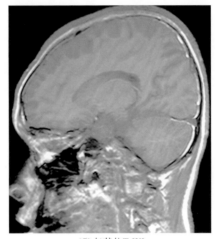

(C) 矢状位T₁WI

图 3-3-7 蛛网膜下腔出血

大脑纵裂后部、右枕颞部颅板下可见沿脑表面分布的条状短 T₁ 信号（——→）

③ 诊断要点。脑出血可根据不同时期出血的特征性 MRI 表现做出明确诊断。要进一步鉴别出血原因则需要密切结合病史、出血的部位、形态和血肿周围结构的改变等。高血压脑出血依次好发于壳核、内囊区、丘脑等，其中近半数可破入脑室。脑动静脉畸形破裂后形成的血肿位置一般较表浅，形态及 MRI 信号与其他原因所致的血肿相似，可根据在血肿内或血肿旁发现异常血管而明确诊断。

有些高血压患者，用 SWI 可显示脑内微小出血灶，表现为直径 1～5mm 大小的低信号，这些病灶用 CT 或 MRI 其他序列均难以显示。

见到沿蛛网膜下腔分布的 T₁WI、T₂WI 高信号可以做出蛛网膜下腔出血的诊断，在明确蛛网膜下腔出血的同时，MRA 还有助于动脉瘤的检出。

④ 影像学检查诊断价值比较。对于脑血肿的诊断及分期，MRI 要优于 CT。CT 对急性蛛网膜下腔出血的诊断较 MRI 敏感，但是 MRI 在诊断亚急性期蛛网膜下腔出血方面优于 CT。

三、脑血管畸形

【MRI 诊断】

① 动静脉畸形（AVM）。在 T_1WI、T_2WI 上典型表现为具有较大供血动脉、引流静脉的一团蜂窝状无或低信号区，畸形血管可呈匍行的粗细不均的管形或卵圆形无信号影。MRI 可精确显示病灶大小和部位，可显示粗大的供血动脉和引流静脉、畸形血管团及并发的出血、囊变、血栓形成等（图 3-3-8）。Gd-DTPA 增强能更清楚地显示。

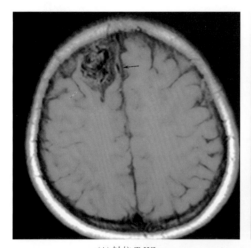
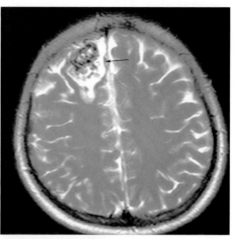

(A) 轴位 T_1WI (B) 轴位 T_2WI

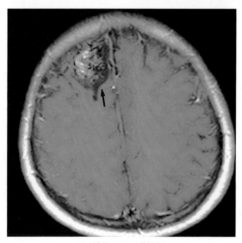

(C) 轴位 T_1WI（增强）

图 3-3-8 动静脉畸形

右额叶可见团片状等 T_1、稍长 T_2 混杂信号影（———），其内可见多发走行迂曲流空信号血管影，周围可见水肿信号。增强后右额叶病灶内可见不规则斑片状强化及走行迂曲的强化血管影（———）

② 毛细血管扩张症。MRI 平扫大部分病灶在 T_1WI 和 T_2WI 上呈等信号而无异常发现。增强后部分扩张毛细血管可呈边界不清的点彩状或花边状强化。扩张的毛细血管内血流缓慢，内含较多的脱氧血红蛋白，磁敏感效应使其在梯度回波时呈低信号。

③ 静脉畸形。MRI 平扫可见"水母头"样血管流空，部分病灶可见到粗大引流静脉（图 3-3-9）。

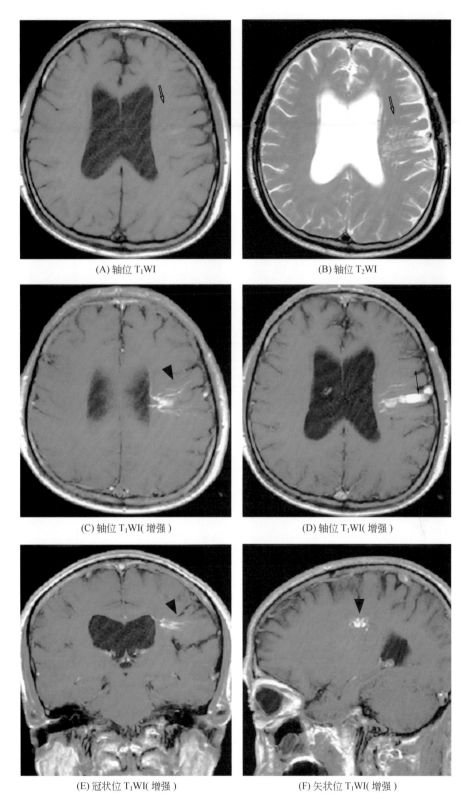

(A) 轴位 T_1WI (B) 轴位 T_2WI

(C) 轴位 T_1WI(增强)   (D) 轴位 T_1WI(增强)

(E) 冠状位 T_1WI(增强)   (F) 矢状位 T_1WI(增强)

图 3-3-9 静脉畸形

左侧额叶侧脑室旁脑白质内可见斑片状稍长 T_2 信号，其内隐约见多发条状流空血管影（⇨）。增强后可见"水母头"样强化血管影（▶），病灶旁见一粗大引流静脉（——）

a.静脉性血管瘤：MRI 见扩张的髓质静脉及中央静脉可因血管流空而显影，髓质静脉呈放射状或星芒状排列，增强扫描显示更清楚。病变血管周围可有出血信号灶。

b.大脑大静脉畸形：四叠体池内边界清楚的圆形或三角形信号不均匀的病灶，血流较快出现流空现象，湍流和血流瘀滞表现为 T_1WI 呈低或等信号、T_2WI 呈稍高信号，附壁血栓在 T_1WI、T_2WI 上均为高信号。

④ 海绵状血管畸形。伴亚急性或慢性血液渗出为其重要特征，在 T_1WI 和 T_2WI 上病灶信号不均，常含有多少不一的高铁血红蛋白造成的高信号区和含铁血黄素造成的低信号带，呈"爆米花"状。增强后病灶常呈均匀或不均匀强化（图 3-3-10）。在 SWI 常为多发低信号灶。

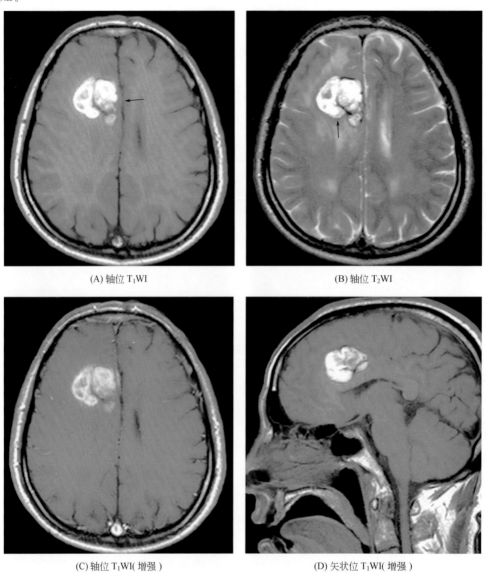

(A) 轴位 T_1WI　　　　　　　　　　(B) 轴位 T_2WI

(C) 轴位 T_1WI(增强)　　　　　　　　(D) 矢状位 T_1WI(增强)

图 3-3-10　海绵状血管畸形

(A)、(B) 示右侧额叶内见形状不规则不均匀信号影，以 T_1WI、T_2WI 高信号为主，局部呈混杂低信号，病灶周边及内部可见多发条状低信号 (——)；(C)、(D) 增强扫描病灶及其内条状低信号未见明显强化。病灶周围见水肿信号影

【特别提示】

① 较常见的血管畸形包括动静脉畸形（AVM）、毛细血管扩张症、静脉畸形和海绵状血管畸形。

AVM为动脉、静脉之间存在直接沟通而无毛细血管网，由粗大供血动脉、瘤巢和粗大迂曲的静脉组成，多发生于大脑中动脉分布区的脑皮质。

毛细血管扩张症为穿插于正常脑实质的扩张的毛细血管，好发于脑干、大脑半球和脊髓。

静脉畸形为孤立的静脉异常扩张，在其周围有放射状静脉与脑实质的正常引流静脉沟通，有正常脑组织的静脉回流功能，常见于脑皮质表面及脑室周围脑实质。

海绵状血管畸形由缺乏平滑肌和弹性纤维的薄壁血管及海绵腔组成，其内充满血液，周围为环形的厚薄不等的胶质化的含铁血黄素沉积的脑组织。最常见于颅后窝，特别是脑干。

② 多无临床症状，部分患者可表现为头痛、抽搐或局灶性功能障碍，偶有患者以出血就诊（海绵状血管畸形多见）。

③ 诊断要点及鉴别诊断

a. AVM：典型表现为具有较大供血动脉、引流静脉的一团蜂窝状无或低信号区。当其伴发血肿且以血肿为主时应与高血压、海绵状血管畸形、动脉瘤破裂及肿瘤性出血等病变鉴别，在AVM出血灶旁常可以检出异常流空的血管影。

b. 毛细血管扩张症：T_1WI、T_2WI常无异常，梯度回波时呈低信号，增强后呈边界不清的点彩状或花边状强化，可作出诊断。

c. 静脉畸形：如MRI平扫见"水母头"样血管流空影像，病灶旁见到粗大引流静脉即可作出诊断。

d. 海绵状血管畸形：MRI典型表现为网格状或"爆米花"样高低混杂信号灶，灶周有低信号带，增强后可见病灶强化，一般能作出诊断。

④ 影像学检查诊断价值比较。MRI检查对颅内血管畸形的诊断具有显著优越性，平扫即可反映部分畸形血管内的血流情况，分辨出血、钙化及水肿，尤其是对于颅后窝的病灶，MRI不受颅骨伪影的影响。

四、颅内动脉瘤

【MRI诊断】

未破裂的囊状动脉瘤信号表现与动脉瘤内血流速度、有无血栓形成及血栓形成时间有关。无血栓的动脉瘤在T_1WI、T_2WI上均呈无信号流空影，边界较清楚；有血栓者T_1WI、T_2WI上均为混杂信号（图3-3-11）。

【特别提示】

① 颅内动脉瘤可分为囊状和梭状两种，囊状多见。囊状动脉瘤好发于中年人，形成的主要原因是血流压力、冲击使颅内较大动脉管壁发生变性，形成局部囊状膨出，好发于脑底动脉环和大脑中动脉分叉处；梭状动脉瘤好发于老年人，为严重的动脉粥样硬化导致的局部动脉血管梭形扩张，腔内常有血栓形成，好发于椎基底动脉系统。

② 囊状动脉瘤未破裂时常无症状，破裂出血则出现蛛网膜下腔出血、脑内血肿相应症状。梭状动脉瘤临床上也可引起脑神经受压症状或因血栓形成而引起脑干梗死。

③ 诊断要点。患者多为中老年人。T_1WI、T_2WI上见圆形或椭圆形无信号区，若同时见到载瘤动脉不难诊断。由于大部分蛛网膜下腔出血为动脉瘤破裂所致，因此当出现蛛网膜下腔出血的临床及影像学表现时应考虑到动脉瘤的可能并进一步检查。

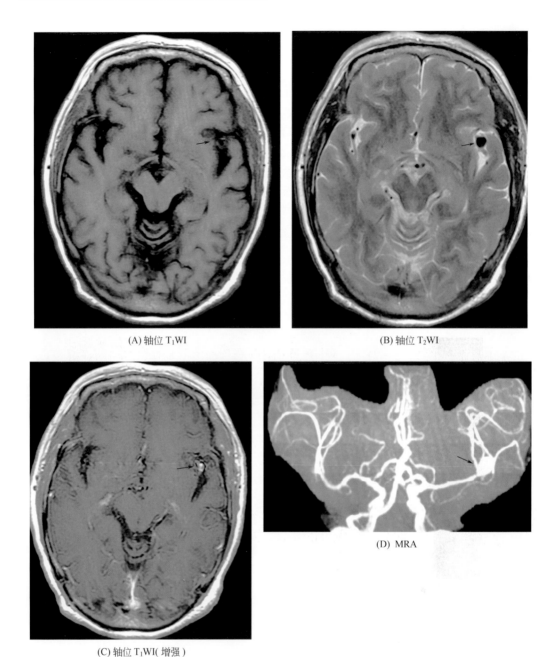

(A) 轴位 T_1WI 　　　　　　　　　　　　　　　 (B) 轴位 T_2WI

(C) 轴位 T_1WI(增强)　　　　　　　　　　　 (D) MRA

图 3-3-11　左侧大脑中动脉远端（大脑纵裂水平）动脉瘤（ → ）

（A）、（B）示左侧大脑纵裂内可见类圆形无信号血管影；（C）增强后可见明显强化；（D）MRA 可见左侧大脑中动脉远端（大脑纵裂水平）球形高密度影

④ 鉴别诊断。一些较大的动脉瘤，尤其是在动脉瘤内充满血栓时要与不同病变鉴别。位于颅后窝者要与脑膜瘤、听神经瘤等鉴别；位于脑内时应与胶质瘤、室管膜瘤等鉴别；位于鞍旁者需与垂体瘤、脑膜瘤、颅咽管瘤鉴别。

⑤ 影像学检查诊断价值比较。MRA 对 5mm 以上的动脉瘤显示较好，优势在于不使用对比剂就能显示动脉瘤和瘤内血流状态。CTA 有利于小动脉瘤的发现。数字减影血管造影（DSA）是诊断动脉瘤的金标准，但完全血栓化的动脉瘤脑血管造影不能显示，而 CT、

MRI 可显示。此外，DSA 不能显示血管及瘤腔外的改变，应配合应用上述检查方法。

五、脑小血管病

【MRI 诊断】

（1）腔隙和腔隙性脑梗死

① 腔隙：T_1WI 呈低信号，T_2WI 呈高信号，可呈圆形、椭圆形或裂隙状，多见于基底区、内囊、丘脑和脑桥。

② 腔隙性脑梗死：T_1WI 呈低信号，T_2WI 呈高信号，DWI 检查更有利于检出早期腔隙性梗死灶。

（2）脑白质疏松症：T_1WI 呈低信号，T_2WI 和 T_2-FLAIR 上呈高信号，增强扫描无强化。

（3）脑微出血：在 GRE-T_2^* 或 SWI 序列上表现为直径 2～5mm 均匀一致的卵圆形低信号或信号缺失，病灶周边无水肿。

（4）血管周围间隙扩大：T_2WI 上表现为沿穿支动脉走行分布的高信号影，与镜像平面平行时呈线性，与镜像平面垂直时则呈点状（图 3-3-12）。

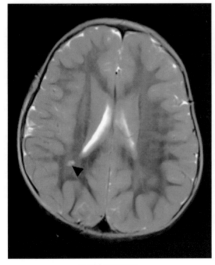
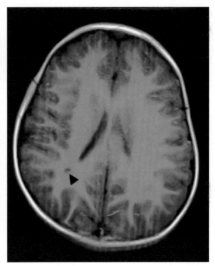

(A) 轴位 T_2WI　　　　　　　　　(B) 轴位 T_1WI (FLAIR)

图 3-3-12　血管外间隙扩大

右侧颞顶叶交界处可见梭形长 T_1、长 T_2 信号影，边界清晰（▶）

【特别提示】

① 脑小血管病包括腔隙和腔隙性脑梗死、脑白质疏松症、脑微出血、血管周围间隙扩大，具有复发率高而病死率低的特点，占所有卒中的 20%～25%。主要临床表现是认知功能下降、精神情感异常、步态障碍和尿失禁等。

② 诊断和鉴别诊断要点。脑小血管病的影像表现包括上述的腔隙和腔隙性脑梗死、脑白质疏松症、脑微出血、血管周围间隙扩大，这些表现可单独或同时存在，虽然不是唯一特有的表现，但高度提示脑小血管病。

③ 影像学检查诊断价值比较。CT 检查对脑小血管病的诊断敏感性和特异性均低，故不推荐作为首选检查。

■■■■ 第四节　颅内感染性疾病 ■■■■

一、颅内化脓性感染

【MRI 诊断】

① 化脓性脑炎。早期 T_1WI 上表现为白质内不规则、边界模糊的等信号或稍低信号，T_2WI 上炎症与周围水肿区均呈高信号，占位效应明显。增强后在 T_1WI 上等信号至低信号的水肿区内可见不规则弥漫性强化。晚期坏死区相互融合，T_1WI 上呈低信号，T_2WI 上呈高信号；其周边可显示一较薄等信号环。增强扫描可见环形强化，周围脑水肿持续存在，常可见卫星灶存在（图 3-4-1）。

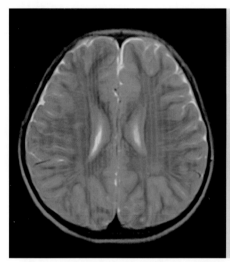 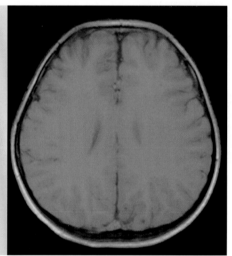

(A) 轴位 T_2WI(抗炎治疗后)　　　　　(B) 轴位 T_1WI(抗炎治疗后)

图 3-4-1　脑炎

双侧额、顶叶脑实质内见片状长 T_1、长 T_2 信号影，经 3 个月抗炎治疗后异常信号范围减小

② 脑脓肿。脑脓肿形成的标志，即脓肿壁的出现。

a. 急性脑炎期：初期，病变小，位于皮质或皮、髓质交界处，T_2WI 呈略高信号。病变进展，范围增大，T_1WI 呈低信号，T_2WI 呈高信号，占位效应明显。

b. 化脓期和包膜形成期：脓肿壁在 T_1WI 上呈环状等信号或略高信号，T_2WI 上呈低信号。脓腔在 T_1WI 上呈低信号，T_2WI 上呈高信号，DWI 呈显著高信号，为脑脓肿特征性表现。增强后显示脓肿壁明显强化并可辨别出脓腔、脓肿壁和水肿带 3 个部分（图 3-4-2）。

③ 化脓性脑膜炎。早期可无阳性发现，随病情发展 T_1WI 上显示蛛网膜下腔不对称，信号略高，基底池闭塞；T_2WI 上可见脑膜呈高信号，室管膜炎严重时脑室周围白质内可见带状高信号区围绕。增强扫描 T_1WI 上可见蛛网膜下腔不规则明显强化的高信号（图 3-4-3）。

【特别提示】

① 颅内化脓性感染可分为化脓性脑炎及化脓性脑膜炎两大类。其中化脓性脑炎可以继发脑脓肿，两者是脑部感染发生和发展的连续过程，如治疗不当可引起硬膜外脓肿、硬膜下脓肿等并发症。

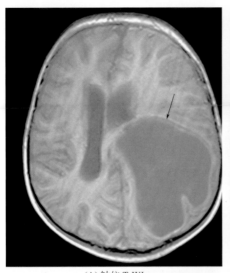
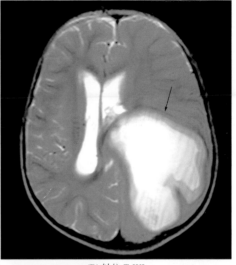

(A) 轴位 T$_1$WI

(B) 轴位 T$_2$WI

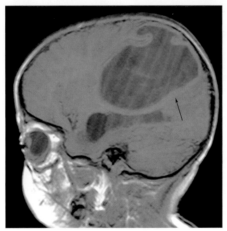

(C) 矢状位 T$_1$WI

图 3-4-2 脑脓肿

左顶叶、枕叶可见形状不规则长 T$_1$、长 T$_2$ 信号影（——），边界清，可见等信号包膜，病变周围还可见长 T$_1$、长 T$_2$ 信号水肿带，侧脑室后角受压，中线结构右偏

② 化脓性脑炎和脑脓肿是由化脓性病原体侵入脑组织引起的局限性化脓性炎症。依据感染来源可为耳源性、鼻源性、损伤性、血源性及隐匿性。脑脓肿可以是单发、多发或多房性的。

病理上化脓性脑炎和脑脓肿的形成可以分为 3 个阶段：a. 急性脑炎阶段，脑组织局限性炎性改变并伴有软化及坏死；b. 化脓阶段，脑炎继续扩散，脑部软化坏死区逐渐扩大汇合形成脓腔，周围有肉芽组织增生；c. 包膜形成阶段。

一般患者具有急性感染症状、颅内高压症状和脑部局灶性症状。

③ 化脓性脑膜炎是软脑膜的化脓性感染，常与化脓性脑炎或脑脓肿同时存在。

病理上早期软脑膜及大脑浅表血管充血、扩张，炎症沿蛛网膜下腔扩展，大量脓性渗出物覆盖于脑表面。病程后期因脑膜粘连引起脑脊液吸收及循环障碍，导致交通性或非交通性脑积水。

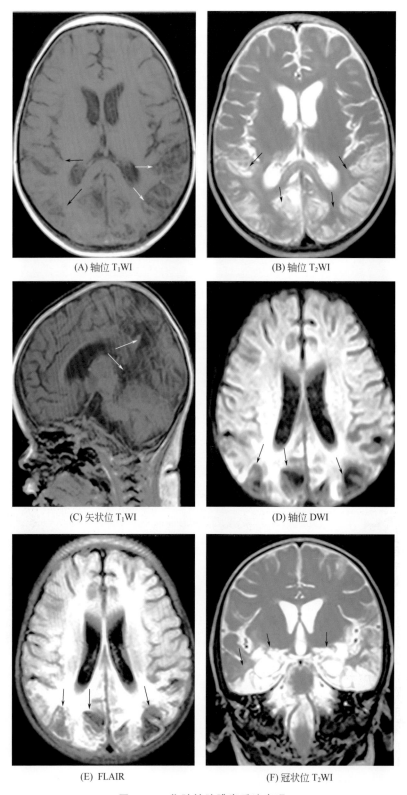

(A) 轴位 T₁WI

(B) 轴位 T₂WI

(C) 矢状位 T₁WI

(D) 轴位 DWI

(E) FLAIR

(F) 冠状位 T₂WI

图 3-4-3　化脓性脑膜炎后遗表现

双侧顶叶、颞叶、枕叶及右背侧丘脑多发脑软化灶伴钙盐沉积（➝），双侧顶叶、颞叶及枕叶局部脑沟回结构消失，见多发斑片状长 T₁、长 T₂ 信号。弥散加权成像示前述病变均为低信号

大多爆发性或急性起病。急性期常表现为急性感染性症状，头疼为突出表现，并伴有呕吐、颈强直等。化脓性脑膜炎病程中可出现多种颅内并发症并出现相应症状。

④ 诊断要点

a.脑脓肿：最常见的 MRI 表现为薄而光滑的环形强化，中心为 T_1WI 低信号、T_2WI 高信号的坏死区，病变周围脑水肿明显，结合感染症状可以作出诊断；应与其他具有环形强化的病变如脑肿瘤、转移瘤、肉芽肿、脑内血肿等相鉴别。

b.化脓性脑膜炎：常与化脓性脑炎并发，MRI 上典型表现为蛛网膜下腔不对称、基底池闭塞，T_2WI 上见脑膜呈高信号，增强扫描可见蛛网膜下腔不规则明显强化的高信号，同时伴有明显脑膜刺激征时可以诊断。

⑤ 鉴别诊断。需与星形细胞瘤、转移瘤、放射性脑坏死、脑内血肿吸收期、手术后残腔鉴别。

⑥ 影像学检查诊断价值比较。CT 可以显示脓肿病灶及周围水肿，并可指导脓肿穿刺引流。MRI 是脑脓肿最佳影像学检查方法，可以显示早期脓肿壁的形成，更易区分坏死、液化和脑炎。对于脑膜炎和室管膜炎的诊断 MRI 比 CT 敏感。

二、颅内结核

【MRI 诊断】

① 局灶性结核性脑炎。为肉芽肿性病变，T_1WI 上呈等信号或略低信号，T_2WI 从略低信号到明显高信号均有可能，病灶周围可见长 T_1、长 T_2 水肿信号。

② 脑结核球。病灶中心坏死部分 T_1WI 上呈略低信号，T_2WI 上呈不均匀高信号；肉芽肿部分在 T_1WI 上呈高信号，T_2WI 上呈低信号；结核球周围水肿较轻。增强后病灶呈结节状或环状强化。结核球钙化量较多时 T_1WI、T_2WI 上均显示为斑驳的低信号（图 3-4-4）。

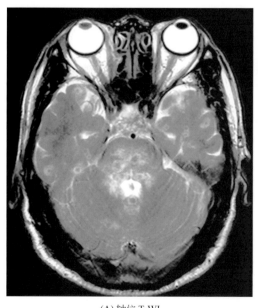
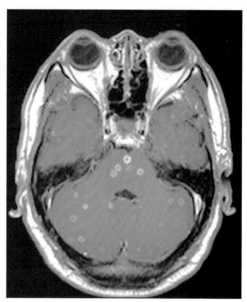

(A) 轴位 T_2WI (B) 轴位 T_1WI（增强）

图 3-4-4　颅内结核

可见蛛网膜下腔、脑底池多发结核结节影

③ 结核性脑脓肿。MRI 表现类似于化脓性脑脓肿，可以显示脓肿及脓肿壁的信号特点。增强扫描脓肿壁呈环形强化。

④ 结核性脑膜炎。早期可无阳性发现。部分病例可以发现蛛网膜下腔扩大或基底池信号异常。T_1WI 上信号稍高，T_2WI 上信号更高。增强后 T_1WI 可见基底池增强和弥漫性脑膜增强。脑膜的钙化于 T_1WI、T_2WI 上均呈低信号。此外，交通性脑积水较常见。

【特别提示】

① 颅内结核包括脑内结核及结核性脑膜炎。常发生于儿童和青年人。患者可有肺结核或结核密切接触史。感染途径几乎均为结核杆菌血行播散。脑内结核又包括局灶性结核性脑炎、脑结核球和结核性脑脓肿 3 个相关发展的过程。

② 病理。结核系一个小的上皮细胞核，围以淋巴细胞。局灶性结核性脑炎含有数个小的结核。结核球由许多结核结节组成，为圆形或分叶结节状肿块，中心为干酪样坏死，周围为朗汉斯巨细胞及异物巨细胞，再外为上皮细胞、纤维组织囊及反应性胶质增生。结核性脑脓肿由结核性肉芽肿液化坏死形成，周围为结核肉芽组织和反应性胶质增生，中央为结核性脓肿，多为多房性。结核性脑膜炎是由结核杆菌引起的脑膜炎症，蛛网膜下腔内多有大量炎性渗出物黏附、聚集，尤以脑底部为甚；脑膜面上、脑实质内可有小结核结节形成。

③ 临床症状。脑结核球多有慢性颅内压增高和局部神经损害症状，与颅内肿瘤相似。结核性脑膜炎常出现脑膜刺激征、颅内压增高、癫痫、意识障碍等症状。结核性脑脓肿患者可有发热、头痛、偏瘫等症状。

④ 诊断要点。常发生于儿童和青年，可有肺结核或结核密切接触史。依感染部位及病变发展时期而有不同的病理改变及影像学表现。局灶性结核性脑炎 T_1WI 呈等信号或略低信号，T_2WI 表现多样。脑结核球症状与颅内肿瘤相似，病灶呈结节状，MRI 随其复杂的病理构成（中心干酪样坏死、肉芽肿、钙化等）而有相应表现，注意多发结核球须与转移瘤鉴别。结核性脑脓肿 MRI 表现类似于化脓性脑脓肿。结核性脑膜炎表现为蛛网膜下腔特别是脑底在 T_1WI、T_2WI 和 FLAIR（液体抑制反转恢复序列）上脑脊液信号明显增高，增强后明显强化。

⑤ 影像学检查诊断价值比较。MRI 是颅内结核首选的检查方法，可清楚显示病灶范围、数目，增强扫描可显示脑膜病灶。CT 对病灶内钙化成分的显示较佳。

三、颅内寄生虫病

（一）脑囊尾蚴病

【MRI 诊断】

① 脑实质型脑囊尾蚴病（脑囊虫病）。囊泡期表现为多发小圆形囊变，T_1WI 呈低信号，T_2WI 呈高信号，其内常可见到直径 2～3mm 的等信号头节，囊肿周围水肿不明显。增强扫描无明显强化病灶。胶样囊泡期病灶 MRI 信号升高，头节逐渐消失，周围水肿明显，增强扫描可见环形强化。结节肉芽肿期 T_1WI 上结节呈低信号，增强后病灶呈结节样强化，周围可见不同程度水肿。钙化期 MRI 对点状钙化显示不佳，增强后病灶不强化（图 3-4-5）。

② 脑室型及软脑膜型脑囊尾蚴病（脑囊虫病）。脑室内或蛛网膜下腔可见多发囊性病灶，偶尔呈葡萄串样。T_1WI 上囊肿表现为略高信号影，囊壁表现为高信号细环，被周围低信号的脑脊液勾画出来。T_2WI 上囊肿的高信号一般不易和脑脊液的高信号相区别。增强扫描有时可见囊壁呈环形强化。软脑膜型还可显示肉芽肿性脑膜炎所致的基底池强化。

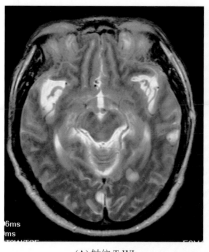
(A) 轴位 T₂WI

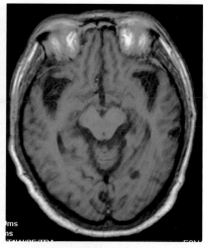
(B) 轴位 T₁WI

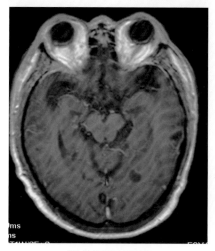
(C) 轴位增强 (T₁WI)

图 3-4-5　脑囊尾蚴病

左颞叶及双枕叶可见多发小囊状长 T_1、长 T_2 信号，中心可见低信号小结节，增强扫描病灶中心结节及周围环形强化

【特别提示】

① 由寄生虫引起的神经症状为神经系统寄生虫病。常见的寄生虫包括原虫（阿米巴、疟原虫、弓形虫等）、蠕虫（血吸虫、肺吸虫、绦虫等）。本节重点讲述脑囊尾蚴病（脑囊虫病）。

② 脑囊尾蚴病（脑囊虫病）是猪带绦虫的幼虫囊尾蚴寄生于脑内造成的疾病。依据寄生部位分为脑实质型（以大脑皮质运动区多见）、脑室型及软脑膜型。病理上脑实质型脑囊尾蚴病分为 4 期：Ⅰ期为囊泡期，囊尾蚴头节在含清晰囊液的囊腔内，囊壁薄，周围炎症反应轻微；Ⅱ期为胶样囊泡期，虫体死亡，囊壁变厚，释放的代谢性物质破坏血脑屏障引起脑组织炎性反应和水肿；Ⅲ期为结节肉芽肿期，囊尾蚴呈结节样萎缩，囊壁明显增厚伴周围胶原生成及肉芽组织形成；Ⅳ期为钙化期，囊尾蚴形成钙化结节。脑室型及软脑膜型脑囊尾蚴病表现为脑室内及蛛网膜下腔单发或多发水泡样结构，可引起室管膜炎、蛛网膜炎及梗阻性

脑积水。

③ 脑囊尾蚴病一般起病缓慢，癫痫发作是最常见症状，其他症状有头痛、局灶性神经功能障碍及精神障碍等。脑脊液沉淀可查出嗜酸性粒细胞，囊尾蚴免疫试验阳性。

④ 诊断要点。有摄入含囊尾蚴猪肉史。影像学检查发现脑实质或脑室、蛛网膜下腔内多发囊性或结节性病变，如看到囊内有头节存在时可明确诊断，晚期可出现点状钙化。

⑤ 鉴别诊断

a. 脑炎型脑囊尾蚴病需和多发性硬化、多发性脑梗死、皮质下动脉硬化性脑病鉴别。

b. 单发大囊型脑囊尾蚴病需和皮样囊肿、表皮样囊肿、蛛网膜囊肿、脑穿通畸形鉴别。

c. 多发小囊型脑囊尾蚴病需要和脑转移瘤、脑脓肿鉴别。

⑥ 影像学检查诊断价值比较。MRI 是脑囊尾蚴病的首选影像学检查方法，对脑室内、脑干及大脑半球表面的囊尾蚴病灶较 CT 敏感。另外，蛛网膜下腔的囊肿多位于颅骨骨突处，因而 MRI 较 CT 更敏感。CT 显示脑囊尾蚴病的钙化性病灶更敏感。

（二）脑棘球蚴病

【MRI 诊断】

① 脑细粒棘球蚴病病灶呈圆形、边缘光滑的囊性病变，T_1WI 和 T_2WI 上信号强度与脑脊液信号相似，囊周无水肿。若病灶母囊内存在子囊时，则呈分房状变现（图 3-4-6）。

② 脑泡状棘球蚴病病灶于 T_1WI 上呈略高信号，T_2WI 呈低信号，其内和边缘常见小囊状高信号灶。病灶周围常有明显脑水肿。

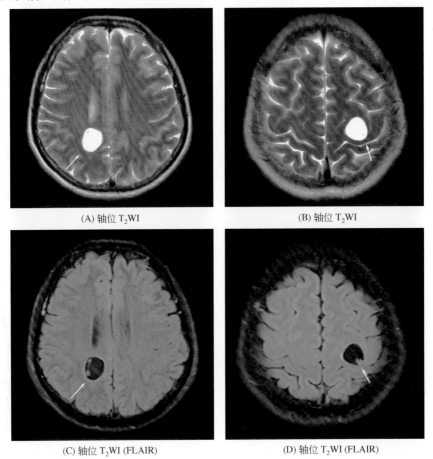

(A) 轴位 T_2WI	(B) 轴位 T_2WI
(C) 轴位 T_2WI (FLAIR)	(D) 轴位 T_2WI (FLAIR)

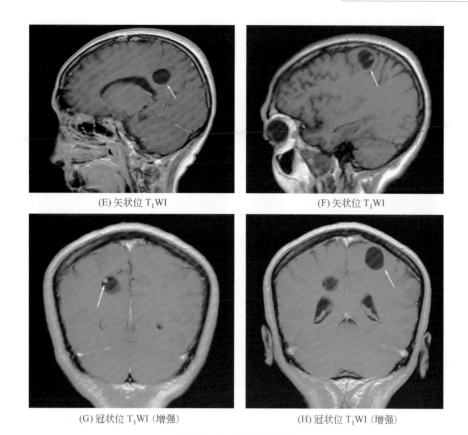

(E) 矢状位 T_1WI　　　　　　　　　　(F) 矢状位 T_1WI

(G) 冠状位 T_1WI（增强）　　　　　　(H) 冠状位 T_1WI（增强）

图 3-4-6　脑棘球蚴病

左侧顶叶及右侧脑室后角旁见圆形囊性影，边界清晰，内隐见子囊，囊内边缘见略短 T_1 壁结节影。增强后壁结节轻度强化（➡），囊壁强化不明显

【特别提示】

① 脑棘球蚴病亦称脑包虫病。在颅内，脑细粒棘球蚴病呈囊状，常见于脑实质内，偶见于脑室内或硬膜外；多为单发、单房性，也可为多发或多房性；囊常较大，直径可达数厘米以上。与细粒棘球蚴不同，泡状棘球蚴呈芽生方式向外生长、浸润，形成无数小囊，呈蜂窝状；周围组织发生慢性炎性肉芽肿，无包膜；病灶中心常有坏死和钙盐沉着。

② 临床上患者有局部占位症状、癫痫发作和颅内压增高表现；皮内试验和脑脊液补体结合试验呈阳性，外周血象及脑脊液中嗜酸性粒细胞增高。

③ 诊断要点

a.脑细粒棘球蚴病：T_1WI 和 T_2WI 上信号强度与脑脊液信号相似，囊周无水肿。结合颅内疾病症状，补体结合试验阳性，可确诊。

b.脑泡状棘球蚴病：T_2WI 上病变主要呈低信号，并有高信号的小囊。

④ 鉴别诊断

a.脑细粒棘球蚴病：需要与脑脓肿、囊变的胶质瘤以及表皮样囊肿、蛛网膜囊肿等鉴别。

b.脑泡状棘球蚴病：需要与脑脓肿、转移瘤和胶质瘤等鉴别。

四、病毒性脑炎

【MRI 诊断】

脑内的多发或单发病灶，对称或不对称分布，T_1WI 呈低信号，T_2WI 呈高信号；炎症蛋白渗出较多时，T_1WI 呈稍低信号或等信号；T_2FLAIR 序列由于抑制脑脊液信号，使脑室旁及灰质区的小病灶显示更清晰；当出现细胞毒性水肿时，DWI 出现异常高信号。增强扫描实质内发生弥漫或脑回样强化，但强化程度低于软脑膜强化（图 3-4-7）。

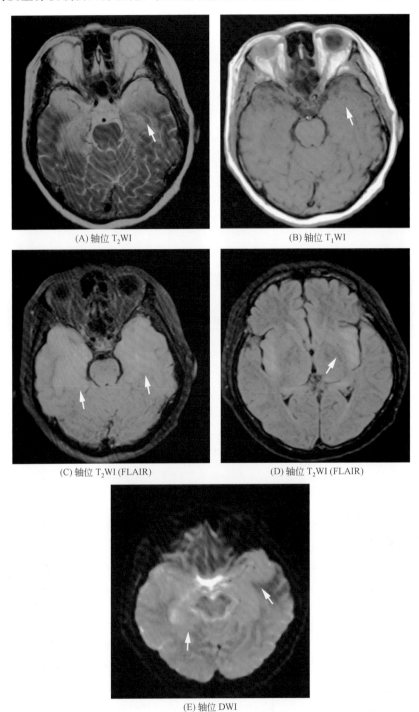

(A) 轴位 T_2WI (B) 轴位 T_1WI

(C) 轴位 T_2WI (FLAIR)   (D) 轴位 T_2WI (FLAIR)

(E) 轴位 DWI

图 3-4-7 病毒性脑炎

双侧颞叶及海马、岛叶可见对称性弥漫斑片状长 T_1、长 T_2 信号影，FLAIR 呈高信号（➡），病变与豆状核之间界限清楚，呈"刀切样"[(D)]，DWI 呈边界清楚的片状高信号

【特别提示】

① 病毒性脑炎病变以脑实质受累为主。若累及脑膜称为病毒性脑膜炎。若两者同时受累称病毒性脑膜脑炎。临床主要表现为发热、头痛、呕吐、意识障碍、惊厥，并可出现脑神经麻痹、肢体瘫痪和精神症状。体征可有脑膜刺激征和巴宾斯基征阳性等。

② 诊断要点

a. 常急性或亚急性起病，以意识障碍、癫痫为主的临床表现。

b. 主要表现为脑组织弥漫性肿胀，病变侵犯以灰质为主。

c. 增强扫描可不强化或弥漫性脑回样强化。

③ 鉴别诊断

a. 多发性硬化：临床症状多具有缓解、复发或缓慢进展的特点。

b. 脑梗死：患者年龄偏大，起病急，病灶与血管分布范围一致。

c. 脑转移瘤：常有原发瘤病史，病灶多发。

第五节 脑变性疾病

一、阿尔茨海默病

【MRI 诊断】

阿尔茨海默病主要表现为弥漫性脑萎缩。在海马长轴垂直的倾斜冠状位上进行径线测量可早期发现颞叶内侧（包括海马）萎缩和颞顶皮质萎缩。其中颞叶内侧萎缩表现为海马及海马旁回体积减小，侧脑室下角与脉络膜裂增宽（图 3-5-1）。^{1}H-MRS 显示的异常早于形态学改变，表现为区域性 NAA 峰降低、MI 峰升高。

【特别提示】

① 阿尔茨海默病在老年期各种类型痴呆中占 $48\%\sim65\%$。女性发病率较男性高，且随着年龄的增加，患病率也逐渐增加。早期表现为短期记忆障碍，随后症状逐渐加重，表现为语言障碍、定向困难、无法自理等。[18]F-FDG PET 显像可出现典型的颞顶区、后扣带回和楔前叶葡萄糖代谢降低。

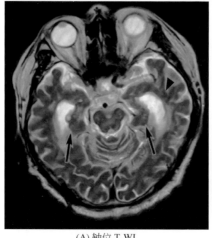
(A) 轴位 T_2WI

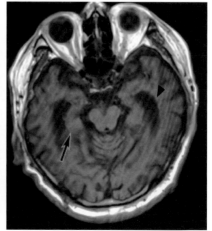
(B) 轴位 T_1WI

图 3-5-1

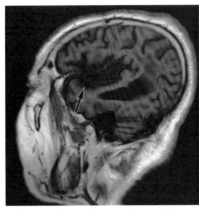
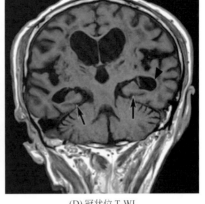

(C) 矢状位 T₁WI　　　　　　　　　　　(D) 冠状位 T₁WI

图 3-5-1　阿尔茨海默病

双侧海马体积减小，灰白质分界不清，外侧裂增宽（➡），双侧脉络膜裂增宽，双侧侧脑室下角扩大（▶）

② 诊断要点。脑萎缩，以海马萎缩为著，此为主要影像诊断依据。

③ 鉴别诊断。主要与正常老年性脑改变、额颞叶痴呆和多发梗死性痴呆鉴别。额颞叶痴呆表现为颞叶和额叶前部皮质非对称性萎缩伴皮层下白质 T₂ 信号增高。多发梗死性痴呆主要以男性多见，既往多有高血压史，在明显痴呆前多数有脑血管意外的病史。

④ 影像学检查诊断价值比较。MRI 是首选检查方法。

二、帕金森病

【MRI 诊断】

帕金森病 MRI 可见黑质致密带萎缩、变窄，正常的 T₂ 高信号进行性消失及弥漫性大脑皮质萎缩。双侧苍白球出现短 T₂ 异常信号，壳核也可以出现短 T₂ 信号。部分病例壳核、苍白球因胶质增生出现点状 T₂ 高信号，SWI 显示黑质正常燕尾结构缩小和消失（图 3-5-2）。¹H-MRS 在早期可显示 NAA 峰降低、Cho 峰增高。

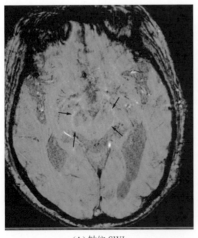
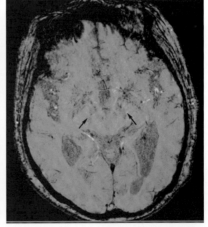

(A) 轴位 SWI　　　　　　　　　　　(B) 轴位 SWI

图 3-5-2　帕金森病

双侧黑质正常燕尾结构消失（➡），左侧黑质边缘模糊，与红核之间间隙消失

【特别提示】

① 帕金森病是一种中枢神经系统的退行性疾病，主要累及运动系统，好发于 40～70 岁。临床症状包括静止性震颤、动作缓慢或不能、步态缓慢、平衡和起步动作困难及僵硬。

② 诊断要点。在 T_2WI 黑质致密部变窄，正常高信号进行性消失。

③ 鉴别诊断。需要与帕金森型多系统萎缩、进行性核上性麻痹、皮质基底节变性等鉴别。

④ 影像学检查诊断价值比较。MRI 的诊断价值高于 CT，但表现都不具有特异性。

三、肝豆状核变性

【MRI 诊断】

肝豆状核变性在 MRI 上表现为豆状核（尤其壳核）、尾状核、中脑和脑桥、丘脑、小脑及额叶皮质 T_1WI 低信号和 T_2WI 高信号，或壳核和尾状核在 T_2WI 显示混杂信号，还可有不同程度的脑沟增宽、脑室扩大等。中脑可见"熊猫脸征"：被盖高信号，红核低信号，其中红核构成"熊猫"的眼睛，中脑导水管（长 T_2 信号）及其周围灰质核团（短 T_2 信号）构成"熊猫"脸的下半部分（图 3-5-3）。

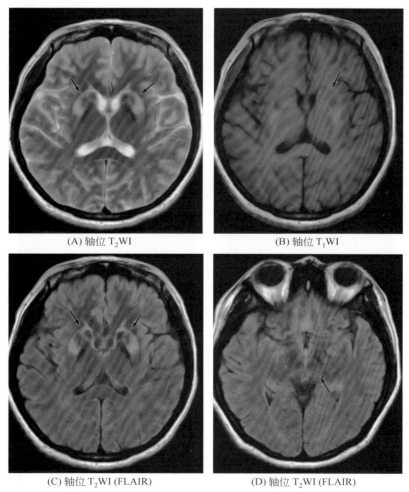

(A) 轴位 T_2WI　　　　　　　　(B) 轴位 T_1WI

(C) 轴位 T_2WI (FLAIR)　　　　　　(D) 轴位 T_2WI (FLAIR)

图 3-5-3　肝豆状核变性

（A）、（B）示双侧壳核可见对称性长 T_1、长 T_2 信号，呈"蝶翼征"（➡）；（C）FLAIR 以高信号为主（➡）；（D）于中脑水平可见"熊猫脸征"（➡）

【特别提示】

① 肝豆状核变性即 Wilson 病，为铜代谢障碍引起的神经系统变性疾病，属于常染色体隐性遗传性病变。通常见于少年或青年。该病的三种主要表现为脑豆状核变性、角膜 K-F 环（角膜色素环）及小叶性肝硬化。临床上可出现构音障碍、震颤、手足徐动样动作和痉挛状态。

② 早期肝细胞受损可出现肝脏的肿胀增大，主要为右肝增大，各肝叶间比例正常；以后，肝细胞发生脂肪变性，表现为肝脏密度下降；最后形成肝硬化，表现为肝内多发大小不等、直径 1～3cm、边界尚清的再生结节。

③ 诊断要点

a. 多数青春期发病，常有家族史。

b. 肝功能受损、神经症状和 K-F 环。

c. 血清总铜量和血铜蓝蛋白降低，尿铜排量增加。

d. 病灶 T_2WI 高信号，熊猫征绝大多数为肝豆状核变性的典型特征。

④ 鉴别诊断。需要与亨廷顿病、泛酸激酶相关性神经变性病、帕金森病、中毒性脑缺氧性损害和 Leigh 病鉴别。

⑤ 影像学检查诊断价值比较。MRI 比 CT 特异性更高。

■■■■■ 第六节　脱髓鞘疾病 ■■■■■

一、多发性硬化

【MRI 诊断】

多发性硬化的病灶主要位于侧脑室周围以及深部脑白质，多无占位效应。病灶在 T_1WI 呈等信号、稍低或极低信号，T_2WI 呈高信号，T_2-FLAIR 上双侧不对称线样、卵圆形高信号。活动期病灶可明显增强。在横断面病灶呈圆形或椭圆形，在冠、矢状面病灶呈条状，可垂直于侧脑室，这种征象称"直角脱髓鞘征"。少数病灶较大并有占位效应，称之为脱髓鞘假瘤，开环状强化为其特征（图 3-6-1）。

【特别提示】

① 多发性硬化是最常见的中枢神经系统脱髓鞘疾病，好发于中青年女性。可累及大脑、小脑、脑干、脊髓和视神经，灰、白质结构均可受累。临床表现复杂多变，缓解与复发常交替发生。常有感觉或运动障碍，也可出现精神症状及认知功能障碍。

② 诊断要点

a. 多发的垂直于胼胝体-透明隔交界面的 T_2WI 高信号是多发性硬化的特征。

b. MRI 显示侧脑室旁、近皮质、幕下和脊髓中至少两个位置的病灶即可诊断为病灶空间播散。

c. MRI 同时发现强化和未强化病灶或是随访 MRI 显示新的病灶都可诊断为病灶时间播散。

③ 鉴别诊断。包括急性播散性脑脊髓炎、视神经脊髓炎、多发转移性肿瘤、多发性脑梗死；假瘤样病灶需与胶质母细胞瘤、淋巴瘤等疾病鉴别。

④ 影像学检查诊断价值比较。多发性硬化的诊断需要找到病灶在时间和空间上播散的临床证据，MRI 具有较高的诊断价值。

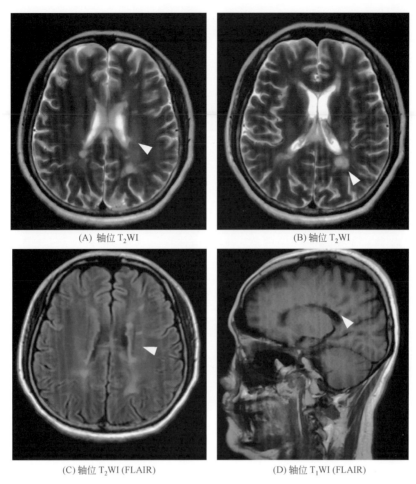

(A) 轴位 T_2WI (B) 轴位 T_2WI

(C) 轴位 T_2WI (FLAIR)   (D) 轴位 T_1WI (FLAIR)

图 3-6-1　多发性硬化

双侧侧脑室周围、半卵圆中心可见多发大小不等的长 T_1、长 T_2 信号影，FLAIR 呈不对称线样、卵圆形高信号（▶），与侧脑室垂直成直角［如图（D）］

二、肾上腺脑白质营养不良

【MRI 诊断】

T_2WI 显示脑白质高信号。皮质脊髓束有萎缩性改变，小脑也可受累。影像特点：从后向前发展，即从颞顶枕交接区开始，额叶受累较晚；发生沃勒（Wallerian）变性，表现为皮质脊髓束萎缩（图 3-6-2）。

【特别提示】

① 肾上腺脑白质营养不良属于 X 性连锁隐性遗传疾病，多见于男孩。多在 3～14 岁起病，进行性发展，可有偏瘫、偏盲，后期发展成四肢瘫、去大脑强直、痴呆。肾上腺皮质功能低下时可发生危象，皮肤色素沉着，褶皱处明显。可于半年至 5 年内死亡。

② 诊断要点与鉴别诊断。顶枕区病变，由后向前发展，两侧对称呈蝶翼状，有一定特征性，有助于与其他脱髓鞘疾病鉴别，但诊断仍需结合临床，尤其是晚期病例缺乏特征时，单凭影像学表现难以与其他脱髓鞘疾病鉴别。

③ 影像学检查诊断价值比较。MRI 诊断价值高于 CT。

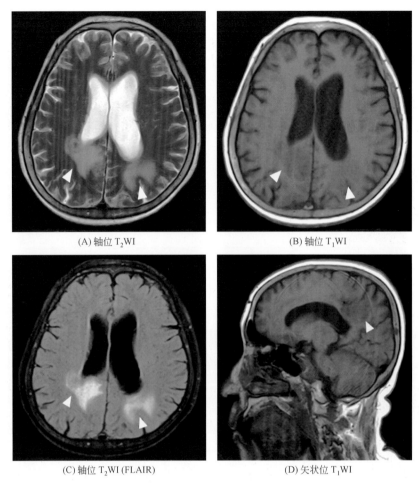

(A) 轴位 T_2WI　　　　　　　　　　　(B) 轴位 T_1WI

(C) 轴位 T_2WI (FLAIR)　　　　　　　(D) 矢状位 T_1WI

图 3-6-2　肾上腺脑白质营养不良

双侧侧脑室后角旁可见片状长 T_1、长 T_2 信号影，FLAIR 呈高信号、呈对称性（▶）

三、急性播散性脑脊髓炎

【**MRI 诊断**】

病灶多位于大脑半球白质区，基底节和颅后窝病灶亦常见。在 T_1WI 上病灶呈低信号，T_2WI 上表现为弥漫多发高信号，病灶多呈圆形或卵圆形，棉花球样病灶对诊断具有提示作用。多发点状到大片融合 FLAIR 高信号。多数病变 DWI 高信号。增强扫描表现多样，从无强化到明显强化，呈点状、线状、环状或开环状。磁共振波谱（MRS）示病变内 NAA 峰降低，可有 Cho 峰和乳酸峰升高（图 3-6-3）。

【**特别提示**】

① 急性播散性脑脊髓炎是一种由感染或疫苗接种诱发的中枢神经系统脱髓鞘疾病。任何年龄均可发病，好发于儿童，无明显性别差异。病灶主要位于白质，但也可损伤大脑深部灰质。临床上起病急，以头痛、呕吐为首发症状，伴有发热，体温可高达 39℃ 以上。可有烦躁不安、谵妄、嗜睡、木僵或昏迷等症状。

② 诊断要点。儿童感染或接种疫苗后数天至数周内出现多灶性白质及深部灰质病变有一定的提示作用。

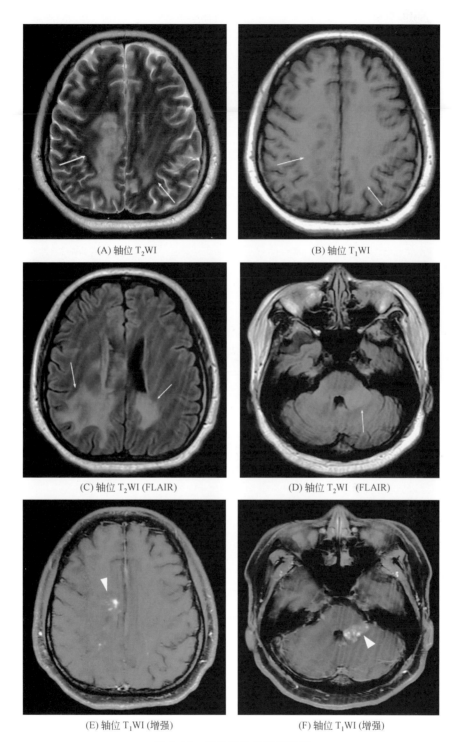

(A) 轴位 T₂WI　　　　　　　　　　(B) 轴位 T₁WI

(C) 轴位 T₂WI (FLAIR)　　　　　　　(D) 轴位 T₂WI (FLAIR)

(E) 轴位 T₁WI (增强)　　　　　　　(F) 轴位 T₁WI (增强)

图 3-6-3　急性播散性脑脊髓炎

　　双侧侧脑室后角旁、左侧桥臂白质内可见多发不规则团片状、斑点状长 T₁、稍长 T₂ 信号影，FLAIR 呈高信号（➝），局部可见小结节状长 T₂、FLAIR 更高信号，周边可见斑片状、指状长 T₂ 水肿带，增强扫描呈"棉花球"样、结节状、斑点状强化（▶）

③ 鉴别诊断。需与多发性硬化、进行性多灶性白质脑病、视神经脊髓炎等鉴别。

四、视神经脊髓炎

【MRI 诊断】

脊髓病灶多表现为长段脊髓受累，常大于 3 个椎体节段。急性期脊髓肿胀增粗，病灶 T_1WI 呈低信号，T_2WI 呈高信号，增强扫描有显著强化。在脂肪抑制 T_2WI 表现为高信号。长段视神经受累为其特点。半数以上可出现脑病灶，其中约 10% 的脑病灶具有特异性，分布于水通道蛋白 4（AQP4）高表达的室管膜周围（图 3-6-4）。

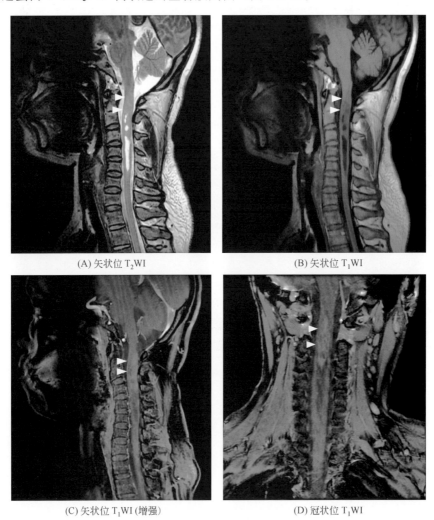

(A) 矢状位 T_2WI　　　　　　　　(B) 矢状位 T_1WI

(C) 矢状位 T_1WI（增强）　　　　　(D) 冠状位 T_1WI

图 3-6-4　视神经脊髓炎

颈椎曲度变直略反弓，C2～5 水平脊髓增粗，其内可见条片状间断、不连续长 T_1、长 T_2 信号

影，增强扫描呈轻度不均匀强化（▶），相应节段的脊膜似有强化

【特别提示】

① 视神经脊髓炎是一种脱髓鞘疾病，好发于亚洲人群，以视神经和脊髓损害为主，也可累及脑组织。该病起病急、症状重、预后差，女性多见，少数单期病程，多表现为反复发作。

② 病理表现为多个脊髓节段内广泛脱髓鞘，可见空洞、坏死和轴突破坏。血清水通道蛋白 4 抗体多为阳性，是诊断视神经脊髓炎较为特异的指标。

③ 诊断要点

a. 视神经炎（图 3-6-5）和急性脊髓炎。

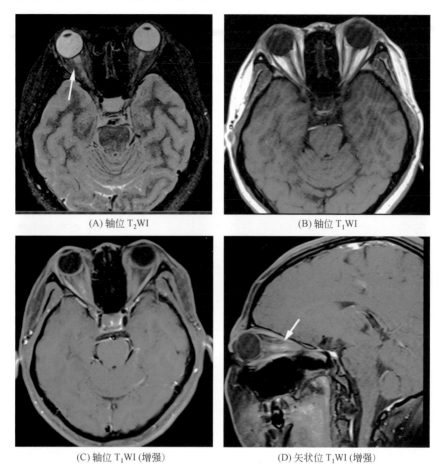

(A) 轴位 T_2WI　　　　　　　(B) 轴位 T_1WI

(C) 轴位 T_1WI (增强)　　　　　　(D) 矢状位 T_1WI (增强)

图 3-6-5　视神经炎

右侧视神经增粗，略肿胀，呈长 T_1、长 T_2 信号影，增强扫描可见强化（➡）

b. 血液中水通道蛋白 4 抗体阳性。

c. 脊髓病灶长度大于 3 个椎体节段。

d. 长段视神经病灶。

e. 特异性脑病灶，如室管膜周围病灶。

④ 鉴别诊断。需与多发性硬化、视神经炎、横贯性脊髓炎、脊髓空洞症等鉴别。多发性硬化有边界清晰的小静脉周围病变，斑片状脊髓病灶较长节段多。

⑤ 影像学检查诊断价值比较。MRI 检查在视神经脊髓炎的诊断中具有重要价值。

■■■■■ 第七节　新生儿缺血缺氧性脑病 ■■■■■

【MRI 诊断】

① 足月儿。新生儿缺血缺氧性脑病（HIE）早期的异常表现在 T_1WI 或反转恢复序列

上更易观察。出生第 1 周内的患儿 MRI 早期表现包括脑水肿、灰白质分界不清、皮质高信号、内囊后肢正常高信号消失、基底核和丘脑的异常信号、脑干损伤等。

　　② 早产儿。主要表现为脑室周围白质软化（PVL），发生基质出血和脑室内出血。急性期出血 MRI 不敏感，不同期龄的出血有相应的 MRI 表现（见"外伤性脑内血肿"）。PVL 多发生于脑室旁，T_1WI 呈低信号，T_2WI 呈高信号。由于 PVL 的形成需要一个过程，在新生儿期常规 MRI 不易诊断，在婴儿及幼儿期可见典型表现：脑室周围白质减少，尤其在侧脑室三角区、侧脑室体旁和半卵圆中心；脑室扩大，可伴有侧脑室体和三角区外侧壁轮廓不规则；脑灰质逼近侧脑室；T_2WI 可见白质内斑片状高信号、白质内软化灶和囊变区。有研究表明 DWI 可早期发现 PVL，表现为高信号（图 3-7-1、图 3-7-2）。

　　③ MRI 新技术在 HIE 中的应用。

　　a. DWI：很多研究认为 DWI 可以显示其他影像手段不能检测出的细胞水平的早期改变，检测到的早期的异常范围比常规 MRI 大，定量分析 DWI、ADC 对检出急性期、亚急性期 HIE 和其范围有一定帮助。

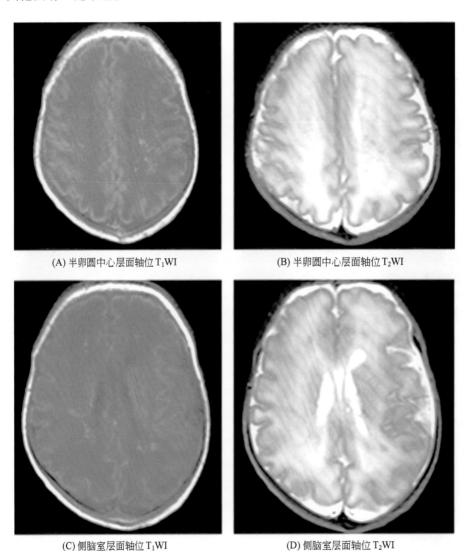

(A) 半卵圆中心层面轴位 T_1WI　　　　　　(B) 半卵圆中心层面轴位 T_2WI

(C) 侧脑室层面轴位 T_1WI　　　　　　(D) 侧脑室层面轴位 T_2WI

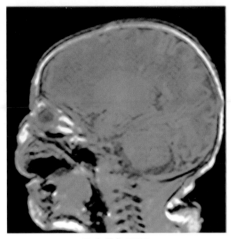

(E) 矢状位 T_1WI

图 3-7-1 早产儿 HIE

双侧半卵圆中心及侧脑室旁可见数个点状短 T_1、短 T_2 出血信号影，皮质下脑白质信号为明显长

T_1、长 T_2 信号

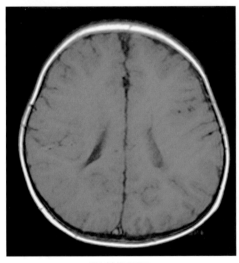 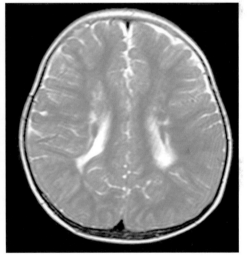

(A) 轴位 T_1WI　　　　　　　　　　　　　(B) 轴位 T_2WI

图 3-7-2 脑室周围白质软化（PVL）

双侧半卵圆中心及脑室旁白质减少，双侧脑室旁见多发不规则斑片状长 T_1、长 T_2 信号影，边界

不清，双侧脑室变形

b. 弥散张量成像（DTI）：有研究认为 DTI 及相应的 FA 值对 HIE 造成的神经纤维微结构损伤的评估更准确，且对判断远期神经功能的预后有一定帮助，但其价值有待于进一步证实。

c. 磁共振波谱（MRS）：MRS 评价窒息所致的脑缺血缺氧性损伤的预后研究表明，窒息足月儿产后早期 MRS 与 12 个月时的发育相关，乳酸的存在预示了较差的预后，12 个月时神经发育异常的患儿乳酸升高而 N-乙酰天冬氨酸（NAA）降低。

【特别提示】

① 新生儿缺血缺氧性脑病是致围生期脑损伤的主要疾病，主要原因为窒息。病理表现：

足月儿以大脑皮质选择性神经元坏死、矢状旁区脑损伤和基底核区坏死较多见，而早产儿以脑室周围白质软化多见。颅内出血是 HIE 最常见的并发症，早产儿多为室管膜下出血，足月儿多为脑室内出血及蛛网膜下腔出血。

② 轻度脑损伤可恢复，重度脑损伤多留有后遗症，可引起脑瘫、智力低下、生长发育落后、癫痫等。

③ 诊断要点。根据窒息缺氧史、临床表现及影像学典型表现，作出 HIE 的诊断并不困难。

④ 影像学检查诊断价值比较。与 CT 相比，MRI 在显示脑水肿、脑梗死、PVL、髓鞘形成延迟等方面更具优势。

■■■■ 第八节　颅脑先天性畸形及发育异常 ■■■■

一、脑膜膨出和脑膜脑膨出

【MRI 诊断】

颅骨存在缺损，有脑脊液样信号强度的囊性物向外膨出，如有脑膨出则伴脑组织信号，膨出的包块呈圆形或椭圆形，基底部可宽可窄。脑室受牵拉、变形，并移向病侧。

【特别提示】

① 脑膜膨出和脑膜脑膨出发病率约占新生儿的 1/1000。临床表现为囊性肿物与头部相连，出生即可发现，也可于生后几个月或几年发现，哭闹或咳嗽时肿物增大。局部可扪及骨缺损的边缘。一般无明显神经系统症状，也可表现智力低下、抽搐及脑损害。

脑膜膨出：膨出囊由软脑膜和蛛网膜组成，硬脑膜常缺如。囊内充满脑脊液，不含脑组织。

脑膜脑膨出：膨出囊内含有脑组织、软脑膜和蛛网膜，有时包含部分扩张的脑室，局部脑组织受压变薄。通常好发于中线部位，少数偏于一侧（图 3-8-1）。

② 诊断要点。颅骨缺损和通过缺损疝出于颅腔之外的肿物。

③ 鉴别诊断。对颅底部脑膜膨出或脑膜脑膨出，应考虑与鼻息肉或鼻咽部肿瘤相鉴别。

④ 影像学检查诊断价值比较。MRI 对颅骨缺损的显示不如 CT，但对膨出内容物的显示优于 CT。

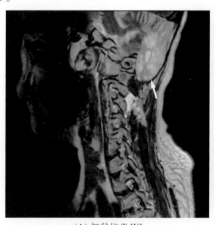
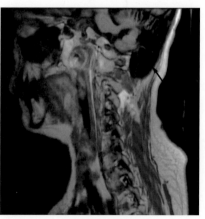

(A) 矢状位 T$_2$WI　　　　　　　　(B) 矢状位 T$_1$WI

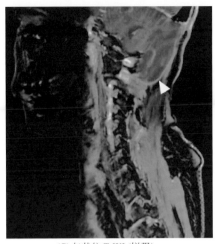

(C) 矢状位 T_1WI(增强)

图 3-8-1 脑膜脑膨出

枕骨局部缺损，其后方可见宽基底的小脑组织膨出脑外，呈长 T_1、长 T_2 信号（➡），增强扫描可见疝出脑外强化的脑膜（▶）

二、小脑扁桃体下疝畸形

【MRI 诊断】

小脑扁桃体呈舌状，下端位于枕骨大孔之下，延髓及第四脑室位置下移。在 MRI 矢状位将小脑扁桃体疝入枕骨大孔平面以下 5mm 作为有病理改变的标准，低于 3～5mm 的可疑异常，3mm 以内的通常认为是正常生理改变（图 3-8-2）。20％～25％患者合并有脊髓空洞，有时可见幕上脑积水及其他颅颈交界畸形，如寰椎枕骨化、颅底凹陷征、寰枢关节脱位、颈椎融合畸形等。

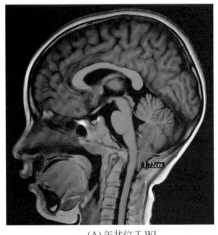
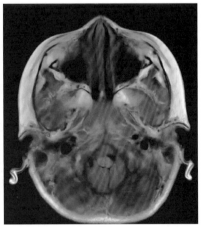

(A) 矢状位 T_1WI 　　　　(B) 轴位 T_1WI

图 3-8-2 小脑扁桃体下疝畸形

小脑扁桃体向下延长，超出枕骨大孔平面约17mm，颈椎椎管内脊髓未见异常，属于 Chiari 畸形 Ⅰ 型

【特别提示】

① 本病又称为 Chiari 畸形，通常分为以下四型。

Ⅰ型：最常见，儿童多见，仅有小脑扁桃体的下疝，无脑干及第四脑室改变。

Ⅱ型：多见于婴儿，小脑扁桃体合并脑干、第四脑室等部分或全部疝入枕大孔，常合并脑积水。

Ⅲ型：罕见，Ⅱ型基础上合并枕部或颈部脑膨出及枕骨大孔增大。

Ⅳ型：十分罕见，小脑严重发育不全或缺如，脑干发育小，后颅窝扩大。

② 诊断要点。在 MRI 矢状位，小脑扁桃体疝入枕骨大孔平面以下 5mm。

③ 鉴别诊断。应与颅内压增高所致的小脑扁桃体枕骨大孔疝鉴别，其扁桃体呈圆锥状下移，嵌入枕骨大孔，且伴有颅内占位病变及颅内高压征象。

④ 影像学检查诊断价值比较。MRI 是本病诊断的最有效方法，尤其脑桥偏右侧矢状位显示病变最清晰。

三、胼胝体发育不全

【MRI 诊断】

矢状面 T_1WI 可见大脑半球内侧面的脑沟随上移的第三脑室顶部呈放射状排列，顶叶、枕叶和距状裂的汇聚点消失。横断面及冠状面 T_1WI 显示双侧侧脑室分离，后角大而前角小，形成典型的蝙蝠翼状侧脑室外形，第三脑室抬高。常合并脂肪瘤，T_1WI 及 T_2WI 呈高信号，脂肪抑制序列呈低信号（图 3-8-3）。DTI 显示在胼胝体缺失的区域，胼胝体纤维束形成 Probst 束而不交叉。

【特别提示】

① 胼胝体发育不全包括胼胝体缺如或部分缺如，是少见的先天畸形。胼胝体发育不全常伴有第三脑室上移、两侧脑室分离，也可伴有颅脑其他发育畸形。患者多无明显症状，多表现为惊厥、发育迟缓、轻度视觉障碍等。

② 诊断要点。寻找缺失或不完整的胼胝体，而不是间接征象。矢状面 T_1WI 显示胼胝体发育不全最清楚。

③ 鉴别诊断。需与透明隔囊肿鉴别。透明隔囊肿则第三脑室位置正常，胼胝体形态、位置正常。胼胝体发育不全偶可伴发半球纵裂囊肿，需与前脑无裂畸形鉴别。前脑无裂畸形终板呈增厚状，丘脑呈融合状，侧脑室融合成单一腔，无侧脑室前角。

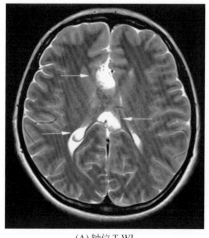
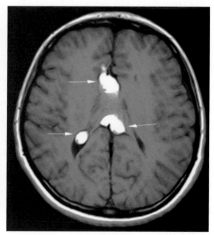

(A) 轴位 T_2WI　　　　　　　　　　(B) 轴位 T_1WI

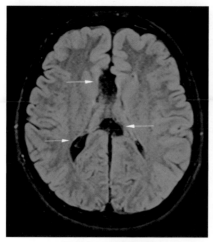

(C) 轴位 T₂WI (FLAIR)

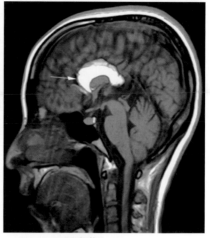

(D) 矢状位 T₁WI

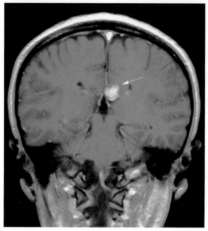

(E) 冠状位 T₁WI

图 3-8-3 胼胝体发育不全合并脂肪瘤

胼胝体部分缺如、变薄，正常弧形弯曲消失，两侧脑室体部分离、平直，侧脑室角狭小，呈"泪滴"状，于纵裂池内及右侧侧脑室三角区可见团片状双高信号影，FLAIR 呈低信号（脂肪瘤）（➡）

四、丹迪-沃克综合征（先天性第四脑室中孔和侧孔闭锁）

【MRI 诊断】

颅后窝增大，其内主要为液体信号，直窦与窦汇上移至人字缝以上。小脑半球体积小，蚓部缺如或缩小。第四脑室向后扩大，形成小脑后囊肿。脑干前移，桥前池及桥小脑角池消失。常合并幕上畸形，如脑积水、胼胝体发育不全、枕部脑膨出、神经元移行异常（图 3-8-4）。

【特别提示】

① 丹迪-沃克（Dandy-Walker）综合征常见于婴儿和儿童，有家族史。由于小脑发育畸形和第四脑室中、侧孔闭锁，引起第四脑室囊性扩大和继发性梗阻性脑积水。临床可见头颅明显扩大和面部不相称，前后径增宽，以枕部膨隆为著，眼睛向下倾斜，一般智力尚可。

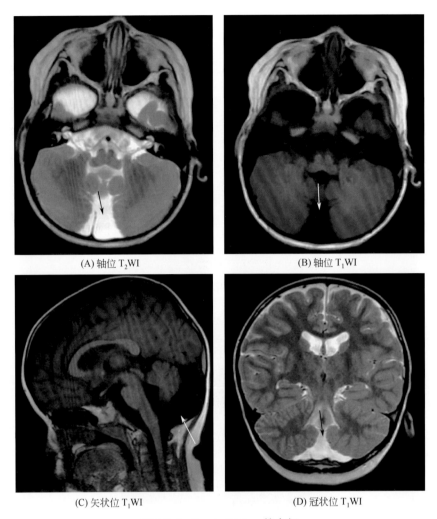

(A) 轴位 T_2WI　　　　　　　　　　(B) 轴位 T_1WI

(C) 矢状位 T_1WI　　　　　　　　　　(D) 冠状位 T_1WI

图 3-8-4　Dandy-Walker 综合征

轴位可见小脑半球体积小、蚓部缺如，矢状位可见颅后窝扩大形成囊肿（——→），与扩张的第四
脑室相连，其内为长 T_1、长 T_2 脑积液信号所填充，脑干略受压前移，中线结构居中

② 鉴别诊断

a. 颅后窝巨大蛛网膜囊肿：可压迫第四脑室，使其变小和向前移位，幕上脑室对称性扩大积水，且囊肿不与脑室系统相通，脑积水程度也较前者轻。

b. 巨大枕大池：是一种发育异常，小脑半球可伴萎缩，第四脑室位置正常，桥前池和桥小脑角池可显示正常。

③ 影像学检查诊断价值比较。MRI 比 CT 更能清楚显示颅后窝增大。

五、蛛网膜囊肿

【MRI 诊断】

脑外边界清楚的脑脊液信号影，T_1WI 呈低信号，T_2WI 呈高信号，DWI 呈低信号。但当囊液内蛋白和脂类成分较高时，其信号均可稍高于正常脑脊液。囊壁常不显示。有占位效应，常伴邻近脑组织的挤压、移位、萎缩或发育不全，局部颅骨常吸收、变薄与膨隆。增强扫描无强化（图 3-8-5）。

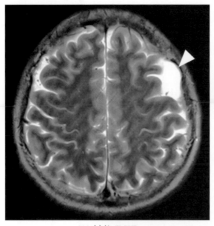
(A) 轴位 T_2WI

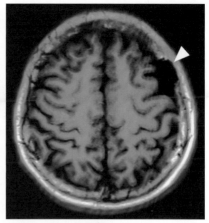
(B) 轴位 T_1WI

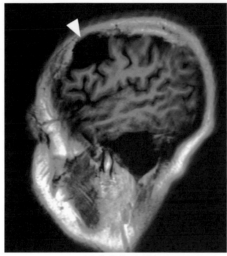
(C) 矢状位 T_1WI

图 3-8-5 蛛网膜囊肿

左侧额部可见囊状长 T_1、长 T_2 信号，与脑脊液信号相似（▶），见邻近脑组织的挤压、轻度移位，局部颅骨骨质变薄

【特别提示】

① 蛛网膜囊肿是包裹在蛛网膜与软脑膜之间含脑脊液的囊肿，分原发性和继发性两种。原发性蛛网膜囊肿与胚胎发育有关，囊肿与蛛网膜下腔不相通，又称真性蛛网膜囊肿。多见于儿童，好发于侧裂池、大脑半球凸面、鞍上池、枕大池，偶可发生于脑室内。继发性蛛网膜囊肿多由创伤、炎性病变等引起的蛛网膜粘连所致，多数情况下囊腔与蛛网膜下腔之间有狭窄的通道相通。发生于任何年龄，以中青年多见，好发于鞍上池、枕大池、侧裂池、四叠体池等。

② 诊断要点。蛛网膜囊肿在 T_1WI 呈低信号，T_2WI 呈高信号，DWI 呈低信号，与脑脊液信号完全一致。

③ 鉴别诊断。需与表皮样囊肿鉴别。蛛网膜囊肿 DWI 呈低信号，表皮样囊肿 DWI 呈高信号。

④ 影像学检查诊断价值比较。CT 和 MRI 不仅可以明确囊肿性质、部位、大小，还可以了解病灶对周围重要组织的累及情况。但在与表皮样囊肿鉴别时，MRI 诊断价值更高。

六、神经皮肤综合征（神经纤维瘤病、结节性硬化、脑面血管瘤病）

（一）神经纤维瘤病

【MRI 诊断】

MRI 可显示多发性神经纤维瘤病的瘤体及肿瘤引起的占位征象。皮质下结节：T_1WI 等信号，T_2WI 及 FLAIR 高信号。室管膜下结节：T_1WI 中等信号，T_2WI 及 FLAIR 高信号，钙化区 T_1WI、T_2WI 均为低信号。可合并脑积水（图 3-8-6）。

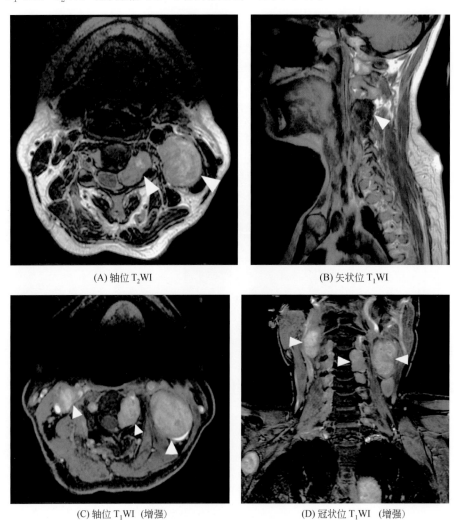

(A) 轴位 T_2WI (B) 矢状位 T_1WI

(C) 轴位 T_1WI（增强）   (D) 冠状位 T_1WI（增强）

图 3-8-6 神经纤维瘤病

双侧椎间孔及颈部间隙可见多发的圆形、卵圆形软组织肿块影，呈长 T_1、长 T_2 信号，T_1WI 上病变与脊髓和肌肉信号相似，T_2WI 呈明显高信号，增强则病变实质明显强化（►）

本病常并发脑神经肿瘤、脑膜瘤、脊髓肿瘤、脑发育异常和脑血管异常等。脑神经肿瘤常见的是听神经瘤，其次是三叉神经和颈静脉孔神经纤维瘤。脑膜瘤多起于大脑镰，其次为岩嵴与鞍结节，约半数病例为多发。偶发胶质瘤。脊髓肿瘤可见马尾神经纤维瘤、脊膜瘤和室管膜瘤。脑发育异常可见脑大畸形、胼胝体发育不全、Chiari 畸形、巨脑回畸形、灰质异位等。脑血管异常可见动脉瘤、AVM 和动静脉瘘等。

【特别提示】

① 神经纤维瘤病分为Ⅰ、Ⅱ两型，两者发生的部位和性质有所不同。

Ⅰ型：占 90％。新生儿到老年均可发病，大多数病例发生在 13 岁以前，母系遗传高于父系遗传。主要表现为脊神经、皮肤或皮下组织的多发性神经纤维瘤，以及表皮基底细胞内黑色素沉积而致皮肤色素斑（咖啡牛奶斑）。

Ⅱ型：也称为中枢型神经纤维瘤病或双侧听神经瘤病，发病率远较神经纤维瘤病Ⅰ型少（占 10％）。发病年龄较大，常见于 20～40 岁。皮肤表现较Ⅰ型明显少。由于Ⅱ型患者皮肤病损表现不明显且不具有特异性，因此Ⅱ型患者一般初诊时间较晚。

② 诊断要点。Ⅰ型最早出现的症状是咖啡牛奶斑。Ⅱ型在出现新诊断的神经鞘瘤或脑膜瘤时，要仔细评价其他脑神经情况。

③ 鉴别诊断。由于本病涉及神经、皮肤、骨骼等多种组织的改变，影像学诊断应密切结合合临床资料，以便与其他病变鉴别。

④ 影像学检查诊断价值比较。CT 对颅骨和脊柱的发育缺陷显示清晰，行三维重组可显示其全貌，如颅底骨缺损包括眶骨及蝶骨大翼的缺损、岩骨的发育不全和内耳道的扩大、脊柱侧弯以及半椎体等异常。MRI 对神经纤维瘤本身及其伴发肿瘤显示具有优势。

（二）结节性硬化

【MRI 诊断】

早期表现为脑皮质形态不正常，以后出现皮、髓质界限不清，此为结节在皮质出现之故。较大的结节在 T_1WI 呈等或低信号，T_2WI 呈高信号，FLAIR 呈高信号，DWI 呈等信号，有时结节周围有厚薄不一的高信号环包绕。有脑积水、脑萎缩征象。增强扫描可见不均匀强化（图 3-8-7）。

【特别提示】

① 结节性硬化以常染色体显性遗传为主，特点是发生在人体的任何器官的错构瘤或良性肿瘤性病变，大脑、眼、肾、心、肺及皮肤是常见的受累器官。临床主要表现为癫痫、智力障碍、面部皮脂腺瘤，儿童多见。

脑部是最常受累部位，出现以下 4 种类型的病理改变：皮质结节、室管膜下结节、脑白质病变、室管膜下巨细胞型星形细胞瘤。

② 诊断要点

a.室管膜下多发结节：室管膜下结节在 T_1WI 多呈等或稍高信号，T_2WI 及 FLAIR 呈高信号，钙化则呈低信号；增强扫描结节强化，因钙化程度不同而出现不同形式的强化，如圆形、环形、斑片状等（图 3-8-7）。

b.皮质及皮质下结节：T_1WI 可见结节样增厚的脑回，呈稍低信号，T_2WI 呈高信号，FLAIR 序列显示较好，增强检查不强化。

c.脑白质内异位细胞簇：在 T_1WI 上呈等信号或略低信号，在 T_2WI 上显示清晰、呈高信号。

d.室管膜下巨细胞型星形细胞瘤：T_1WI 呈等信号或低信号，T_2WI 呈轻度或明显高信号，钙化区呈低信号。增强扫描瘤体呈明显均匀强化。可出现一侧或双侧脑室积水。

③ 鉴别诊断。应与脑囊尾蚴病鉴别，脑囊尾蚴病表现为钙化或非钙化的结节或小囊，但其分布多见于脑实质内，偶尔也可在脑室内形成囊肿。

④ 影像学检查诊断价值比较。MRI 显示优于 CT，如脑白质改变等。

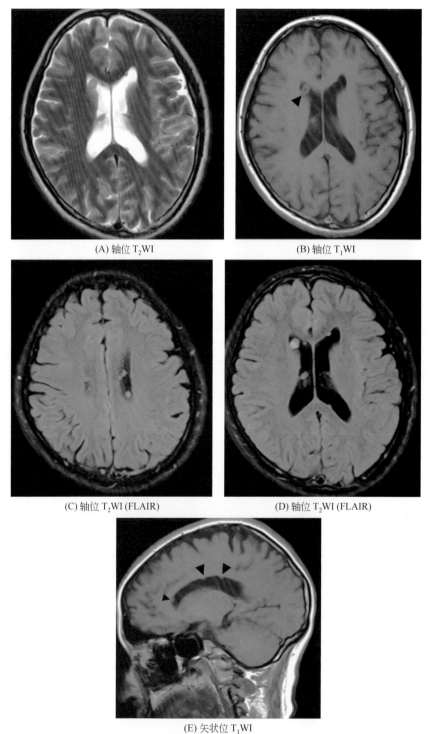

(A) 轴位 T$_2$WI

(B) 轴位 T$_1$WI

(C) 轴位 T$_2$WI (FLAIR)

(D) 轴位 T$_2$WI (FLAIR)

(E) 矢状位 T$_1$WI

图 3-8-7　结节性硬化

双侧侧脑室体部及前角多发小结节影，呈等 T$_1$ 混杂 T$_2$ 信号，FLAIR 呈高信号，矢状位可见小结节影沿脑室壁排列（▶）

（三）脑面血管瘤病

【MRI 诊断】

MRI 显示病侧大脑半球沿脑回、脑沟走形的曲线样低信号影及带状低信号影，合并静脉血栓形成时 T_1WI、T_2WI 均呈团状高信号影，周围见血管流空影。SWI 显示增粗迂曲的白质髓静脉，提供侧支引流汇入深部静脉。增强扫描可显示皮质下异常血管呈脑回状或线状强化。

【特别提示】

① 脑面血管瘤病实为脑三叉血管瘤病，又名 Sturge-Weber 综合征。一侧颜面三叉神经分布区有紫红色血管瘤，出生时即可存在，以眼支分布区最明显，并同侧大脑半球枕顶区软脑膜血管瘤，血管瘤以静脉为主。

② 诊断要点

a.FLAIR 增强是检查软脑膜血管瘤最敏感的序列。

b.白质中的 T_2WI 低信号是早期血管瘤的潜在诊断线索。

c.轻型、早期病变可发现视网膜血管瘤。

③ 鉴别诊断。脑回状强化是脑面血管瘤病诊断的重要依据，但脑回状强化也可以出现在化脓性脑膜炎、病毒性脑炎等疾病。

④ 影像学检查诊断价值比较。MRI 对病变范围的显示较 CT 精确。CT 平扫不易显示侧脑室脉络丛和脑深静脉的异常，但 MRI 可以显示。

第九节 脊髓和椎管内疾病

一、椎管内肿瘤

椎管内肿瘤按生长部位分为髓内肿瘤、髓外硬膜下肿瘤和硬膜外肿瘤 3 种，以髓外硬膜下肿瘤最为常见。肿瘤可起源于脊髓、脊膜、脊神经、椎管内其他软组织和转移瘤。较多见的髓内肿瘤包括室管膜瘤、星形细胞瘤、血管母细胞瘤及转移瘤等，其中室管膜瘤是成人最常见的髓内肿瘤，星形细胞瘤是儿童最常见的髓内肿瘤。髓外硬膜下肿瘤中，脊膜瘤、神经纤维瘤、脂肪瘤等较多见。转移瘤是较常见的硬膜外肿瘤。常表现为压迫症状，肿瘤压迫脊髓缓慢出现受压平面以下肢体运动、反射、感觉、括约肌功能以及皮肤营养障碍。

影像学检查诊断价值比较：平扫、增强 MRI 以及 MR 脊髓造影（MRM）是椎管内肿瘤的首选检查方法，能直接显示肿瘤部位、范围及与蛛网膜下腔等邻近结构的关系，增强扫描可判别肿瘤复发及发现沿蛛网膜下腔的种植转移灶。平扫、增强 CT 及 CT 脊髓造影（CTM）也可用于检查该病，但对病灶及其与邻近结构关系的显示不如 MRI。

（一）髓内肿瘤（室管膜瘤、星形细胞瘤）

1.室管膜瘤

【MRI 诊断】

室管膜瘤可发生于脊髓各段，以脊髓圆锥、马尾和终丝最常见。T_1WI 上呈均匀低信号或等信号，T_2WI 上呈高信号，其内可见囊变、坏死、出血信号。由于水肿信号也呈高信号，难以将肿瘤组织与水肿区分开，在肿瘤的一侧或两侧可有含铁血黄素沉积导致的低信号，称"帽征"，肿瘤上下方可有中央管扩张。增强扫描肿块呈均匀强化，囊变坏死区无强化（图 3-9-1）。

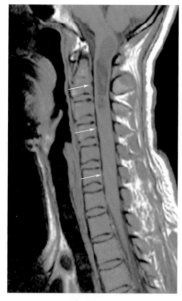
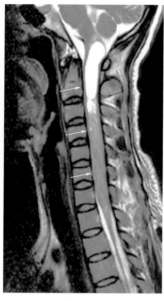
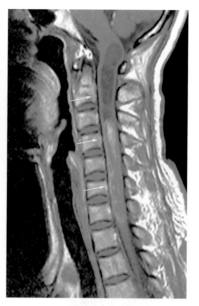

(A) 正中矢状位 (T₁WI)　　　　(B) 正中矢状位 (T₂WI)　　　(C) 正中矢状位 (T₁WI 增强扫描)

图 3-9-1　脊髓室管膜瘤

延髓及颈 1～胸 2 椎体水平脊髓增粗膨大变形 (━━)，呈等 T_1、略长 T_2 信号，其内可见多发
小囊变信号影，病变上段为长条状长 T_1、长 T_2 囊变信号，病变下方脊髓中央管扩张，增强扫描病变
实质区轻至中度不均匀强化，囊变区未见确切强化

【特别提示】

① 室管膜瘤是最常见的髓内肿瘤，起源于脊髓中央管的室管膜细胞或室管膜残留物，可发生于脊髓各段，以脊髓圆锥、马尾和终丝最常见。

② 诊断要点。T_1WI 上呈低信号或等信号，T_2WI 上呈高信号，增强扫描呈均匀强化。

③ 鉴别诊断

a. 椎管内肿瘤的定位鉴别。髓内肿瘤一般多可见脊髓自身增粗及脊髓内信号异常。髓外硬膜下肿瘤 T_1WI 及 T_2WI 均可见典型的蛛网膜下腔增宽、脊髓受压改变、硬膜外脂肪线呈弧形移位但结构完整。如肿瘤发生在硬膜外，在脊髓与瘤体之间可见一弧形突向椎管的以硬膜和韧带为主要成分的低信号带，硬膜外脂肪区连续性可由于肿瘤的破坏而中断。

b. 星形细胞瘤与室管膜瘤的鉴别。星形细胞瘤多见于儿童，较少累及马尾和终丝，累及范围较大，伴发囊肿的机会较少。室管膜瘤较小，呈边界清楚的结节状，并伴发广泛的囊肿。

2. 星形细胞瘤

【MRI 诊断】

多见于儿童，常见于颈胸段。肿瘤常位于脊髓后部，呈偏心非对称性，部分呈外生性。T_1WI 上呈低信号，T_2WI 上呈高信号，T_2WI 上显示病变范围较 T_1WI 大。肿瘤内合并囊变或出血时信号不均匀。增强后肿瘤明显强化，多不均匀。少数恶性程度高的星形细胞瘤可见脑脊液种植转移。

【特别提示】

① 星形细胞瘤占髓内肿瘤的 40%，是儿童最常见、成人第二常见（次于室管膜瘤）的脊髓肿瘤。发病部位以颈段、胸段最多见。病变一般局限，$80\%\sim90\%$ 为低级别肿瘤，可浸润生长。

② 诊断要点。T_1WI 上肿瘤信号低于脊髓，T_2WI 上信号明显增高，增强扫描多不均匀强化。

③ 鉴别诊断。与室管膜瘤的鉴别在于星形细胞肿瘤多见于儿童，边界不清，不均匀强化。而室管膜瘤较局限，边界清楚，均匀性强化，可有"帽征"。

（二）髓外硬膜下肿瘤（神经鞘瘤和神经纤维瘤、脊膜瘤）

1. 神经鞘瘤和神经纤维瘤

【MRI 诊断】

两者均可发生于椎管内各个节段。神经鞘瘤常呈卵圆形或分叶状，多单发，有蒂，有完整包膜，常累及神经根。有时肿瘤从硬脊膜囊向神经孔方向生长，使相应神经孔扩大，延及硬膜内外的肿瘤常呈典型的哑铃状。肿瘤在 T_1WI 上呈等信号，T_2WI 上呈高信号，增强后明显强化（图 3-9-2）。

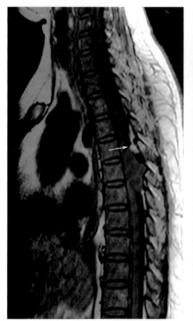 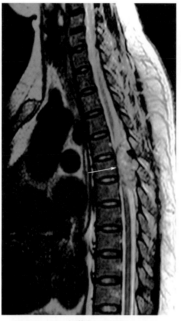 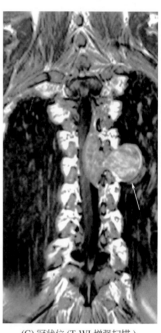

| (A) 矢状位 (T₁WI) | (B) 矢状位 (T₂WI) | (C) 冠状位 (T₁WI 增强扫描) |

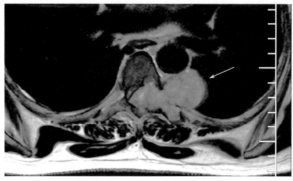

(D) 轴位 (T₂WI)

图 3-9-2　神经鞘瘤

胸 5～胸 7 椎体水平椎管左后方见一分叶状肿块影（➡），位于髓外硬膜下，病变边界清楚，T_1WI 为等信号，T_2WI 为以高信号为主的混杂信号。肿块沿胸 6～胸 7 左侧椎间孔生长，呈哑铃状改变，脊髓受压向右前移位，胸 6 椎体局部缺损。增强扫描病变明显均匀强化

神经纤维瘤在脊髓的侧方沿神经根生长，较易引起邻近椎弓根与椎体的侵蚀。T_1WI 上呈低信号或等信号，T_2WI 上呈高信号，增强后强化明显，"靶征"为其特征性表现，即病灶中心在 T_1WI 上呈低信号，周边为环形高信号，其中心低信号为胶原纤维组织，周边高信号为黏液基质成分。

【特别提示】

① 神经源性肿瘤包括神经鞘瘤和神经纤维瘤。神经鞘瘤是最常见的椎管内肿瘤。以颈、胸段略多，呈孤立结节状，包膜完整，偏一侧生长，脊髓受压移位或变细。肿瘤易从硬膜囊向神经孔方向生长，相应神经孔扩大，延及硬膜内外的肿瘤常呈哑铃状。疼痛为最常见的首发症状。

② 诊断要点。神经鞘瘤与神经纤维瘤均为髓外硬膜下肿瘤。神经鞘瘤起源于神经鞘膜的施万细胞，肿瘤常呈卵圆形或分叶状，有完整包膜，常累及神经根。延及硬膜内外的肿瘤常呈典型的哑铃状。肿瘤在 T_1WI 上呈等信号，T_2WI 上呈高信号，增强后明显强化。神经纤维瘤起自脊神经后根，易引起邻近椎弓根与椎体的侵蚀，T_1WI 上呈低信号或等信号，T_2WI 上呈高信号，增强后强化明显，"靶征"为其特征性表现。

③ 鉴别诊断。神经鞘瘤与神经纤维瘤之间影像学表现相似，但神经纤维瘤常为多发，易发生恶变而导致骨质破坏。两者都需要与脊膜瘤鉴别，脊膜瘤易出现钙化，囊变少见，向椎间孔侵犯者较少，很少出现哑铃状改变。

2. 脊膜瘤

【MRI 诊断】

好发于胸段脊髓蛛网膜下腔背侧。肿瘤为实性，表面光滑，有完整包膜，有时可见钙化。脊膜瘤平扫 T_1WI 多呈等或略低信号，T_2WI 呈等或稍高信号，钙化在 T_1WI 和 T_2WI 上均为低信号。少数恶性脊膜瘤可突破硬脊膜长入硬脊膜外。增强后明显强化，邻近的硬脊膜可见线性强化，即"脊膜尾征"（图 3-9-3）。

【特别提示】

① 脊膜瘤是椎管内位列第二的良性肿瘤，好发于中年女性，单发多见。80% 发生于胸段，其次为颈段。通常发生在靠近神经根穿过的突起处，多数呈圆形或卵圆形，大小不等，一般直径为 2～3.5cm，以单发为多，呈实质性，质地较硬，包膜上覆盖有较丰富的小血管网，肿瘤基底较宽，与硬脊膜连接紧密。

② 诊断要点。脊膜瘤为硬膜外肿瘤，好发于中、上胸段。肿瘤多呈圆形。肿瘤信号与脊髓信号相似，增强后明显强化，有时可见"脊膜尾征"。

③ 鉴别诊断。需与神经鞘瘤鉴别。脊膜瘤宽基底附于脊膜，内部信号多均匀，增强后均匀强化，可见"脊膜尾征"。神经鞘瘤易向椎间孔生长，呈哑铃形，中心常见囊变。

（三）硬膜外肿瘤

【MRI 诊断】

① 转移瘤：常见的为肺癌、乳腺癌、肾癌、甲状腺癌及前列腺癌等的远处转移，转移瘤病灶为多发，椎体及附件受累，MRI 显示 T_1WI 呈等信号或低信号，T_2WI 呈等或高信号，由于转移瘤囊变坏死少见，信号较均匀，增强扫描呈中等度强化。

② 淋巴瘤：表现多为椎管内等 T_1、等 T_2 条状信号影及椎旁软组织肿块影，增强扫描病变多数呈明显强化，多无椎体受累，病灶有从椎间孔侵入硬膜外区生长的特点。

【特别提示】

① 硬膜外肿瘤约占椎管内肿瘤的 15%，常见的有转移瘤、淋巴瘤、脂肪瘤等，以前两

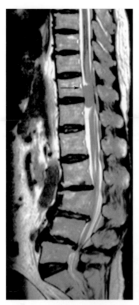
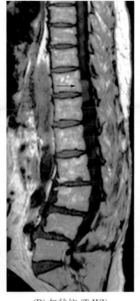
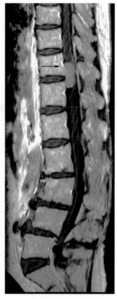

(A) 矢状位 (T₂WI)　　　　(B) 矢状位 (T₁WI)　　　　(C) 矢状位(T₁WI增强扫描)

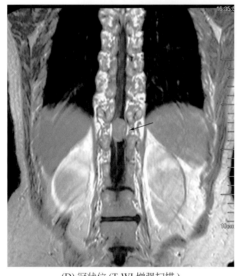

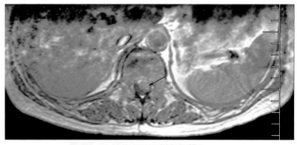

(D) 冠状位 (T₁WI 增强扫描)　　　　　　　(E) 轴位 (T₁WI 增强扫描)

图 3-9-3　髓外硬膜下占位性病变（脊膜瘤）

胸 11～胸 12 椎体水平椎管内可见纵行条状等 T₁、等 T₂ 信号影，边界清，脊髓明显受压向后移
位变形，病灶上方脊髓内见水肿信号，病灶侧蛛网膜下腔略增宽（──→）。增强扫描见椎管内病灶均
匀明显强化（──→）

者最为多见。硬膜外肿瘤的共同特点是有椎骨骨质破坏和病理性骨折、蛛网膜下腔狭窄或梗
阻，以及脊髓和神经根受压移位等，临床上首发症状多为相应部位的疼痛。

　　② 诊断要点与鉴别诊断

　　a. 当未知原发肿瘤者，转移瘤病灶多发时需要与多发性骨髓瘤鉴别，两者均以胸腰段受
累最为常见。与转移瘤相比，多发性骨髓瘤椎旁软组织肿块相对较轻，而阳性椎弓征（椎体
破坏、椎弓保留）和肋骨及锁骨轻度膨胀性骨破坏则多见于多发性骨髓瘤。

　　b. 骨肉瘤和尤文肉瘤发生于椎体的属于少见病，但仍需注意。

二、脊髓外伤

【MRI 诊断】

MRI 可以显示脊髓损伤的部位、范围和程度以及有无横断，在 T_1WI 上显示最好。急性脊髓损伤分出血型和非出血型，后者在 T_1WI 上表现为局限性脊髓肿胀或正常外形，可为等信号或低信号，T_2WI 上呈梭形高信号，为水肿表现（图 3-9-4）。出血型的表现及信号与脑内出血相似。脊柱韧带断裂在 T_2WI 上表现为于正常低信号的韧带内出现高信号区。脊髓外伤的晚期并发症包括脊髓软化、囊肿形成、蛛网膜粘连和脊髓萎缩。

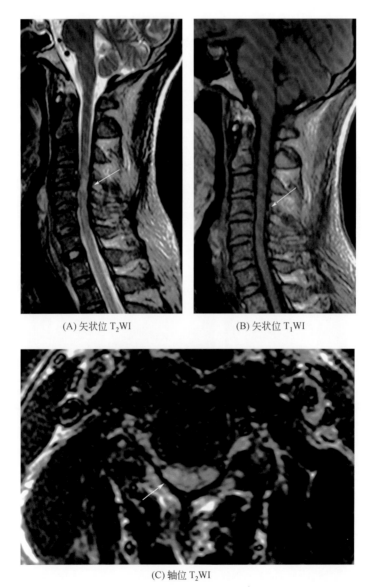

(A) 矢状位 T_2WI　　　　　　　　(B) 矢状位 T_1WI

(C) 轴位 T_2WI

图 3-9-4　脊髓水肿

颈椎序列整齐。颈 4～5、颈 5～6、颈 6～7 椎间盘向后方隆起，硬膜囊受压，脊髓前间隙变窄。颈 4～5 椎间盘水平脊髓内见长 T_1、长 T_2 信号（➞）

【特别提示】

① 椎管内损伤主要为脊髓、硬脊膜、神经根等结构的撕裂、水肿、出血及晚期改变。

② 诊断要点。有明确的外伤史，结合脊髓肿胀、脊髓内水肿及出血的 MRI 信号等不难诊断。

③ 鉴别诊断。蛛网膜下腔囊肿（蛛网膜粘连引起的并发症）与周围的脑脊液皆为高信号，但脑脊液可因搏动使信号减弱，囊肿内液体是静止的，其信号较高。

④ 影像学检查诊断价值比较。MRI 能直接显示韧带和脊髓的损伤，优于 X 线平片和 CT。

第四章

MRI 在头颈部疾病中的应用

■ ■ ■ ■ **第一节　眼和眼眶** ■ ■ ■ ■

一、眼和眼眶肿瘤

（一）海绵状血管瘤

【MRI 诊断】

① 多位于肌锥内间隙，其次位于肌锥外。呈圆形或卵圆形，部分有浅分叶，眶尖脂肪保留。

② 与眼外肌相比，肿瘤 T_1WI 呈低信号或等信号，T_2WI 呈高信号，而且随回波时间延长，肿瘤信号仍无明显下降，信号均匀。

③ 增强扫描明显强化。动态增强扫描可表现为"渐进性强化"，即动脉期病灶边缘结节状血管样明显强化，延迟扫描见随时间延长，小片状强化影逐渐扩大，最终整个肿瘤明显均匀强化。较大病灶内也可见始终无强化的低信号区，较小病灶早期即可全部明显强化（图 4-1-1）。

【特别提示】

① 海绵状血管瘤是成人最常见的眼眶良性肿瘤，多见于 30～50 岁，女性稍多。肿瘤多位于眼眶肌锥内间隙，绝大多数为单发，极少数为多发，生长缓慢。

② 病理特点。由许多血窦及纤维组织分隔组成，由于切面呈海绵状而得名。血流极为缓慢，部分瘤体内可见静脉石，为血管性病变的特点。有完整包膜，生长缓慢。

③ 临床表现。主要表现为眼球突出，为无痛、渐进性，压迫眼球可还纳。病程较长，可数月至数年。眼球多活动自如，视力多无减退或减退出现较晚。若肿瘤位于眶尖部，则早期出现视力减退，肿瘤较大时可出现眼球运动障碍、眼球移位、视力下降等。

④ 海绵状血管瘤大多数位于眼眶 4 条眼直肌围成的锥形空间即肌锥内间隙，肿瘤内有静脉石为本病特征性改变。CT 显示静脉石很敏感，是诊断本病最主要而且可靠的影像学检查方法。

（二）神经鞘瘤

【MRI 诊断】

① 神经鞘瘤可发生在眼眶的任何一个部位，但以肌锥内间隙最多见。少数可同时位于眼眶和海绵窦，为颅眶沟通性神经鞘瘤。

② 肿瘤可呈类圆形、椭圆形或不规则形，但多数细长，长轴与眼轴一致，可达眶尖，使眶尖脂肪消失，少数呈哑铃形。

③ 肿瘤呈略长 T_1、略长 T_2 信号，信号不均匀，大多数肿瘤内见囊变区呈片状较长 T_1、较长 T_2 信号。

④ 增强后实质部分明显强化，囊变部分无强化（图 4-1-2、图 4-1-3）。

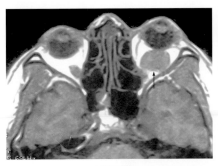
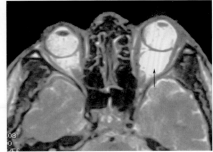

(A) T₁WI (B) T₂WI

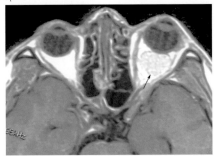

(C) 增强扫描

图 4-1-1 海绵状血管瘤

（A）示左眶肌锥内间隙类圆形肿块，信号均匀，与脑皮质信号相同（——）；（B）示肿块呈长 T₂ 信号（——）；（C）示增强扫描肿块明显均匀强化（——）

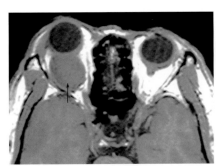
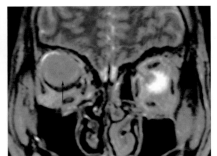

(A) 轴位T₁WI (B) 冠状位T₂WI

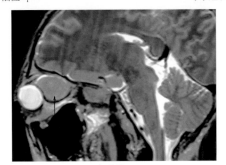

(C) 矢状位T₂WI

图 4-1-2 神经鞘瘤（一）

T₁WI 示右眼球后方肌锥内间隙见卵圆形肿块（——），边缘光滑清楚，呈略长 T₁ 信号，眼球受压前突；冠状位及矢状位 T₂WI 示肿块呈稍长 T₂ 信号，信号不均（——），视神经及眼外肌受压移位，与病变分界清楚

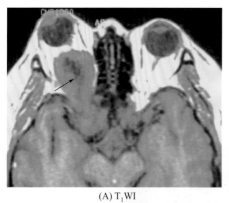

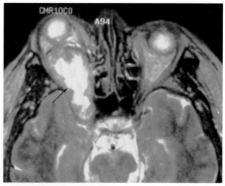

(A) T₁WI　　　　　　　　　　　　　(B) T₂WI

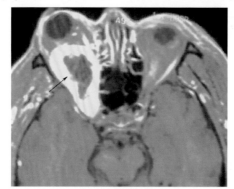

(C) 增强扫描

图 4-1-3　神经鞘瘤（二）

（A）示右眼球后不规则形肿块（——），中心有囊变，实性部分信号与脑皮质相似，眶尖脂肪
消失，病变经扩大的视神经管长入颅内；（B）示肿块实质部分信号略高于脑皮质，囊变部分呈水样
高信号（——）；（C）示肿块实质部分明显强化，囊变部分不强化，呈环状（——）

【特别提示】

① 眼眶神经鞘瘤为成人眶内常见的肿瘤，可发生于任何年龄，中年人居多，男女发病率
基本一致。多为良性，极少数为恶性。肿瘤起源于眼眶感觉神经末梢鞘膜的施万细胞，尤其是
三叉神经眼支多见，视神经因无施万细胞，故不发生神经鞘瘤。因此，除视神经外，肿瘤可发
生在眼眶任何部位。一般为单发，以肌锥内间隙的睫状神经分支最为多见，好发于球后偏上部。

② 临床表现。主要为缓慢的渐进性无痛性眼球突出，多不能还纳。常发生复视和斜视，
如果视神经受压，则可引起视力下降。

③ MRI 能比 CT 发现更小的囊变，而且可显示病灶通过眶上裂或视神经管向颅内蔓延，
有助于本病的诊断。

④ 需要与神经鞘瘤鉴别的病变包括海绵状血管瘤、神经纤维瘤、视神经鞘脑膜瘤及泪
腺外生肿瘤等。

（三）视神经胶质瘤

【MRI 诊断】

① 部位及形态。可发生于视神经眶内段、视交叉和视束。

a. 眶内段：视神经梭形或管形增粗、蛇行状迂曲。

b. 视交叉和视束：视交叉和视束梭形或球形增粗。

c. 若同时累及眶内段、管内段及颅内段，可表现为"哑铃征"。

② 信号特点。与脑实质相比，T_1WI 呈等信号或稍低信号，T_2WI 呈稍高信号。肿瘤与视神经分辨不清。

③ 增强扫描。轻度至明显强化（图 4-1-4）。

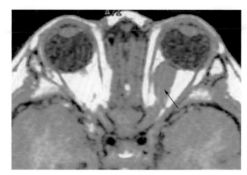 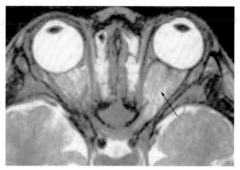

(A) T_1WI　　　　　　　　　　　　　　　　(B) T_2WI

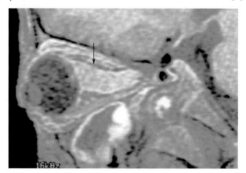

(C) 抑脂增强扫描

图 4-1-4　视神经胶质瘤

（A）示左侧视神经增粗、蛇行状迂曲，呈等信号（——）；（B）示肿块呈均匀的略高信号（——）；（C）示视神经明显增粗，轻度均匀强化（——）

【特别提示】

① 视神经胶质瘤起源于视神经内胶质细胞，属于良性或低度恶性肿瘤。肿瘤可发生于视神经的任何部位，以视神经孔附近眶内段最多见。本病多为单侧性。临床以小于 10 岁的儿童最多见，多为良性肿瘤；成人少见，多为低度恶性。但一般不引起血行和淋巴道转移。

② 在临床上肿瘤位于眶内者，可表现为视力下降、眼球突出，且视力下降多发生于眼球突出之前，这是视神经胶质瘤区别于其他肌锥内间隙肿瘤的一个特征。肿瘤位于颅内者，可出现头痛、呕吐、眼球运动障碍，还可表现为相应部位视野缺损。视神经胶质瘤可能是神经纤维瘤病的一部分，神经纤维瘤病的视神经胶质瘤多发生于双侧，且可向后累及视交叉、视束及周围结构。

③ 影像上应与视神经鞘脑膜瘤鉴别，后者多发生于中年女性，症状为渐进性眼球突出，后期出现视力下降，MRI 见视神经肿块、包套状环绕视神经，增强扫描肿瘤明显强化而有典型的"轨道征"，可助鉴别。

（四）脑膜瘤

【MRI 诊断】

① 信号特点。T_1WI 和 T_2WI 均呈等信号，信号均匀，增强扫描明显强化。

②视神经鞘脑膜瘤。视神经多呈管状或梭形增粗，有时可分辨出包绕在中间的视神经；增强扫描肿瘤明显强化，中央视神经不强化，表现为"轨道征"（图 4-1-5），为其典型表现。

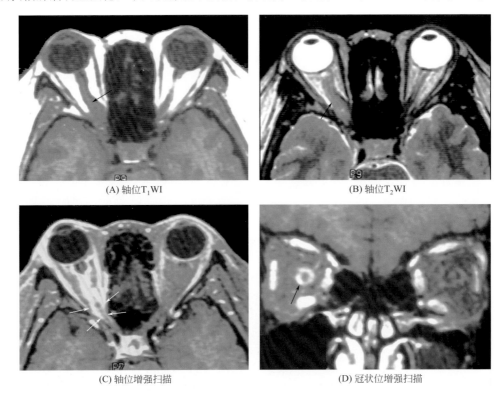

(A) 轴位T₁WI　　　　　　　　　　　　　(B) 轴位T₂WI

(C) 轴位增强扫描　　　　　　　　　　　(D) 冠状位增强扫描

图 4-1-5　视神经鞘脑膜瘤

（A）示右侧视神经管状增粗，信号均匀（➡️）；（B）示肿块信号略增高，中心依稀可见条形纤细的视神经信号（➡️）；（C）示肿块明显强化，其内正常视神经为低信号，为视神经鞘脑膜瘤的典型改变"轨道征"（➡️）；（D）冠状位示低信号的正常视神经被明显强化的高信号肿瘤环绕，形成"环征"（➡️）

③骨膜型脑膜瘤。好发于眼眶外壁蝶骨大翼，为广基底与眶外壁相连的带状肿物，并可向眶内隆起。其引起的眶壁骨质增生表现为眶壁低信号带增宽。

④异位脑膜瘤。多在肌锥内间隙，因肿块无包膜而形态不甚规整。

⑤同时累及眼眶和颅内者，称为颅眶交通性脑膜瘤。

⑥脑膜瘤恶变表现为肿瘤广泛侵犯眶内组织及眶骨破坏。

【特别提示】

①脑膜瘤是眼眶常见的肿瘤之一，可分别发生于视神经鞘膜、眶壁骨膜或眶内异位脑膜。视神经自外向内有硬脑膜、蛛网膜和软脑膜包绕，称为视神经鞘，其发生的脑膜瘤称为视神经鞘脑膜瘤，是最多见的眶内脑膜瘤，约占眶内脑膜瘤的 3/4。视神经鞘脑膜瘤有两种生长方式：一种是像套袖样包绕视神经生长，使其管状增粗；另一种为突破视神经鞘向外生长，围绕视神经使其梭形增粗或偏侧生长形成赘生物样肿块。眶壁骨膜与脑膜于视神经管处为同一膜状结构，在眶尖分离为骨膜和视神经鞘，这是眶壁骨膜发生脑膜瘤的解剖基础。骨膜型脑膜瘤以起源于蝶骨和筛骨多见，尤以前者为多，呈扁平状或肿块状，邻近眶骨长期受肿瘤刺激多有骨质增生变厚，为骨膜型脑膜瘤特征性改变。

②本病以中年妇女多见，肿瘤生长缓慢，病程较长。临床症状为眼球突出，伴有视力

逐渐下降、视盘水肿或萎缩，眼球运动受限出现较晚。

③ 脑膜瘤在 MRI 上呈等信号及明显强化。视神经鞘脑膜瘤有典型的"轨道征"；另外，MRI 能准确地显示病变范围，尤其是颅内侵犯情况，因此 MRI 对本病诊断有重要价值。

(五) 泪腺肿瘤

1. 泪腺混合瘤

【MRI 诊断】

① 位于眼眶外上象限泪腺窝区。

② 可呈类圆形、分叶状或葫芦状，多向眶尖侧生长，边界清楚。

③ 为稍长 T_1、稍长 T_2 信号，信号不均匀，内有囊变。

④ 增强扫描肿块轻中度强化。

⑤ 常可见泪腺窝开大，骨壁见弧形或分叶状压迹，较大者可造成局部骨质缺损，是泪腺肿瘤显著特征（图 4-1-6）。

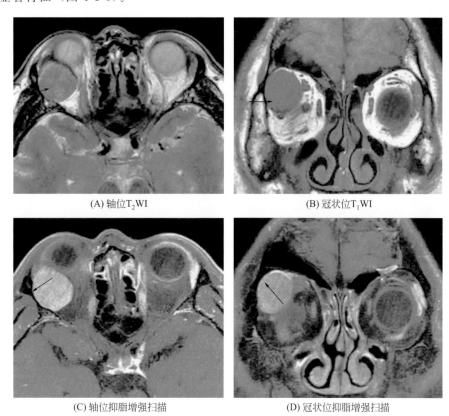

(A) 轴位 T_2WI　　　　　　　　　(B) 冠状位 T_1WI

(C) 轴位抑脂增强扫描　　　　　　(D) 冠状位抑脂增强扫描

图 4-1-6　泪腺混合腺瘤

（A）示右眶外上象限泪腺窝见类圆形肿块（——➤），边缘光滑，呈稍长 T_2 信号，泪腺窝开大，见弧形压迹；（B）示肿块位于外上象限，呈均匀稍长 T_1 信号，边缘清楚光滑，眼外肌受压移位（——➤）；（C）、（D）示肿块中度均匀强化，泪腺窝开大，见弧形压迹（——➤）

【特别提示】

① 泪腺混合瘤也称为泪腺多形性腺瘤，是最常见的泪腺肿瘤，起源于腺上皮或肌上皮，绝大多数起源于泪腺眶部。多有完整包膜，边缘光滑。具有多形性，瘤内可见黏膜样变、钙化及骨化。以 40～50 岁最多见，女性稍多于男性，其临床表现多为眼眶外上缘无痛性、缓

慢生长的肿块，病史较长，容易造成泪腺窝骨质的压迫吸收，形成压迹。

②诊断及鉴别诊断。眶内泪腺窝区边缘光滑的肿瘤，轻中度强化，伴眶壁骨质压迫性吸收，首先应考虑泪腺混合瘤。炎性假瘤及泪腺炎也可使泪腺增大，但一般临床上有眼痛或局部肿胀疼痛，泪腺增大以泪腺睑部明显，仍保持正常泪腺形状，与泪腺混合瘤位于眶部、局部泪腺变形不同。炎性假瘤尚可伴眼外肌肥大、眼环增厚、视神经增粗等改变，而不造成泪腺窝骨质的改变。此外，眼眶外上方其他肿瘤亦可与泪腺肿瘤混淆，应注意鉴别。MRI 对软组织分别率高，能准确显示病变范围及内部结构，但对于有泪腺窝骨质破坏的肿瘤，MRI 则不如 CT 显示的明确。

2. 泪腺恶性上皮性肿瘤

【MRI 诊断】

①位于眼眶外上象限泪腺窝区。

②肿块形态不规则，边缘不整。泪腺腺样囊性癌易沿眶外壁呈扁平状向眶尖区生长并可侵入颅内，与眼外直肌分界不清。

③肿块表现为长 T_1、长 T_2 信号，信号不均匀。

④增强后肿块中度至高度强化，强化不均匀（图 4-1-7）。

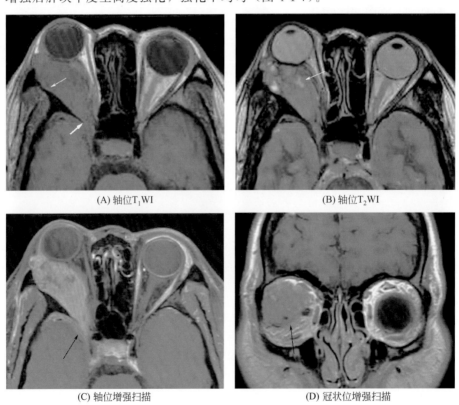

(A) 轴位 T_1WI　　　　　　　　　　(B) 轴位 T_2WI

(C) 轴位增强扫描　　　　　　　　　　(D) 冠状位增强扫描

图 4-1-7　泪腺癌

（A）示右眶外侧不规则形稍长 T_1 信号占位，眶外壁骨质受压凹陷、毛糙并且骨髓高信号消失（→）；病变沿眶外壁向眶尖发展，眶尖脂肪消失（→）。（B）示肿块主体呈稍长 T_2 信号，并混杂斑片状、囊状长 T_2 信号及条形低信号（→）。（C）示肿块明显强化，内见斑片状无强化区，病变侵入颅内（→）。（D）示病变位于右眶外上象限泪腺窝区肌锥外间隙，边缘不整，包绕并推移眼外直肌（→），眼上直肌及视神经受侵

【特别提示】

泪腺恶性上皮性肿瘤是眼部常见的恶性肿瘤，其中以腺样囊性癌最多见且恶性度较高，恶性混合瘤多为良性混合瘤恶变或手术复发而来。多见于 30~45 岁，临床表现为泪腺窝迅速增大的较硬包块、眼球向内下方突出、活动受限，眼睑肿胀，伴明显疼痛。

（六）皮样囊肿及表皮样囊肿

【MRI 诊断】

① 好发于眶骨缝，尤其是眼眶外上部骨缝处。

② 圆形或类圆形囊状肿块，边缘光滑、清楚。

③ 信号改变

a. 皮样囊肿：在 T_1WI、T_2WI 均呈脂肪样高信号，少数 T_1WI、T_2WI 都呈混杂信号，包含脂肪信号。抑脂序列脂肪被抑制肿瘤呈低信号，则可肯定为皮样囊肿（图 4-1-8）。

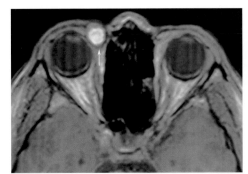
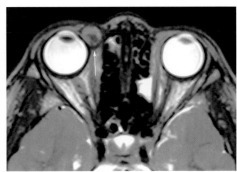

(A) 轴位T_1WI (B) 轴位T_2WI

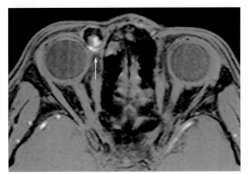

(C) 轴位抑脂T_1WI

图 4-1-8 皮样囊肿

（A）示右眶内侧类圆形肿块，边缘光滑、清楚，内呈不均匀高信号（——→）；（B）示病变信号不均，以高信号为主，内混杂不规则中等信号（——→）；（C）示病变内高信号被抑制呈低信号，证明为脂肪（——→）

b. 表皮样囊肿：T_1WI 呈低信号，T_2WI 呈高信号，信号均匀或不均匀。

④ 增强扫描。病灶基本不强化，有的囊壁可有轻度强化。

【特别提示】

皮样囊肿和表皮样囊肿同属皮肤组织残留于体内发展而成的囊性病变，有完整包膜。皮样囊肿囊壁内衬以上皮组织，有汗腺、皮脂腺不断分泌汗液和油脂，也可有毛发，上皮可不断角化脱落。皮样囊肿多为残留上皮陷入骨缝所致，好发于眶骨膜下各个骨缝中，但以眼眶外侧壁最多见，囊壁与骨缝连接紧密。表皮样囊肿可发生于眼眶任何部位，与皮样囊肿不同之处为囊壁上皮组织仅由表皮组成，无表皮附件结构，因此，囊内无毛发和皮脂腺。

（七）视网膜母细胞瘤

【MRI诊断】

① 好发于儿童眼球后半部。

② 眼球后壁结节样肿块突向玻璃体，边缘不整，T_1WI信号高于玻璃体，T_2WI信号低于玻璃体，信号不均匀。

③ 可伴有视网膜脱离。呈弧线形或尖端连于视盘的"V"字形或新月形影，因富含蛋白质而T_1WI信号高于玻璃体。

④ 增强扫描肿瘤中度强化。

⑤ 眼球增大、突出，见于较大的肿瘤。

⑥ 晚期可向球后发展，出现球后肿块、视神经增粗及颅内侵犯（图4-1-9、图4-1-10）。

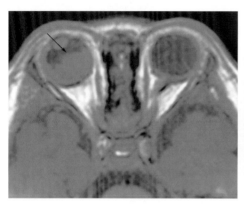
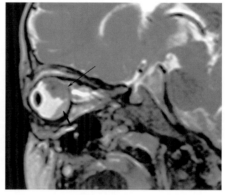

(A) 轴位T_1WI　　　　　　　　　　　(B) 矢状位T_2WI

图4-1-9　视网膜母细胞瘤（一）

（A）右眼球后部玻璃体见不规则形结节样肿块（➡）信号不均，高于玻璃体；（B）右眼球上部病变呈中等信号，信号不均匀，见点片状低信号，表面不整（➡）；下方见新月形视网膜脱离（➡）

【特别提示】

① 视网膜母细胞瘤为起源于视网膜的胚胎性恶性肿瘤，是儿童最常见的眼球内恶性肿瘤，常有家族遗传史，多见于3岁以下幼儿。多数为单眼发病，约1/4的病人双眼先后发病，具有遗传倾向者80％为双眼发病。当双侧眼球视网膜母细胞瘤合并颅内松果体瘤或蝶鞍区原发性神经母细胞瘤时称为三侧性视网膜母细胞瘤。

② 视网膜母细胞瘤有三种生长方式。

a. 内生型：肿瘤向玻璃体内呈结节状生长，起自视网膜内核层。

b. 外生型：肿瘤在视网膜下间隙生长，引起视网膜脱离，起自视网膜外核层。

c. 混合型：兼具以上两型特点。肿瘤较大，可沿视神经扩展，穿破眼球向眶内生长并侵入颅内。

③ 临床表现。典型症状为白瞳征（瞳孔区呈黄白色），并多因此而就医。常见临床表现还有瞳孔区黄光反射、眼球突出、视力减退或消失、继发青光眼等。肿瘤呈进行性生长，其临床发展过程可分为眼内生长期、继发性青光眼期、眼外蔓延期、转移期。晚期多因颅内蔓延或全身转移而死亡。

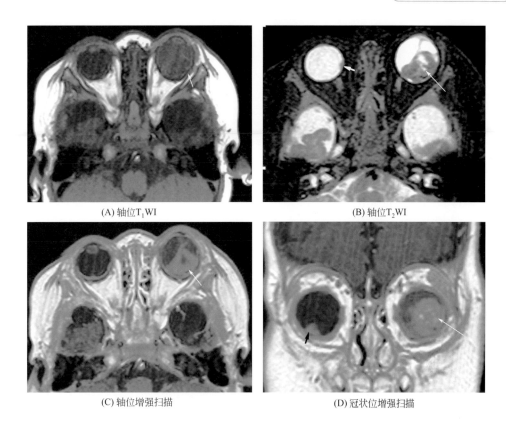

(A) 轴位T₁WI

(B) 轴位T₂WI

(C) 轴位增强扫描

(D) 冠状位增强扫描

图 4-1-10 视网膜母细胞瘤 （二）

（A）左眼球增大，眼球后部玻璃体见不规则肿块，信号高于玻璃体（——）。（B）左眼玻璃体内病变显示清楚，呈不规则低于玻璃体信号，信号不均匀，并见更长 T₂ 信号坏死（——），对侧眼球后内侧壁见小结节状中等信号（——）。（C）左眼病变中度强化，坏死区不强化（——）。（D）右侧眼球见多发小结节状病壮（——），信号强度与左眼病变相近（——），为双眼多发视网膜母细胞瘤

④ 诊断。本病多见于 3 岁以下儿童，在患病婴幼儿瞳孔中有黄光反射。眼球内肿物伴钙化是本病的主要特征性表现，CT 较易显示肿瘤内钙化，为诊断本病的最佳方法。MRI 对钙化不敏感，但在显示肿瘤蔓延侵及颅内结构、显示视神经等结构方面明显优于CT。

（八）葡萄膜恶性黑色素瘤

【MRI 诊断】

① 多位于脉络膜黄斑附近，表现为眼环局限性增厚或呈结节状，少数位于睫状体，呈结节状。

② 特征性的 MRI 改变表现为 T₁WI 呈极高或高信号，T₂WI 呈极低信号。

③ 增强扫描肿瘤均匀强化。

④ 常伴有继发的视网膜脱离，呈新月状或尖端连于视乳头的 "V" 形低信号影，其下方为视网膜下积液，因富含蛋白质而在 T₁WI 上信号高于玻璃体。

⑤ 晚期病变可突破眼环向眼球外发展和侵犯周围结构（图 4-1-11）。

【特别提示】

① 葡萄膜恶性黑色素瘤是成人最常见的眼球内恶性肿瘤。主要发生于 40～60 岁的成年人。多为单眼发病，也可双眼先后发病。黑色素瘤最多发生于脉络膜，约占 85%，另有 10% 发生于睫状体，仅 5% 发生于虹膜。脉络膜黑色素瘤多位于眼球后极。

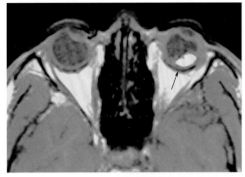

(A) 轴位 T₁WI

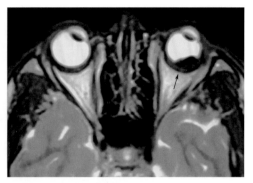

(B) 轴位 T₂WI

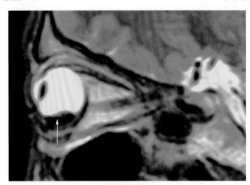

(C) 矢状位 T₂WI

图 4-1-11　葡萄膜恶性黑色素瘤

T₁WI 示左侧眼环后部结节状短 T₁ 高信号肿块（——）；轴位及矢状位 T₂WI 上病灶均为低信号（——）

② 病理上大部分黑色素瘤内部结构均匀，较大的肿瘤内可有出血坏死。

③ 临床上患者常以进行性视力下降及视野缺损为主诉，眼底检查可见肿物，因色素含量不同而呈棕色、褐色、灰黑色或黑色。随着肿瘤生长，常伴有不同程度的视网膜脱离。葡萄膜恶性黑色素瘤恶性程度较高，早期即可转移，主要为血行转移方式，多转移至肺、肝脏和脑部，也可侵犯巩膜向眼球外浸润或沿视神经扩散。

④ MRI 是葡萄膜恶性黑色素瘤特征性诊断方法。由于肿瘤内含有的黑色素为顺磁性物质，使肿瘤 T₁WI 呈高信号、T₂WI 呈低信号，这是明显区别于其他肿瘤信号的特征性改变。

（九）眶横纹肌肉瘤

【MRI 诊断】

① 常见于儿童，尤其是男童，成人罕见。

② 可发生于眼眶任何部位，但以球后眼眶上部多见。早期可局限于眼眶内上部或球后区，病变进展常侵及肌锥内、外间隙及眶周。

③ 肿块形态不整，边界不清楚，常包绕眼外肌和视神经。

④ 肿块呈稍长 T₁、稍长 T₂ 信号，信号多不均匀（图 4-1-12）。

⑤ 增强扫描肿块呈中度至高度不均匀强化。

【特别提示】

横纹肌肉瘤亦称横纹肌母细胞瘤，是源于向横纹肌分化的未成熟间叶细胞。常见于儿童，尤其是男童，占儿童原发眼眶恶性肿瘤的首位，成人罕见。本病特点为起病急，恶性程度高，肿瘤生长快，易造成远隔部位的血行转移，预后不佳。一侧进行性眼球突出是最常见

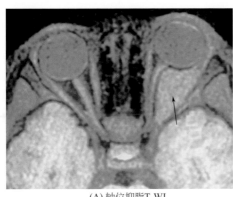
(A) 轴位抑脂T$_1$WI

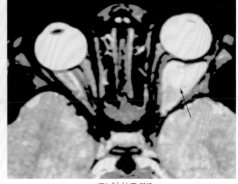
(B) 轴位T$_2$WI

图 4-1-12　眶横纹肌肉瘤

（A）示左眶外侧扁丘状肿块（➙），信号稍低于脑实质，视神经受压移位，眼眶外壁骨皮质
低信号不连续；（B）示肿块信号不均匀，呈等、高混杂信号（➙）

的症状，伴有眼眶持续性疼痛及流泪、眼睑和球结膜高度水肿、眼球运动障碍，眶缘部多能触及肿块。本病需与其他眶内恶性肿瘤，如淋巴瘤、转移瘤、白血病浸润及组织细胞病等鉴别。一般横纹肌肉瘤多见于儿童，淋巴瘤多见于成年人，转移瘤多有原发病史，白血病血液及骨髓检查常可确诊。本病早期需与海绵状血管瘤、炎性假瘤、皮样囊肿等鉴别。

二、眼眶炎性疾病

（一）眶内炎性假瘤

【MRI 诊断】

① 根据 MRI 扫描所见，眶内炎性假瘤可分为以下 4 种类型。

a. 泪腺型：泪腺弥漫性增大，但基本保持正常泪腺形态（图 4-1-13）。

b. 肌炎型：一条或多条眼外肌弥漫性肥厚，累及肌腱，邻近眼环可有增厚。眼外肌受累频率由多到少依次为内直肌、外直肌、上直肌、下直肌。

c. 肿块型：可发生于眶前部及球后方，肌锥内、外间隙均可发生，形态规则或不规则。

d. 弥漫型：病变广泛，表现为眼环增厚模糊、眼外肌及视神经增粗、泪腺增大，眶内脂肪信号异常。

② 信号改变。以淋巴细胞浸润为主者呈稍长 T$_1$、稍长 T$_2$ 信号；以纤维增生为主者 T$_1$WI 及 T$_2$WI 均呈低信号。

③ 增强后病灶中度至高度强化。

【特别提示】

① 本病可能与免疫反应有关，其病理特点为眼眶内组织淋巴细胞、浆细胞弥漫性浸润，纤维结缔组织增生，血管增生、管壁变性等，形成肿瘤样病变。

② 本病多为单侧发病，部分病例也可双侧相继发病，一般为突然起病，有急性炎症表现，在眶缘可触及疼痛性硬块，多数病例经激素和抗感染治疗可消退，但停药后又可反复发作，此为与真性肿瘤不同之处。

③ 泪腺型炎性假瘤保持泪腺的形态是其与泪腺肿瘤的鉴别要点。肌炎型炎性假瘤应与格雷夫斯眼病（Graves）眼病鉴别，一般前者增厚的眼外肌常外形不清或不规则，肌腱附着处亦常增厚，且常有眼球壁、泪腺等改变；而后者外形清楚，以肌腹增厚为主，肌腱附着处

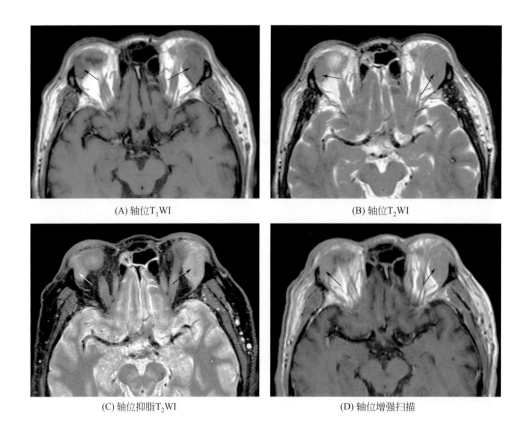

(A) 轴位T₁WI　　　　　　　　　　　　　　　(B) 轴位T₂WI

(C) 轴位抑脂T₂WI　　　　　　　　　　　　　(D) 轴位增强扫描

图 4-1-13　眶内炎性假瘤

（A）示双侧泪腺增大，呈均匀稍低信号，泪腺后角呈锐角（➞）；（B）示双侧泪腺呈稍高信号（➞）；（C）示泪腺与大脑皮质信号相近，边缘光滑清楚（➞）；（D）示双侧泪腺中度均匀强化（➞）

正常。肿块型炎性假瘤应与眶内真性肿瘤鉴别，一般良性肿瘤多有完整包膜，而淋巴瘤则边缘不规整，边界模糊，并可见邻近结构的侵犯。

（二）甲状腺相关性眼病

【MRI 诊断】

多数病例为两侧多条眼外肌增粗，其中以下直肌和内直肌最常见，而上直肌和外直肌次之。受累的眼外肌 T₁WI 呈低信号，T₂WI 呈高信号（图 4-1-14）；晚期眼外肌已纤维化，在 T₁WI 和 T₂WI 均呈低信号。增强扫描显示病变早期、中期时有轻度至中度强化，到晚期眼外肌纤维化时则无强化。病变可压迫筛骨纸板，使其变形、吸收。

【特别提示】

① 甲状腺相关性眼病又称 Graves 病，是一种影响甲状腺、眼眶软组织和四肢皮下组织的自身免疫性疾病。甲状腺功能异常伴有眼征者称为 Graves 眼病，具有眼部症状而甲状腺功能正常者称为眼型 Graves 病，男女均可发病，中年女性居多，是眼球突出最常见的病因之一。

主要临床特点是无痛性突眼、上睑退缩与迟落、复视、眼球运动受限等。临床上可表现为甲状腺功能亢进、甲状腺功能低下或甲状腺功能正常。眼球突出程度与临床表现、实验室检查结果可不相符。

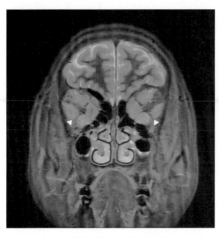

(A) 冠状位T₂WI(抑脂序列)

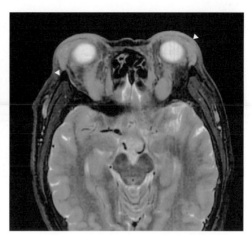

(B) 轴位T₂WI(抑脂序列)

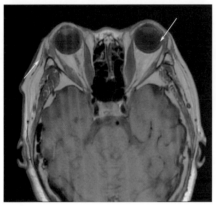

(C) 轴位T₁WI

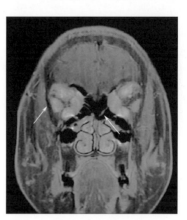

(D) 冠状位T₁WI（增强）

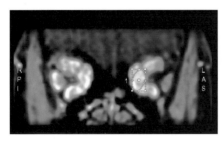

(E) 增强

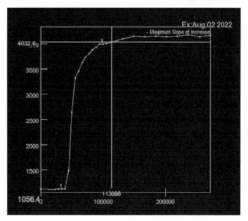

(F) 眼内直肌强化曲线

图 4-1-14 甲状腺相关性眼病

（A）～（C）示双侧眼球向外突出，双侧眼肌弥漫性增粗，肌腹增粗为主，呈长 T₁、长 T₂ 信号，眼睑肿胀，泪腺饱满，眼球内侧脂肪增厚（▲）（——）；（D）、（E）示动态增强扫描可见受累眼外肌强化（——）；（F）示增粗的眼内直肌强化曲线呈平台型

② 诊断要点。眼球突出伴有甲状腺功能亢进，临床即可确诊。对于甲状腺功能正常的眼型 Graves 病则主要依靠影像学诊断，诊断依据为眼外肌肌腹增粗而附着于眼球壁的肌腱不增粗，常见双侧受累。

③ 鉴别诊断。需与肌炎型眶内炎性假瘤和颈动脉海绵窦瘘鉴别。

(三) 眼眶蜂窝织炎

【MRI 诊断】

MRI 可清晰显示眼睑增厚及球后异常信号影，T_1WI 呈中等信号，T_2WI 呈稍高信号，边缘模糊且不规则（图 4-1-15），增强扫描呈中等强化，常伴有邻近鼻窦炎症。脓肿形成时可见眶内软组织团块影，边界不清，脓腔 T_1WI 呈低信号、T_2WI 呈高信号，脓肿壁 T_1WI 呈低信号，T_2WI 呈等信号、稍低信号，增强扫描脓肿壁明显强化、中央坏死区无强化。

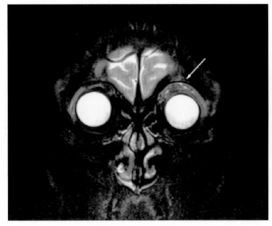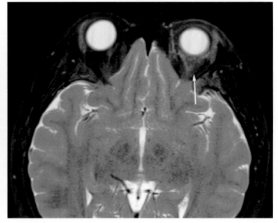

(A) 冠状位T_2WI（抑脂序列）　　　　　　　(B) 轴位T_2WI（抑脂序列）

图 4-1-15　眼眶蜂窝织炎

左侧眼眶前房间隙软组织弥漫性肿胀，呈稍长 T_2 信号改变，边界模糊，眶脂体信号不均匀增高（➡）

【特别提示】

① 眼眶蜂窝织炎为细菌性感染引起的眶内软组织急性炎症，临床起病急，小儿发病最为常见。主要表现为眼睑高度红肿、触痛、皮温增高，结膜高度充血水肿，眼眶疼痛，眼球突出，眼球运动受限、疼痛，角膜水肿，视力下降。重症患者合并颅内感染时可出现嗜睡及严重的脑膜刺激症状。

② 诊断要点。常见于小儿，起病较急。病变呈 T_1WI 中等信号，T_2WI 稍高信号，边缘模糊且不规则，增强扫描呈中等强化，常伴有邻近鼻窦炎症。

③ 鉴别诊断。需与横纹肌肉瘤鉴别，横纹肌肉瘤进展较快，肿瘤一般边界较清，往往伴有眶壁骨质破坏。

④ 影像学检查诊断价值。增强后抑脂序列可以明确显示眼环、眼外肌及泪腺是否受累，MRI 扫描对继发颅内的脑膜炎和硬膜下脓肿也可清晰显示，是眶内蜂窝织炎的首选检查方法。

三、颈动脉海绵窦瘘

【MRI 诊断】

① 眼上静脉增粗、海绵窦扩大，并因流空效应呈无信号。

② 眼球突出。

③ 眼外肌和视神经增粗、眼睑肿胀及面部静脉增粗瘀血改变（图 4-1-16）。

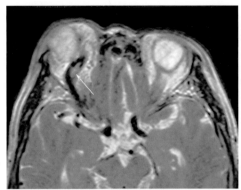

(A) 轴位T₂WI (B) 轴位质子密度加权像

图 4-1-16　颈动脉海绵窦瘘

（A）示右侧眼上静脉增粗迂曲，呈"流空效应"，无信号（——→）；（B）示右侧海绵窦扩大，呈无信号的"流空效应"（——→），右眼球突出，眼外肌增粗（——→）。左眼可见新月形高信号的视网膜脱离

【特别提示】

① 颈总动脉的任何分支，如颈内动脉、颈外动脉及其细小分支血管与海绵窦直接或间接异常交通，均称为颈动脉海绵窦瘘。

② 当动脉与海绵窦交通时，动脉血灌注海绵窦致海绵窦扩大，压力升高，动脉血逆流致眶内静脉回流受阻，引起静脉扩张、眶内组织及眼外肌水肿。

③ 本病多为单侧发病，但有的也可累及双侧眼眶。病因可分为外伤性、自发性和先天性 3 种。外伤性者可有颅底骨折。自发性者多继发于动脉硬化、动脉瘤及其他动脉壁病变。先天性者可生后即有动静脉交通，也可为动脉壁发育薄弱，承受不起高动脉血压所致。

④ 主要的临床症状和体征。随着动脉搏动出现的搏动性眼球突出及血管杂音，眼睑水肿，球结膜血管扩张形成"红眼"。眼球运动受限，视力减退或复视，眼底检查可见静脉扩张、视网膜出血等改变。

⑤ 颈动脉海绵窦瘘时眼上静脉和海绵窦内均为流速快的动脉血，故在 MRI 上形成"流空效应"。本病临床表现典型，结合影像学征象较易诊断，需与其他引起眼上静脉扩张的疾病鉴别，如眶内静脉曲张、颈内动脉海绵窦段动脉瘤等。

四、眶骨骨折和眶内异物

（一）眶骨骨折

【MRI 诊断】

MRI 对骨折的直接征象不能充分显示，但对骨折间接征象如眼眶脂肪疝出、鼻窦黏膜水肿和积液显示较好，并可弥补 CT 的不足，如显示视神经挫伤、眶内结构粘连等（图 4-1-17）。

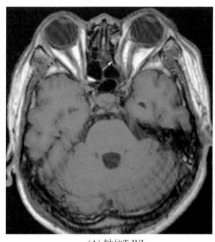
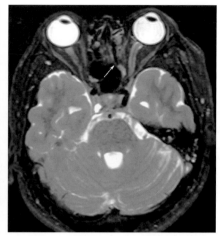

(A) 轴位T₁WI　　　　　　　　　　(B) 轴位T₂WI(抑脂序列)

图 4-1-17　眶骨爆裂骨折

（A）示左眶内侧壁低信号断裂、凹陷变形，眶内脂肪疝入筛窦，眼内直肌角状迂曲（——）；

（B）示疝入筛窦的脂肪被抑制呈低信号，左侧筛窦见少量高信号片影（——），结合 T₁WI 该处为高信号，应为骨折引起的窦腔积血和黏膜水肿

【特别提示】

MRI 显示软组织损伤优于 CT，尤其是对视神经损伤的观察，可作为 CT 的补充。

（二）眶内异物

【MRI 诊断】

① MRI 主要应用于非金属异物的显示，非金属异物含氢质子较少，表现为低信号。

② MRI 对眶内异物引起的并发症如玻璃体混浊、眼底出血、眶周损伤以及伴有的颅内脑挫伤和血肿的显示均优于 CT（图 4-1-18）。

【特别提示】

① MRI 可显示 X 线及 CT 检查不能显示的植入性异物，对显示眶内异物的并发症优于 CT，可作为补充检查。

② 金属异物伪影较多，且磁性金属异物会移位和在强磁场中发热而产生副损伤，是 MRI 检查的禁忌证。

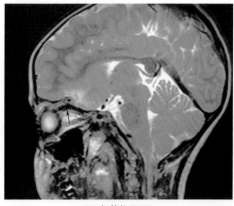
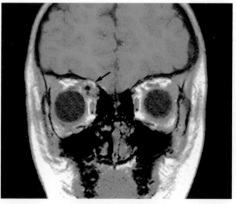

(A) 矢状位 T₂WI　　　　　　　　　　(B) 冠状位 T₁WI

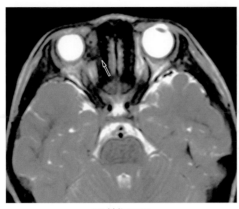 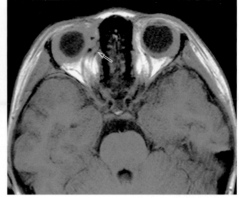

(C) 轴位 T₁WI　　　　　　　　　(D) 轴位 T₂WI

图 4-1-18　眶内异物（铅笔）

　　患儿右眼炎性肉芽肿反复发作，行 MRI 检查，（A）示右眶眼球后上部见管状不均匀信号，并经眶上壁前颅窝底进入颅内，周围脑实质见大片长 T₂ 信号，为异物刺激性脑炎（⟶）；（B）示病变位于右眶内上象限（⟶）；（C）、（D）示病变呈中等信号，中心见小圆形低信号（⇨）。追问病史，患儿 1 年前曾跌倒并刺伤右眼，之后便反复出现右眼炎性肉芽肿，跌倒当时将手中铅笔折断，猜想是断端刺入眼中。手术证实眶内异物为铅笔，其周围有大量肉芽组织，MRI 呈中等信号。铅笔刺入颅内，局部炎症反应而呈长 T₂ 信号

五、先天发育性病变

（一）外层渗出性视网膜病变（Coats 病）

【MRI 诊断】

①病变可充满玻璃体或呈扁平的"V"形附于视网膜区。

②病变多表现为 T₁WI 等信号，T₂WI 等信号。依据渗出物蛋白质的多少，T₁WI 又可呈低或略高信号，边界清，增强扫描无强化（图 4-1-19）。

③视网膜区可呈线形、新月形增厚。

④病程迁延可见眼球萎缩、玻璃体及晶状体内的钙化灶。

【特别提示】

①外层渗出性视网膜病变是一种以特发性视网膜毛细血管扩张为特征，伴有视网膜及视网膜下渗出，甚至视网膜剥离的疾病。多见于男性青少年，绝大多数为单眼发病。临床多表现为白瞳症和视力减退，可伴有斜视。

Shields 等将其分为 5 期：第 1 期为毛细血管异常；第 2 期为伴有中心凹外或内的渗出；第 3 期为渗出性视网膜脱离；第 4 期为视网膜全脱离，继发性青光眼；第 5 期为终末期，眼球萎缩。

②鉴别诊断

a. 视网膜母细胞瘤：多见于儿童，眼球内肿块，绝大多数伴有团块状、片状或斑点状钙化，增强扫描有强化，可侵犯眼球周围结构。

b. 永存原始玻璃体增生症：较少见，患侧眼球体积缩小，晶状体缩小，前房变浅，玻璃体内信号增高，内可见低信号的管条状软组织影连接晶状体与视网膜视盘，边界清，增强扫描可强化。

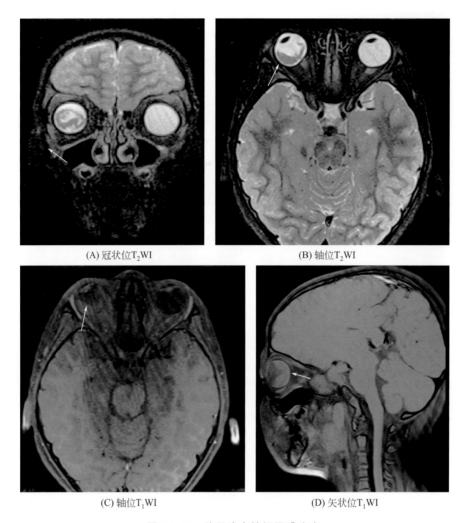

(A) 冠状位T₂WI　　　　　　　　　　(B) 轴位T₂WI

(C) 轴位T₁WI　　　　　　　　　　(D) 矢状位T₁WI

图 4-1-19　外层渗出性视网膜病变

（A）～（D）示右侧眼球内可见不规则片状等 T_1、等 T_2 信号影（眼球视网膜脱离）（——），
右侧眼环完整，眼球周围结构正常

（二）永存原始玻璃体增生症

【MRI 诊断】

玻璃体 T_1WI 信号增高，玻璃体内软组织肿块 T_1WI、T_2WI 呈等信号，增强后明显强
化。视神经可正常或变细。

【特别提示】

① 永存原始玻璃体增生症为胚胎期 7～8 个月时原始玻璃体不能正常退化且继续增殖所
致的一种罕见的先天性玻璃体发育异常。典型表现为玻璃体内块状血管纤维性增殖物，周围
附着于睫状突上，向后方呈线状连于视盘。一般为单眼发病，典型表现为单侧瞳孔发白和视
力障碍，可合并小眼球、晶状体小而不规则、浅前房、视网膜脱离等。

② 鉴别诊断

a. 视网膜母细胞瘤：无小眼球，玻璃体内钙化多见。

b. 外层渗出性视网膜病变：无小眼球，视网膜脱离尖端指向视盘，呈"V"形。

（三）早产儿视网膜病变

【MRI诊断】

双眼球内玻璃体信号增高；伴有晶状体后增生带，T_2WI 呈低信号，增强扫描无明显强化。继发视网膜脱离、出血时，T_1WI 显示出血常呈短 T_1 信号，T_2WI 依据时间不同可呈高或低信号，玻璃体可受压变形。

【特别提示】

① 早产儿视网膜病变是发生于早产儿或低体重出生婴儿的视网膜血管异常增生性疾病，是婴儿主要致盲眼病之一，特别好发于出生胎龄 32 周以下或体重小于 1500g 的新生儿，发生率随着孕周及体重的减少而增加。且因新生儿呼吸窘迫综合征而接受长时间高浓度氧治疗者，多双眼同时发生。

② 本病按照疾病的严重程度分为五期。1 期：分界线，视网膜后极部有血管区与周边无血管区之间出现一条白色平坦的细分界线。2 期：嵴，白色分界线变宽、增高，形成高于视网膜表面的嵴样结构。3 期：嵴上视网膜新生血管伴纤维增殖，呈粉红色。4 期：部分视网膜脱离，根据是否累及黄斑可分为 a、b 两级。5 期：全视网膜漏斗状脱离。由于早产儿存在发生该病的风险，早期行视网膜筛查尤为重要。部分患儿由于出现白瞳症而就诊，往往已经错过了最佳治疗时期。

③ 鉴别诊断。本病需与外层渗出性视网膜病变（Coats 病）、永存原始玻璃体增生症、家族性渗出性玻璃体视网膜病变、视网膜母细胞瘤等相鉴别。

第二节　鼻和鼻窦

一、鼻和鼻窦肿瘤

（一）内翻性乳头状瘤

【MRI诊断】

① 好发部位。鼻腔外壁近中鼻道处，常累及上颌窦内壁，且多为单侧发病。

② 信号特点。信号均匀，T_1WI 呈等信号或稍低信号，T_2WI 呈等信号或略高信号，增强扫描中度强化。特征性表现为弯曲脑回样强化。

③ 阻塞性鼻窦炎。T_2WI 上黏膜肥厚或积液均呈较高信号，高于肿瘤信号。因此，T_2WI 能较好地分辨肿瘤和并发的鼻窦炎（图 4-2-1）。

【特别提示】

① 内翻性乳头状瘤是鼻腔和鼻窦内常见的良性肿瘤，呈匍匐性生长，有局部侵袭性，术后易复发（图 4-2-2），可恶变。男性较女性多见，（2～10）：1，好发年龄为 40～70 岁，常见临床表现为鼻阻、流涕、鼻衄和失嗅。

② 鼻镜检查可观察到鼻腔内息肉样肿块，质软，触之易出血。绝大多数内翻性乳头状瘤为单侧发病，最常见的发生部位为鼻腔外壁近中鼻道处，常累及上颌窦内壁，并阻塞窦口引起继发性鼻窦炎。

③ 主要应与鼻息肉鉴别诊断，鼻息肉常两侧发病，MRI T_2WI 信号较内翻性乳头状瘤高，多为边缘线状黏膜强化。

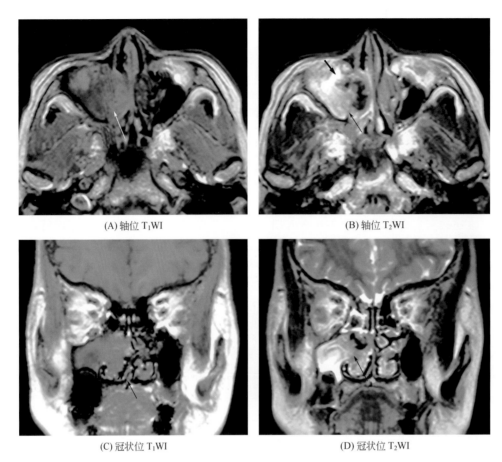

(A) 轴位 T₁WI

(B) 轴位 T₂WI

(C) 冠状位 T₁WI

(D) 冠状位 T₂WI

图 4-2-1 内翻性乳头状瘤

(A) 示右侧鼻腔外侧见中等信号，并延伸至右侧上颌窦（➡），右侧上颌窦内见长 T₁ 积液信号；(B) 示右侧鼻腔病变呈稍高信号，上颌窦内积液呈高信号（➡），两者可以分辨；(C)、(D) 显示病变位于右侧窦口鼻道复合体区（➡）

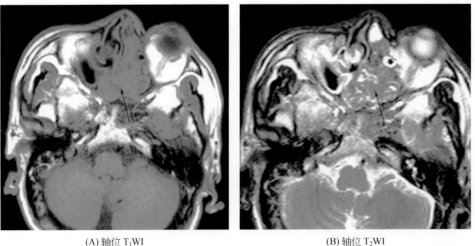

(A) 轴位 T₁WI

(B) 轴位 T₂WI

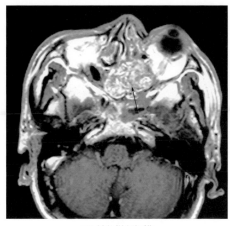

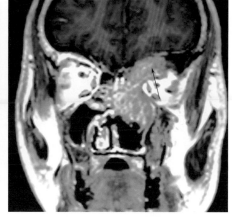

(C) 轴位增强扫描　　　　　　　　　　　(D) 矢状位增强扫描

图 4-2-2　内翻性乳头状瘤术后复发

（A）双侧筛窦及左侧鼻腔肿物呈稍低信号（——）；（B）肿物呈中等信号，欠均匀（——）；
（C）肿物明显不均匀强化（——）；（D）肿物呈弯曲脑回状强化，侵入左眶（——），侵犯颅底使骨
质信号缺失，并见硬脑膜强化

(二) 骨瘤

【MRI 诊断】

① 致密型骨瘤在 T_1WI、T_2WI 上多为极低信号（图 4-2-3），增强后无强化。

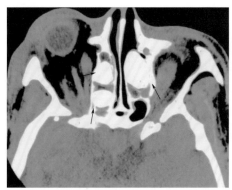

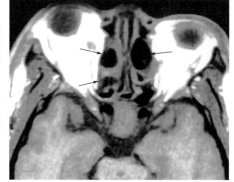

(A) CT 轴位　　　　　　　　　　　　　(B) 轴位 T_1WI

图 4-2-3　致密型骨瘤

（A）双侧筛窦见多发结节状骨性密度影（——）；（B）上述筛窦病变呈极低信号（——）

② 松质型或混合型骨瘤信号可不均匀，内散在脂肪（骨松质内黄骨髓）高信号，增强
后可有不同程度强化（图 4-2-4）。

③ 大的骨瘤可突入眼眶或颅内，邻近结构受压、移位。

【特别提示】

① 骨瘤是鼻窦最常见的良性肿瘤，多见于 20～40 岁成年人，男性较女性多见，生长缓
慢，少数随着骨骼发育成熟有自行停止生长的趋势，无恶变倾向。

② 组织学分 3 种类型：a. 致密型，多见于额窦；b. 松质型，多见于筛窦；c. 混合型。

③ 骨瘤多发生于额窦，其次为筛窦、上颌窦，蝶窦罕见，通常为单发，少数可多发，
常伴肠息肉或兼有软组织肿瘤，称为加德纳综合征。

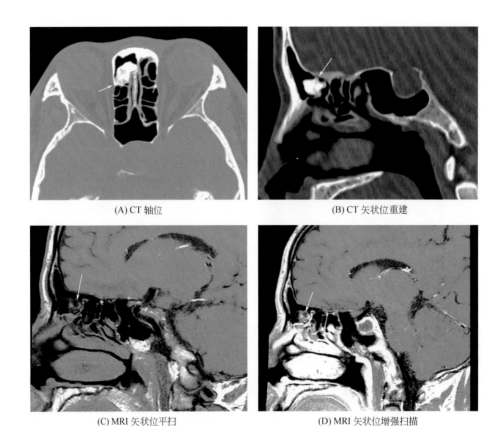

(A) CT 轴位

(B) CT 矢状位重建

(C) MRI 矢状位平扫

(D) MRI 矢状位增强扫描

图 4-2-4　混合型骨瘤

（A）、（B）示右额窦内不规则形骨样致密影，密度不均，见骨密质及骨松质结构混在（——）；（C）示右额窦病变呈高低混杂信号（——），分别对应 CT 图像的骨松质及骨密质；（D）示病变无强化（——）

（三）鼻恶性肿瘤

【MRI 诊断】

① 鼻腔内浸润性生长的不规则软组织肿块，好发生于鼻腔外壁、鼻中隔及顶壁，常可侵犯至周围结构。

② T_1WI 和 T_2WI 上肿瘤多为中等信号。在 T_1WI 上肿瘤信号与鼻腔黏膜相近，在 T_2WI 上肿瘤信号常较黏膜略低，而得以分辨。肿瘤多呈中等以上不均匀强化。鼻腔黑色素瘤呈特征性的 T_1WI 高信号、T_2WI 低信号，有明显强化。

③ 阻塞性炎症 T_1WI 多为低信号，T_2WI 多为高信号；蛋白质含量高时 T_1WI 可呈高信号。增强扫描阻塞性炎症外周黏膜线状强化，中央不强化。增强扫描有助于鉴别肿瘤和并发的阻塞性炎症。

④ MRI 能清楚显示肿瘤向周围侵犯的范围和深度，尤其可区别颅内受累时病变限于硬膜内还是硬膜外（图 4-2-5）。

【特别提示】

① 鼻腔与鼻窦恶性肿瘤以起源于黏膜上皮或腺上皮的癌多见，且多数为鳞状细胞癌。

② 鼻腔癌多见于鼻腔侧壁，早期局限于一侧鼻腔，一旦发展则侵入鼻窦，造成广泛的骨质破坏，甚至不易判断其原发部位。

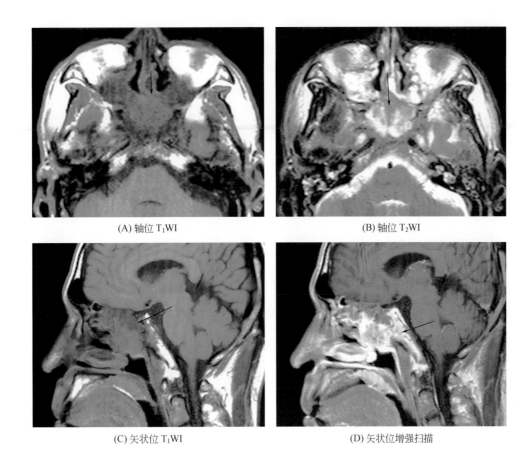

(A) 轴位 T_1WI (B) 轴位 T_2WI

(C) 矢状位 T_1WI (D) 矢状位增强扫描

图 4-2-5 鼻腔癌

（A）鼻腔顶后壁见不规则形肿块（——），呈稍低信号，边界不清，斜坡骨质破坏；（B）鼻腔病变呈稍高信号（——），形态不整，可与周围黏膜及炎性积液信号大致区分；（C）鼻腔肿物侵及斜坡骨质、筛窦及蝶窦底部（——）；（D）肿物明显不均匀强化（——），其上方鼻窦炎性病变中心无强化，周围黏膜线状强化

③ 临床上有鼻塞、流涕、鼻衄、嗅觉减退等表现，侵入鼻窦时面颊部隆起、麻木，甚至眼球移位、运动障碍。鼻镜检查见鼻腔新生物呈菜花状，表面常有溃疡及坏死组织，易出血。

④ 影像学上，本病需与鼻部恶性肉芽肿、鼻血管瘤、鼻息肉及邻近结构病变侵入鼻腔鉴别。

（四）鼻窦恶性肿瘤

【MRI 诊断】

① 窦内不规则软组织肿块，多侵及窦外。

② T_1WI 和 T_2WI 上肿瘤多为中等信号。在 T_2WI 上肿瘤信号低于黏膜及鼻窦内炎症信号。增强扫描肿瘤中等以上不均匀强化（图 4-2-6）。

【特别提示】

① 鼻窦恶性肿瘤以上颌窦最常见，约占 4/5，其次是筛窦。病理上以鳞状细胞癌多见。

② 鼻窦癌多见于中老年，肉瘤则多发生于青年，以男性多见。

③ 主要症状为进行性鼻塞、分泌物增多、脓血涕、鼻衄及嗅觉减退等，侵蚀骨壁后可

有疼痛、面颊麻木等。

④ MRI 对肿瘤引起骨质破坏的显示不及 CT 清楚，但对肿瘤范围显示较好，且能区分肿瘤与鼻窦内阻塞性炎症。

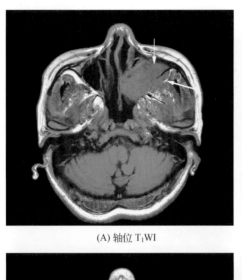

(A) 轴位 T$_1$WI

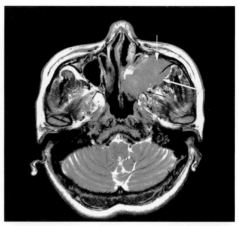

(B) 轴位 T$_2$WI

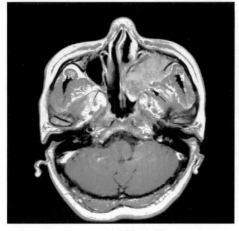

(C) 轴位增强扫描

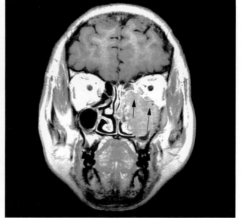

(D) 冠状位增强扫描

图 4-2-6　上颌窦癌

（A）、（B）示左上颌窦内不规则形软组织团块（➡），呈稍长 T$_1$、稍长 T$_2$ 信号，信号欠均匀，左上颌窦内侧壁及后外侧壁骨质破坏，病变向内侵入鼻腔，向后侵入翼腭窝（➡），向后外侵犯颞窝（➡）；（C）示病变中等不均匀强化（➡）；（D）示病变向上侵入左眶及左筛窦（➡）

二、鼻和鼻窦炎性疾病

（一）鼻窦炎

1. 急性鼻窦炎

【MRI 诊断】

① 窦内积液。多为长 T$_1$、长 T$_2$ 信号，有时可见气-液平面，增强扫描无强化。

② 黏膜增厚。T$_1$WI 为等信号或稍低信号，T$_2$WI 为高信号，增强扫描明显强化（图 4-2-7）。

【特别提示】

急性化脓性鼻窦炎症状多发生在感冒后，有持续的鼻塞、流脓涕及头痛。

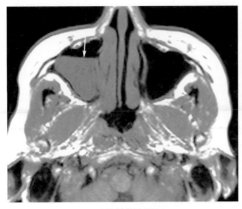
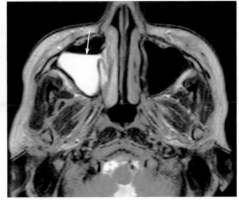

(A) 轴位T$_1$WI　　　　　　　　　　　　　　(B) 轴位T$_2$WI

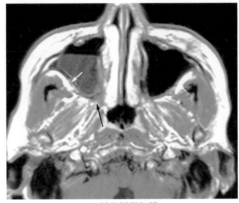

(C) 轴位增强扫描

图 4-2-7　急性上颌窦炎

（A）示右侧上颌窦黏膜增厚，窦腔积液，可见气-液平面，呈中等信号（——）；（B）示右上颌窦病变呈高信号（——）；（C）示上颌窦黏膜增厚，明显强化（——）

2. 慢性鼻窦炎

【MRI 诊断】

① 慢性炎症的典型表现为黏膜增厚，窦壁骨质硬化，表现为窦壁骨质低信号增宽，增强扫描见黏膜线状强化，黏膜纤维组织增生明显时可无强化（图 4-2-8）。

② 随着分泌物中蛋白质含量不同而信号不同。

a. 早期呈 T$_1$WI 低信号、T$_2$WI 高信号。

b. 分泌物中水分吸收，蛋白质含量逐渐增加，T$_1$WI 信号升高可呈高信号，T$_2$WI 亦为高信号。

c. 随着蛋白质含量进一步增加，T$_2$WI 信号逐渐下降，甚至呈低信号；当分泌物呈半凝固状态时，T$_1$WI 及 T$_2$WI 均呈低信号。

③ 可形成黏膜下囊肿。

【特别提示】

① 慢性鼻窦炎是由于急性鼻窦炎治疗不及时或不彻底，反复发作迁延而致。由于反复感染，黏膜增生、息肉样肥厚、部分萎缩和纤维化，可形成黏膜下囊肿，窦壁骨质增生硬化。

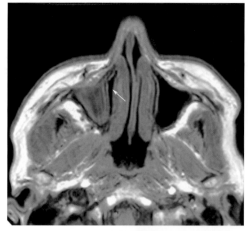
(A) 轴位 T_1WI

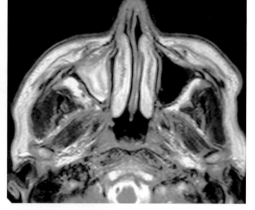
(B) 轴位 T_2WI

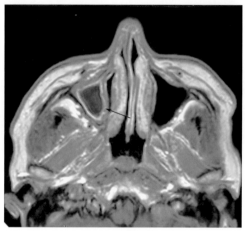
(C) 轴位增强扫描

图 4-2-8　慢性上颌窦炎

（A）右侧上颌窦黏膜肥厚，窦腔见低信号积液，窦壁骨质增厚、低信号增宽（——）；（B）黏膜线状增厚，呈稍高信号，窦腔内积液呈高信号，窦壁骨质增厚；（C）右上颌窦黏膜线状明显强化（——）

② 常见临床表现为鼻阻、反复流涕和后吸性分泌物，也可有鼻衄、嗅觉减退、头痛和面部疼痛。

③ MRI 能反映继发于阻塞后窦腔内液体的生化改变特征，可作为 CT 的补充。

3. 真菌性鼻窦炎

【MRI 诊断】

① 绝大多数只侵犯一个鼻窦，上颌窦最常见，其他依次为蝶窦、筛窦，额窦罕见。

② 窦腔不含气，信号不均，T_1WI 呈低信号、等信号或高信号，T_2WI 呈高信号，并常见混杂极低信号，为病灶内钙化灶。增强后内部无强化，窦壁黏膜有明显不规则线状强化。

③ 窦腔可扩大变形，有时可见窦壁增厚，表现为无信号骨壁增宽（图 4-2-9、图 4-2-10）。

【特别提示】

① 鼻窦真菌球是临床上最常见的一种真菌性鼻窦炎，发生于有免疫能力的非特异性患者。

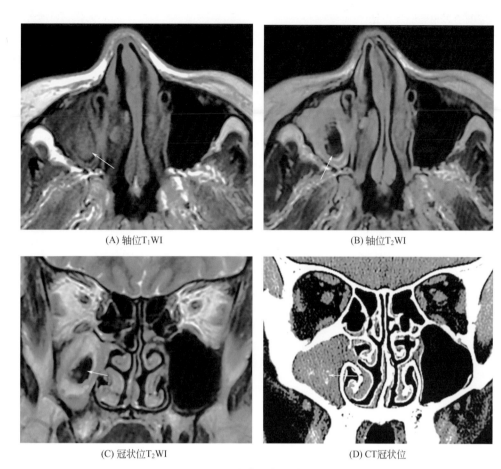

(A) 轴位T₁WI

(B) 轴位T₂WI

(C) 冠状位T₂WI

(D) CT冠状位

图 4-2-9 真菌性鼻窦炎（一）

（A）～（C）示右侧上颌窦内充满异常信号，以长 T_1、长 T_2 信号为主，内见团片状稍短 T_1、短 T_2 信号（——）。（D）为同一病人 CT 冠状位，见上颌窦密度增高影内见团片状钙化（——）与 MRI 图像短 T_2 低信号区对应

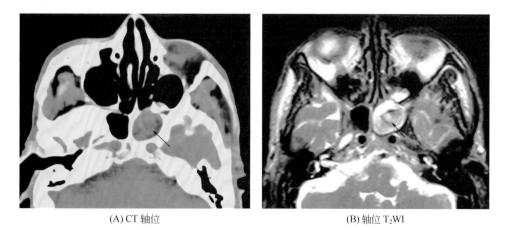

(A) CT 轴位

(B) 轴位 T₂WI

图 4-2-10

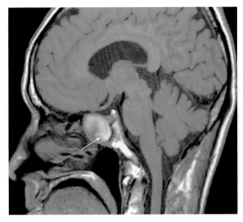 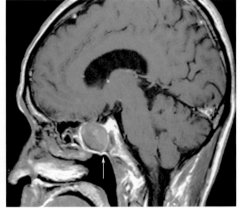

(C) 矢状位 T_1WI   (D) 矢状位增强扫描

图 4-2-10　真菌性鼻窦炎（二）

（A）蝶窦左侧不含气，内充满不均匀软组织密度影，并见弯曲条形钙化（——）；（B）蝶窦内病变呈不均匀高信号，钙化处呈极低信号（——）；（C）蝶窦内容物呈短 T_1 高信号，底部见斑片状极低信号，蝶窦略扩大（——）；（D）蝶窦内病变无强化，蝶窦窦壁黏膜线状明显强化（——）

② 临床表现包括鼻阻、血涕、脓性或恶臭分泌物、单侧面部疼痛、头痛，尤其血涕较其他鼻窦炎更常见。鼻镜检查可发现典型的分泌物，此种分泌物为不同色泽的、干酪样极易破碎的团块，常伴有恶臭。

③ 真菌菌丝中有钙盐及铁和镁等金属物质，常可见钙化，钙化率达 70% 以上，是其区别于一般炎症的特征性表现。CT 能很好地显示钙化，对诊断有重要价值。MRI 显示钙化能力有限，但能很好地显示真菌慢性刺激造成的黏膜不规则增厚。

（二）鼻息肉

【MRI 诊断】

① 以中鼻道窦口鼻道复合体区和筛窦最常见，可向后延伸达鼻后孔甚至鼻咽，多双侧发生。

② 信号。T_1WI 和 T_2WI 表现为多房囊状高低混杂信号。高度水肿的黏膜下潴留的液体因蛋白含量的不同可呈长 T_1 长 T_2 信号、短 T_1 长 T_2 信号、短 T_1 短 T_2 信号等，上述信号同时存在，故总体呈现高低混杂信号。

③ 增强扫描。多为周边黏膜线状强化，其内水肿组织不强化。

④ 伴有同侧或双侧上颌窦炎及筛窦炎等鼻窦炎改变（图 4-2-11）。

【特别提示】

① 鼻息肉为临床常见病，是由于变态反应性疾病或慢性炎症长期刺激所致，鼻黏膜长期水肿和增生，多双侧发病。常见多发鼻窦炎形成多发息肉，大多来自筛窦。单个上颌窦息肉进入鼻后孔和鼻咽腔称为上颌窦后鼻孔息肉，多见于青少年。

② 患者病史较长，常见临床表现为持续性鼻阻、流涕、头痛等。鼻镜检查可见鼻道内鲜荔枝肉样半透明、可移动肿物。

③ 高度水肿的黏膜下潴留的液体因蛋白含量的不同而可呈长 T_1 长 T_2 信号、短 T_1 长 T_2 信号、短 T_1 短 T_2 信号等，总体呈现高低混杂信号。结合临床表现诊断不难。

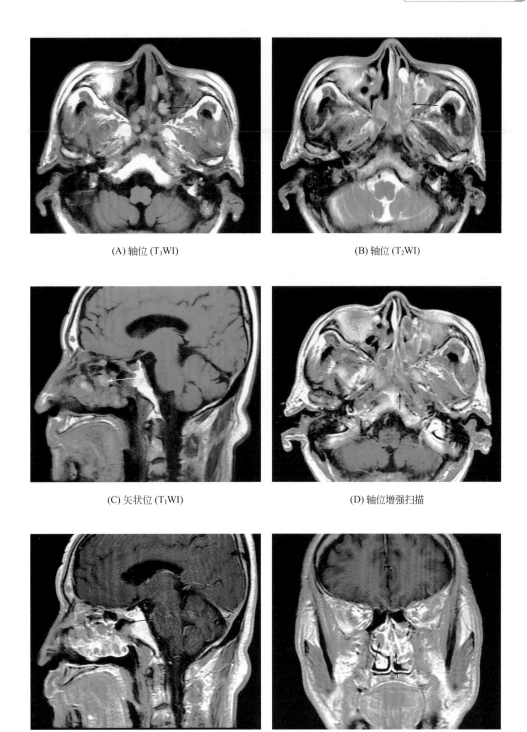

(A) 轴位 (T₁WI)

(B) 轴位 (T₂WI)

(C) 矢状位 (T₁WI)

(D) 轴位增强扫描

(E) 矢状位增强扫描

(F) 冠状位增强扫描

图 4-2-11　鼻息肉

（A）、（C）示双侧鼻腔及筛窦内多房状异常信号，多呈囊状高信号（⟶），部分呈等低信号，周围环以等低信号黏膜；（B）示病变呈不同程度高信号，部分呈等低信号，同时可见左上颌窦炎症（⟶）；（D）～（F）示病变线状黏膜强化，内部囊状结构无强化（⟶）

三、鼻窦囊肿

(一) 黏液囊肿

【MRI 诊断】

① 最多见于额窦，其次为筛窦，单发。

② 窦腔内充满边界清楚的膨胀性病变，窦腔扩大。

③ 信号。其信号多变，随囊液蛋白含量不同而不同，多因富含蛋白质而表现为 T_1WI、T_2WI 均为高信号，也可表现为 T_1WI 低信号、T_2WI 高信号，T_1WI 高信号、T_2WI 低信号，T_1WI、T_2WI 均为低信号。

④ 增强扫描。囊肿壁呈黏膜样线状强化，内部囊液无强化（图 4-2-12）。

⑤ 囊肿可突破鼻窦窦壁向周围生长。

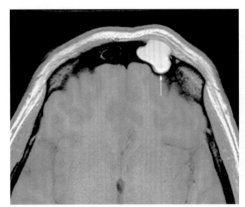 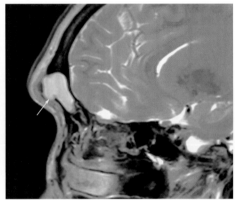

(A) 轴位T_1WI　　　　　　　　　　　(B) 矢状位T_2WI

图 4-2-12　黏液囊肿

（A）示左额窦膨大，前壁变薄、缺损，其内充满均匀的短 T_1 高信号（——）；（B）示左额窦内呈长 T_2 高信号（——）

【特别提示】

① 黏液囊肿多认为由窦口堵塞、分泌物在窦腔内大量潴留所致。囊肿内容物为淡黄、棕褐或淡绿等色泽不一的黏稠液体，内含胆固醇。黏液大量潴留压迫窦壁，以致窦腔膨胀，窦壁变薄，甚至局部缺失。

② 黏液囊肿绝大多数为单发。额窦最常受累（65%），多见于中老年人；其次为筛窦（25%），多见于青年人或中年人；上颌窦受累少于 10%；蝶窦罕见。

③ 黏液囊肿生长缓慢，患者早期无任何不适，随着囊肿逐渐增大，压迫邻近结构而出现相应症状，额窦、筛窦黏液囊肿多以眼球突出就诊，蝶窦黏液囊肿最常见症状为视力下降，严重者可出现眶尖综合征。黏膜囊肿可继发感染形成脓囊肿，出现高热及全身不适等症状。

④ 鼻窦黏液囊肿病史长，有典型的影像学表现，一般诊断不难。鉴别诊断包括鼻窦肿瘤及黏膜下囊肿，鼻窦肿瘤 MRI 呈均匀或不均匀的实性强化；黏膜下囊肿紧贴窦壁，一般不会造成窦腔膨胀。

(二) 黏膜囊肿（黏膜下囊肿和黏膜腺囊肿）

【MRI 诊断】

① 多见于上颌窦。

② MRI 表现为基底部位于窦壁的半球形或球形异常信号，边界清楚、锐利。较大囊肿可占据大部分窦腔。

③ 黏膜下囊肿因渗出液蛋白质含量较低，T_1WI 呈低信号，T_2WI 则为高信号；黏液潴留囊肿 T_1WI 呈略低或中等信号，T_2WI 则为高信号。

④ 增强扫描。表面黏膜可有轻度线状强化，内部无强化（图 4-2-13、图 4-2-14）。

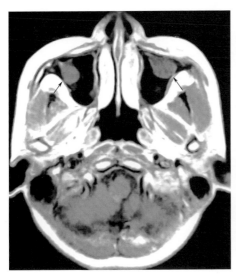
(A) 轴位T_1WI

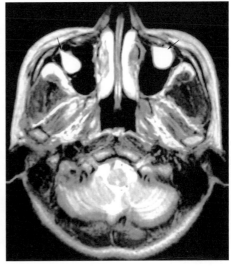
(B) 轴位T_2WI

图 4-2-13　上颌窦黏膜下囊肿（一）

（A）示双侧上颌窦内基底部位于窦壁的球形稍低信号壮，边缘光滑（➡）；（B）示呈均匀长 T_2 信号，轮廓光整（➡）

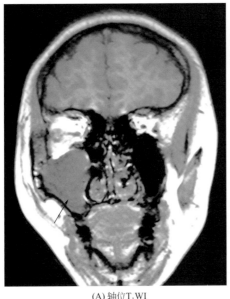
(A) 轴位T_1WI

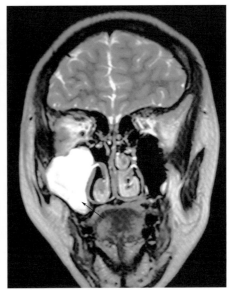
(B) 轴位T_2WI

图 4-2-14　上颌窦黏膜下囊肿（二）

（A）示右侧上颌窦内充满囊状长 T_1 低信号影，上缘游离，呈光滑弧线状（➡）；（B）示病变呈均匀长 T_2 信号，轮廓光整（➡）

【特别提示】

① 黏膜囊肿包括黏膜腺囊肿（潴留囊肿）及黏膜下囊肿（浆液囊肿）。黏膜腺囊肿多见于上颌窦，为黏膜腺体分泌物在腺泡内潴留所形成，可单发或多发，一般较小，囊肿即腺腔壁，很少充满窦腔，囊内为浆液或黏液。黏膜下囊肿继发于炎症或变态反应的黏膜下积液，常发生在上颌窦内，单发或多发，可双侧发生，常呈基底部位于窦底的半球形或球形肿物，无明显囊壁上皮，属假性囊肿。

② 本病根据 MRI 表现，较易诊断，需与其进行鉴别诊断的包括鼻窦黏膜腺囊肿和肿瘤：黏膜腺囊肿更常见于额窦、筛窦，明显膨胀，易侵入邻近结构；鼻窦肿瘤 MRI 上呈实性强化。

■■■■■ 第三节　咽部 ■■■■■

一、咽部肿瘤

（一）鼻咽血管纤维瘤

【MRI 诊断】

① MRI 见来自鼻咽顶部的不规则形软组织肿块，充满鼻咽腔，并经后鼻孔长入同侧鼻腔，边界不清。

② 信号。肿块 T_1WI 呈中等信号或偏低信号，信号可不均匀；T_2WI 呈略高信号，其间有散在点状、短条状血管流空信号，高低混杂，称为"椒盐征"，为鼻咽血管纤维瘤的典型改变。肿瘤含纤维成分较多时 T_2 信号可降低。

③ 增强扫描。肿瘤明显强化，流空血管影显示得更为清楚。同时可行磁共振血管成像，可见肿瘤血管丰富，主要由颈外动脉供血。

④ 肿瘤较大的可广泛累及周围结构，如鼻窦、眼眶、翼腭窝等，骨质吸收、破坏（图 4-3-1）。

【特别提示】

① 鼻咽血管纤维瘤好发于 10～25 岁的男性青少年，瘤内血管丰富，易出血，故又称男性青春期出血性鼻咽血管纤维瘤。

② 本病多起源于鼻咽顶部蝶骨、枕骨或犁骨的骨膜，位于一侧鼻咽顶壁或侧壁，由丰富的血管和纤维结缔组织组成，无包膜，常沿颅底自然孔道或骨缝蔓延，大多数波及翼腭窝，以骨裂和骨缝开大居多，也可有骨质破坏。血供丰富，主要由颈外动脉的上颌动脉和咽升动脉供血。

③ 临床上突出的症状为反复大量出血。肿瘤堵塞鼻后孔和咽口，可有鼻塞、耳鸣和听力下降，若侵及骨质，长入邻近结构或压迫脑神经，可产生相应症状。鼻咽部镜检可见红色质韧肿物。

④ 本病在组织学上属良性肿瘤，但有时出血量较大，具有侵袭性生长和骨质破坏的特点，且手术不易完全切除，易复发，故临床经过险恶，预后不佳。由于活检可导致严重出血，故一般不做鼻咽部活检。

⑤ 本病诊断要点是好发于男性青少年，以鼻出血为主要症状，鼻咽部镜检可见红色质

韧肿物。CT 能很好地显示肿瘤对骨质的破坏，而 MRI 对肿瘤向深部侵犯范围的显示优于 CT。本病应特别注意与鼻咽癌鉴别。后者多发生于中老年，可有颈部淋巴结肿大，而本病具有特征性的信号特征"椒盐征"，可资鉴别。"椒盐征"并非仅鼻咽血管纤维瘤独有，还可见于颈静脉球瘤及颈动脉体瘤等富血供肿瘤。

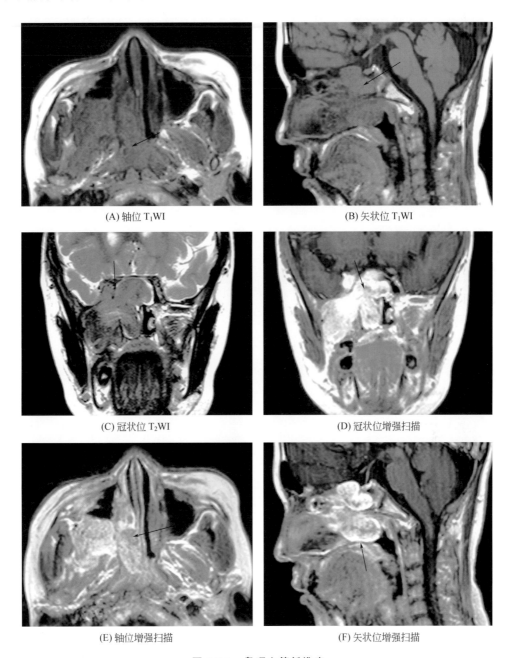

(A) 轴位 T_1WI　　　　　　　　　　　(B) 矢状位 T_1WI

(C) 冠状位 T_2WI　　　　　　　　　　(D) 冠状位增强扫描

(E) 轴位增强扫描　　　　　　　　　　(F) 矢状位增强扫描

图 4-3-1　鼻咽血管纤维瘤

（A）示右侧鼻腔后部及鼻咽部可见不规则形稍低信号肿物（——），鼻后孔闭塞，病变边界不清，向前外侵入右侧上颌窦、向外侵入翼腭窝及颞窝，相应部位骨质破坏，低信号消失；（B）示肿块（——）向上侵入蝶窦；（C）示肿块信号不均匀，呈稍高及稍低混杂信号，并见点条状流空信号（——），病变向外上侵及右侧海绵窦；（D）～（F）示肿块明显强化，边界显示较清楚（——）

（二）鼻咽癌

【MRI诊断】

① 早期。咽隐窝变浅、消失，咽侧壁增厚，T_2WI上正常黏膜高信号减低或中断。

② 中晚期

a.鼻咽部不规则形态软组织肿块，多以咽隐窝为中心，T_1WI呈低、等信号，T_2WI呈等、高信号，信号较均匀。增强扫描肿块轻至中度强化。

b.侵犯周围结构：常见咽旁间隙脂肪信号消失，可侵及颈动脉间隙、咽后间隙、颞下窝、鼻腔、鼻窦、眼眶和颅内。

c.颅底骨质侵犯：松质骨内脂肪高信号消失，以T_1WI敏感。

d.淋巴结转移：可早期出现，最早常为咽后组淋巴结，最多见的为颈深上、中组淋巴结；多与病变同侧，当肿瘤达中线或侵犯对侧时，可双侧出现并可聚集或融合；增强扫描肿大的淋巴结轻度至中度强化。

e.继发分泌性中耳炎：由于癌肿侵犯咽鼓管咽口，使中耳腔压力降低，中耳及乳突内积液（图4-3-2、图4-3-3）。

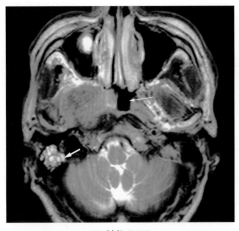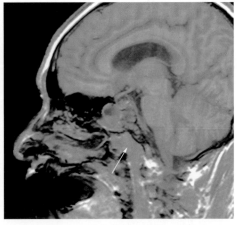

(A) 轴位 T_2WI　　　　　　　　　　　　(B) 矢状位 T_1WI

图4-3-2　鼻咽癌（一）

（A）示肿块呈不均匀稍长 T_2 信号（——），咀嚼肌及咽后壁肌群受侵肿胀、信号增高。右侧乳突蜂房内见长 T_2 高信号（——）。（B）示鼻咽顶后壁软组织影增多（——）

③ MRI对放疗后的评价。放疗早期（3个月内）常可见黏膜肿胀，咽隐窝消失、变平，鼻窦、乳突炎症；后期（半年后）由于纤维化、瘢痕可出现萎缩现象，表现为鼻咽腔扩大，咽隐窝消失，肌肉萎缩、变性，黏膜萎缩。

【特别提示】

① 鼻咽癌是头颈部最常见的恶性肿瘤，是我国南方最常见的恶性肿瘤之一。其病因与遗传、环境和EB病毒感染等多种因素相关。好发于中年男性，但可发生于任何年龄段。

② 鼻咽癌最好发部位为鼻咽顶后壁，其次为侧壁。可分别或同时起源于鼻咽部的假复层纤毛柱状上皮和鳞状上皮，病理上以鳞状细胞癌最多，其次为泡状核细胞癌和低分化腺癌。按照肿瘤的分化程度，分为未分化、低分化和较高分化3类，以低分化癌最多见。按照肿瘤的形态可分为结节型、菜花型、浸润型、溃疡型和黏膜下型5种类型。

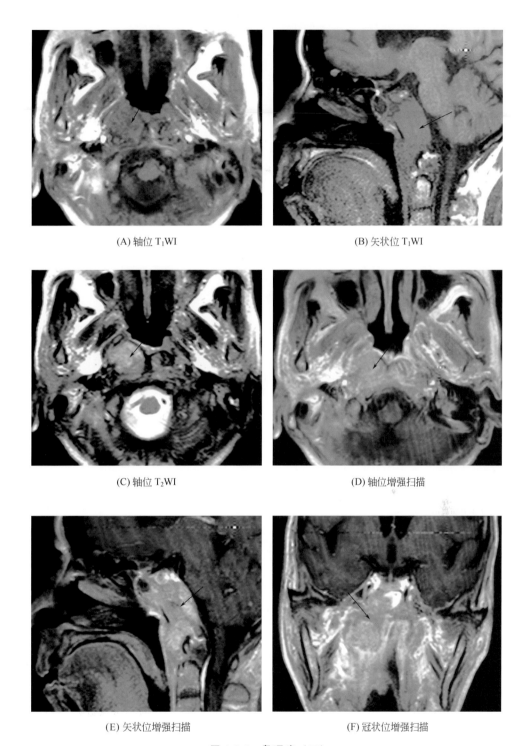

(A) 轴位 T₁WI

(B) 矢状位 T₁WI

(C) 轴位 T₂WI

(D) 轴位增强扫描

(E) 矢状位增强扫描

(F) 冠状位增强扫描

图 4-3-3 鼻咽癌（二）

（A）示鼻咽右后外侧肿块（➡），呈等信号，边界不清，右侧咽隐窝及咽旁间隙消失，咽后壁肌群显示不清；（B）示病变向上发展，破坏颅底骨，斜坡骨髓高信号及大部分骨皮质信号缺失，骨质被肿瘤代替（➡）；（C）示肿块呈稍长 T₂ 信号（➡）；（D）～（F）示病变中等强化，可清楚显示病变侵袭范围（➡）

③ 根据鼻咽癌扩散方向，可分为上行型（向上侵及颅底骨质及脑神经）、下行型（有淋巴结转移）和上下行型（兼有颅底、脑神经侵犯和颈部淋巴结转移）。上行型较局限，很少转移，而下行型和上下行型容易发生淋巴结转移，放疗效果不佳，预后较差。

④ 本病早期症状隐蔽，常在广泛浸润周围组织及发生淋巴结转移后才发现，涕血或痰内带血丝为鼻咽癌最常见的早期症状之一。其他症状有鼻塞、耳鸣、耳闷塞及听力减退（阻塞或压迫咽鼓管咽口）等。不少病人以颈部肿块或脑神经损害为首发症状而就诊。鼻咽镜检查肿瘤呈紫红色，触之易出血。实验室检查可见 EB 病毒抗体增高。

⑤ 本病多能经鼻咽镜下活检而获得明确的病理诊断。影像学检查的主要目的在于了解肿瘤向深部浸润的范围，为临床精确分期及放疗提供客观依据，并用于放疗后随访。MRI在显示鼻咽癌的大小、形态及其侵犯范围，尤其是颅内侵犯方面要优于 CT。同时，MRI 检查对了解鼻咽癌放疗后的脑损伤有很大帮助。

（三）口咽癌

口咽是指软腭至会厌上缘的咽部，包括软腭、舌的后 1/3、双侧壁、咽后壁。口咽后壁以椎前软组织与第 2、3 颈椎相对。口咽两侧壁有腭舌弓和腭咽弓，分别由腭舌肌、腭咽肌覆盖黏膜形成，两弓之间是腭扁桃体窝，内含腭扁桃体。

口咽部恶性肿瘤不多见，绝大部分为鳞状细胞癌（鳞癌），其他少见的肿瘤有淋巴瘤、小涎腺肿瘤和罕见的间叶性肿瘤。口咽鳞癌的最主要致病因素是吸烟和酗酒。根据发病部位不同又分为扁桃体前柱癌、扁桃体后柱癌、扁桃体癌、软腭癌、舌根癌和口咽后壁癌。以下介绍舌根癌。

【MRI 诊断】

① 舌根一侧不规则形软组织肿块，呈稍长 T_1、稍长 T_2 信号，表面不光滑。增强扫描肿块轻到中度强化。

② 侵犯周围结构。

③ 可有颈部淋巴结转移（图 4-3-4）。

【特别提示】

① 舌根位于舌乳头的后方，向下延续至会厌谷。

② 主要症状是咽部异物感和咽痛，吞咽时加剧。

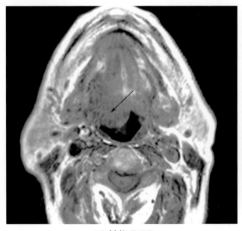
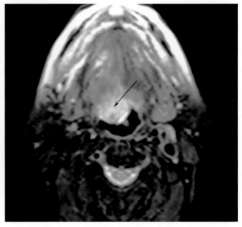

(A) 轴位 T_1WI　　　　　　　　　　(B) 轴位抑脂 T_2WI

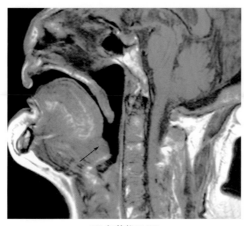
(C) 矢状位 T_1WI

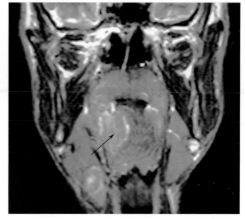
(D) 冠状位抑脂 T_2WI

图 4-3-4 舌根癌

（A）示舌根右侧见不规则形长团片状长 T_1 信号（——），边界不清，侵入脂肪间隙，边缘隆起，突向口咽腔；（B）示舌根病变呈稍高信号（——），边界不清，并越过中线；（C）示病变位于舌根部，很好地显示了其与舌主体的关系（——）；（D）示病变呈稍高信号，同时在其外下方颈部见肿大淋巴结，中心液化坏死呈高信号（——）

③ 舌根部淋巴丰富，容易发生早期淋巴结转移，以同侧多见。

④ 舌根部肿瘤应首选 MRI 检查，尤其是 MRI 的冠状位及矢状位图像显示更好。应注意观察肿瘤是否越过中线，以辅助制订治疗方案、判断预后。

（四）下咽癌

【MRI 诊断】

① 可分为梨状隐窝癌、环后区癌（环状软骨后癌）及咽后壁癌，以梨状隐窝癌最常见。晚期常难以判断原发部位。

② 下咽部不规则软组织肿块，多呈不均匀稍长 T_1、稍长 T_2 信号，增强扫描肿块轻、中度强化。

③ 侵犯周围结构。

④ 常可见颈部淋巴结转移（图 4-3-5）。

【特别提示】

① 下咽又称喉咽，为自舌骨平面至环状软骨下缘水平的一段咽腔，其上口由声门上腔、两侧梨状隐窝等结构组成，下端连通食管入口，后壁位于第 4～6 颈椎椎体前方。下咽分为梨状隐窝、咽后壁和环后区 3 部分。

② 下咽癌亦称喉咽癌，指原发于喉外的喉咽部恶性肿瘤，其发病率较喉癌低，多见于 40 岁以上中老年人。病理上多为鳞状细胞癌。

③ 下咽癌早期常无症状，有时有吞咽时咽喉不适或轻微吞咽痛，晚期则主要表现为吞咽困难、声音嘶哑、咽喉疼痛，疼痛常放射到耳部，颈部淋巴结转移占 60％左右，很多病人往往因此而就诊。

④ 间接喉镜检查可看到癌肿并可取活检确诊，影像学检查的作用在于判定肿瘤侵犯范围及邻近结构的受侵情况。MRI 可判明肿瘤侵犯的范围，有助于肿瘤分期、指导治疗和估计预后。

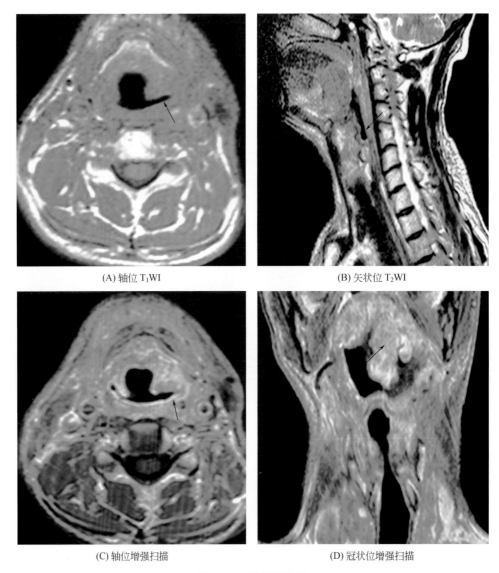

(A) 轴位 T_1WI

(B) 矢状位 T_2WI

(C) 轴位增强扫描

(D) 冠状位增强扫描

图 4-3-5　梨状隐窝癌

（A）示左侧梨状隐窝软组织影明显增厚，见不规则形稍低信号软组织肿块（——）；（B）示左侧下咽部梨状隐窝区不规则肿块，呈不均匀长 T_2 信号（——）；（C）示左梨状隐窝病变中等强化，右侧颈静脉后方不规则环行强化淋巴结（——）；（D）示左下咽部病变向上延伸，口咽部形成巨大溃疡（——）

二、咽部感染性疾病

（一）咽后间隙脓肿

【MRI 诊断】

① 咽后壁软组织肿胀，内见团块影，边界清楚或不清楚。

② 信号变化。脓液多呈长 T_1、长 T_2 信号，蛋白质含量高时可为短 T_1、长 T_2 信号，有时可见无信号气体影，为特征性表现，脓肿壁为低信号。病灶周围多有较为广泛的长 T_1、长 T_2 水肿（图 4-3-6）。周围脂肪间隙信号减低，内可见点条状、条网状低信号，是感染性病变重要的间接征象。

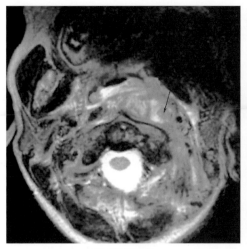 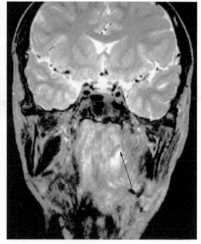

(A) 轴位T$_2$WI　　　　　　　　　　　(B) 冠状位T$_2$WI

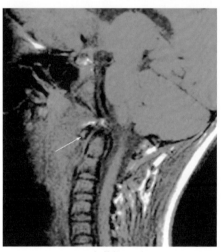

(C) 矢状位T$_1$WI

图 4-3-6　咽后间隙脓肿

（A）、（B）示左侧咽后壁可见不规则形不均匀高信号，内混杂低信号，周围有低信号脓肿壁环绕，并形成分隔（——），周围（包括左颈部）软组织肿胀，信号增高，咽腔变形；（C）示咽后壁软组织肿胀，呈稍低信号（——）

③ 注入对比剂后脓肿壁明显环形强化。

④ 结核导致的脓肿一般壁较厚，且可伴有脊柱结核表现，如椎体破坏、椎间隙变窄或消失。

【特别提示】

① 咽后间隙脓肿为咽后间隙的化脓性炎症并积脓所致，分为急性与慢性两种。

② 急性型最常见的为咽后淋巴结化脓，多见于 6 岁以下儿童，冬季和春季好发。临床病情急剧，可因上呼吸道感染引起咽后淋巴结炎，进而发展为咽后间隙脓肿。鼻咽淋巴组织丰富，脓肿部位常较高。咽后壁损伤后感染亦可导致咽后间隙脓肿发生，但其位置较低，多在喉咽部。

③ 慢性型主要为颈椎结核或咽后淋巴结结核引起的冷脓肿，好发于成年人，多位于中线或两侧间隙，黏膜表面无明显充血。发病缓慢，早期可无明显症状，或有低热及结核中毒

症状。待脓肿增大后，方出现咽部堵塞症状。椎体破坏、椎间隙变窄或消失为诊断结核造成的慢性冷脓肿的重要依据。

（二）咽旁间隙脓肿

【MRI诊断】

① 咽旁间隙软组织肿胀，内见团块，呈类圆形或多房囊状，边界清楚或不清楚。

② 炎症病灶和周围组织的水肿呈长 T_1、长 T_2 信号，脓液在 T_2WI 上信号更高，T_1WI 因脓液蛋白质量不同而呈低信号或高信号，脓肿壁呈低信号。有时可见无信号气体影，为特征性表现。周围脂肪间隙信号减低，内可见点条状、条网状低信号，是感染性病变重要的间接征象。

③ 增强扫描脓肿壁多环形强化，脓液及周围水肿不强化（图 4-3-7）。

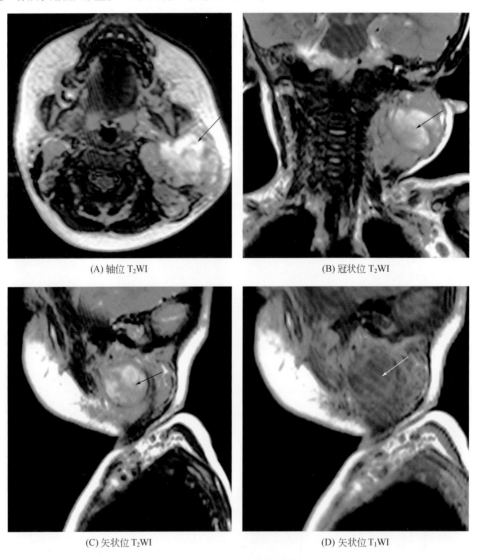

(A) 轴位 T_2WI　　　　　(B) 冠状位 T_2WI

(C) 矢状位 T_2WI　　　　　(D) 矢状位 T_1WI

图 4-3-7　咽旁间隙脓肿

（A）～（C）示左咽旁软组织肿胀，呈稍高信号，内见多房囊状团块影，中心呈更高信号，内见低信号分隔，周围见低信号脓肿壁（——►），皮下脂肪信号减低，内可见点条状、条网状低信号；（D）示左颈部病变呈低信号，脓液呈更低信号，可见稍低信号的脓肿壁和分隔（——►），周围脂肪间隙信号减低，并见点条影

【特别提示】

① 咽旁间隙脓肿为咽旁间隙的化脓性炎症所致。早期为蜂窝织炎，若得不到有效控制，则形成脓肿。致病菌多为溶血性链球菌、金黄色葡萄球菌和肺炎双球菌等。多由邻近组织炎症如扁桃体周围炎和牙槽脓肿、异物损伤、医源性感染以及远隔部位炎性病灶经血行感染等原因所导致。

② 好发于儿童和青年。起病较急，主要症状为发热、畏寒、咽痛、吞咽困难等。

③ 典型的影像改变为病灶环状强化，其内有气-液平面。影像学表现结合临床近期急性感染病史及局部红肿热痛，定性诊断不难。

三、咽扁桃体（腺样体）肥大

【MRI 诊断】

① 多见于儿童。

② 鼻咽顶后壁弥漫性软组织增生，一般为对称性，表面可不平呈多结节状，呈略长 T_1、长 T_2 信号，其内偶尔有小囊肿。T_2WI 可见鼻咽部黏膜高信号完整连续。

③ 增强扫描肥大腺体中等强化，可见自颅底向腺体表面走行的平行线状更明显强化。

④ 可伴有中耳炎、乳突炎及鼻窦炎，表现为中耳、乳突及鼻窦内长 T_1、长 T_2 信号影（图 4-3-8）。

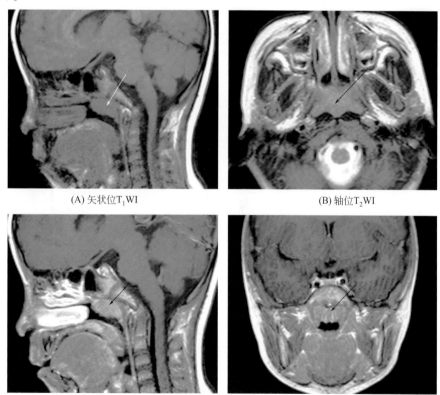

（A）矢状位T_1WI　　　　　　　　　　（B）轴位T_2WI

（C）矢状位增强扫描　　　　　　　　　　（D）冠状位增强扫描

图 4-3-8　咽扁桃体（腺样体）肥大

（A）示鼻咽顶后壁软组织影增多前隆，呈均匀稍低信号（➡），局部气道变狭；（B）示病变呈均匀稍高信号（➡）；（C）、（D）示病变中等强化，冠状位可见自颅底向腺体表面走行的线状明显强化的更高信号（➡）

【特别提示】

① 咽扁桃体（腺样体）为位于鼻咽顶部的一团淋巴组织，儿童期可呈生理性肥大，5岁左右最明显，以后逐渐萎缩，至 15 岁左右达成人状态。因呼吸道炎症反复发作可使咽扁桃体发生病理性肥大，称咽扁桃体肥大，常与慢性扁桃体炎合并存在。

② 咽扁桃体肥大主要临床表现有鼻塞、张口呼吸、打鼾，影响咽鼓管口开放时导致渗出性中耳炎。

③ 影像诊断时，以腺体占据鼻咽腔高度的一半或 60% 以上作为咽扁桃体肥大的诊断依据。本病需与鼻咽部炎症及儿童鼻咽癌相鉴别：鼻咽部炎症多表现为鼻咽部软组织广泛弥漫性肿胀，临床有局部及全身炎症表现；而鼻咽癌发病年龄略大，多在 10 岁以上，症状进行性加重，可有血涕、头痛及颈部淋巴结增大，鼻咽镜检可见质硬不光滑肿物，表面有溃疡，常侵犯邻近组织结构。

■■■■ 第四节　喉部 ■■■■

本节主要介绍喉癌。

【MRI 诊断】

（1）肿瘤占位、浸润和淋巴结转移的影像学表现

① 喉内结构增厚和喉腔肿物，T_1WI 为低信号、T_2WI 为中等信号，增强后有不同程度强化。肿瘤可使喉腔变形并阻塞气道，其程度取决于肿瘤的大小、位置和生长方式。

② 肿瘤侵犯喉旁间隙。会厌前间隙、声门旁间隙受侵 T_1WI 表现为正常高信号的脂肪为中等信号的肿瘤所取代。

③ 喉软骨受侵。T_1WI 为低信号，T_2WI 为中、高信号，抑脂序列有利于早期显示。对于喉癌患者，评价喉部软骨有无受侵是影像学检查的一个重要方面。环状软骨和甲状软骨受侵使放疗的预后变差，是标准部分喉切除术的禁忌证。声门上型喉癌侵犯软骨不多，声门型或声门下型喉癌常有喉软骨受侵。

④ 颈部淋巴结转移。声门上型颈部淋巴结转移多见，声门型少见。多为颈静脉链周围及颈后三角区淋巴结转移，双侧淋巴结转移不少见，尤其是肿瘤已侵过中线时。转移淋巴结多较大，约 75% 有明显的边缘强化、内部坏死的典型鳞癌转移征象。转移淋巴结包膜外侵犯多见，常侵及周围结构，需要注意与颈动脉的关系（图 4-4-1）。

（2）不同部位喉癌的影像学表现

① 声门上型。表现为局部软组织增厚或结节样肿块，会厌前间隙和声门旁间隙受侵。增强扫描肿瘤可轻度至中度强化。此型早期即可出现颈部淋巴结转移。

② 声门型。好发于声带的前中段。一侧声带毛糙、增厚或形成局限的软组织结节。肿瘤易侵犯前连合，然后向对侧声带浸润，向前破坏甲状软骨，向后侵犯杓状软骨及环杓关节，肿瘤向外生长侵犯喉旁间隙。

③ 声门下型。MRI 对早期肿瘤的显示优于 CT，可见黏膜增厚、毛糙不平，有强化表现。肿瘤中、晚期呈现黏膜下软组织团块，管壁增厚，管腔狭窄，常可见软骨破坏及肿瘤向腔外扩散。

④ 混合型。为喉癌晚期表现，肿瘤占据整个喉腔。声带和室带多同时受侵，伴周围软组织广泛浸润及颈部淋巴结转移。

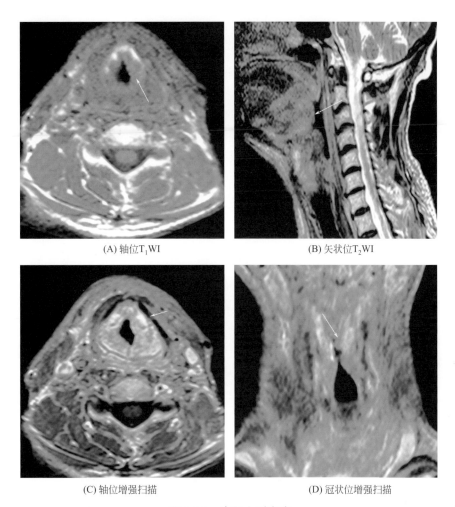

(A) 轴位T₁WI

(B) 矢状位T₂WI

(C) 轴位增强扫描

(D) 冠状位增强扫描

图 4-4-1　声门上型喉癌

（A）示左侧室带增厚，中等信号（——→）；（B）示左侧会厌喉面、会厌谷至室带增厚，呈不均

匀稍长 T₂ 信号（——→）；（C）、（D）示左侧室带增厚、轻度强化（——→）

【特别提示】

① 喉癌好发于 40 岁以上男性、嗜烟酒者。

② 组织学上以鳞状细胞癌最常见，约占 90%。早期出现乳头状结节，继而向黏膜下及周围组织浸润，使受累组织增厚、变形或发生溃疡；晚期可向喉外发展，破坏喉软骨，常经淋巴道转移至颈部乃至纵隔淋巴结，亦可经血行转移至肺、肝、肾、骨和脑等器官。

③ 按解剖部位，可分为：a.声门上型，发生于会厌、杓状会厌襞、室带和喉室等处；b.声门型，发生于声带的喉室面；c.声门下型，发生于声带下缘至环状软骨下缘之间；d.混合型（亦称跨声门型），为喉癌的晚期表现。声门型喉癌最多见（60%），其特点是分化较好，发展慢，淋巴转移较少，预后较好。声门上型喉癌其次（30%），癌细胞分化较差，发展快，淋巴转移较早，预后差。声门下型喉癌少见，多为声带癌向下蔓延所致。

④ 喉癌主要临床症状有声音嘶哑、呼吸困难、咽喉痛、喉部不适等，发生溃烂者常有咽喉痛和痰中带血等症状。

⑤ 临床医师依据喉镜和活检，对喉癌的定性诊断并不困难。影像检查的目的是确定肿瘤的范围、与周围重要结构的关系及评价有无颈部淋巴结转移，以选择治疗方案。

■■■■ 第五节　耳部 ■■■■

一、耳部肿瘤

（一）听神经瘤

【MRI 诊断】

① 桥小脑角区占位病变，形态不规则，界限清晰。

② 信号。呈稍长 T_1、稍长 T_2 信号，肿块多数信号不均，混杂长 T_1、长 T_2 信号囊变区，少数病例呈实质性。增强扫描实体部分明显强化，并延伸到扩大的内听道。

③ 多无脑水肿。

④ 占位效应。脑桥、小脑及第四脑室受压变形，向健侧移位，严重者可有脑积水。

⑤ 较小的听神经瘤常位于内听道，易被掩盖或忽视。应用磁共振水成像可以发现较小的肿瘤，薄层增强扫描能更好地显示肿瘤（图 4-5-1～图 4-5-3）。

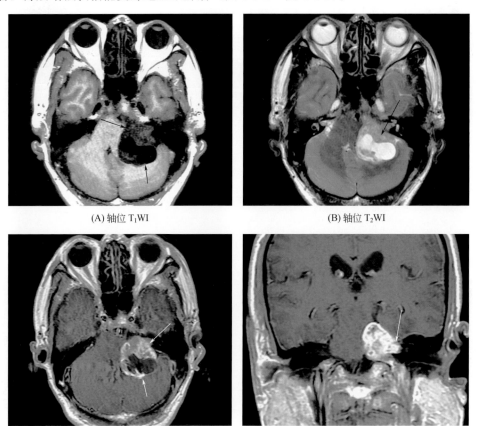

(A) 轴位 T_1WI　　　　　　　　　　　　　(B) 轴位 T_2WI

(C) 轴位增强扫描　　　　　　　　　　　　(D) 冠状位增强扫描

图 4-5-1　听神经瘤（一）

（A）示左侧桥小脑角区可见囊实性占位（➡），实质部分呈低信号，延伸入扩大的内听道，囊性部分呈更低信号，边界清楚，脑干、小脑受压变形移位，第四脑室变形右移；（B）示肿块实质部分呈高信号，囊性部分呈更高信号（➡）；（C）、（D）示实质部分明显不均匀强化，延伸入内听道的部分亦强化（➡）

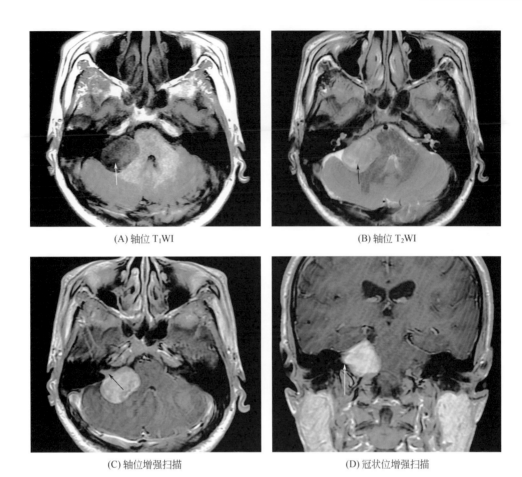

(A) 轴位 T$_1$WI　　　　　　　　　　　　　(B) 轴位 T$_2$WI

(C) 轴位增强扫描　　　　　　　　　　　　(D) 冠状位增强扫描

图 4-5-2　听神经瘤（二）

（A）示右侧桥小脑角区可见实性占位（➡），呈低信号，延伸入扩大的内听道，边界清楚，脑干、小脑受压变形移位，第四脑室变形右移；（B）示肿块实质部分呈不均匀高信号（➡）；（C）、（D）示病变明显不均匀强化，延伸入内听道的部分亦强化（➡）

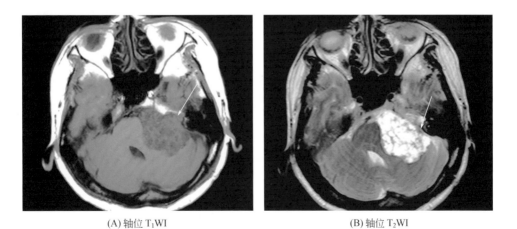

(A) 轴位 T$_1$WI　　　　　　　　　　　　　(B) 轴位 T$_2$WI

图 4-5-3

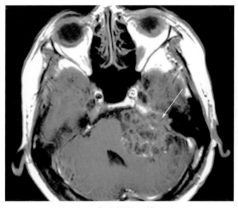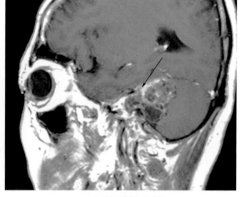

(C) 轴位增强扫描 　　　　　　　　　　(D) 冠状位增强扫描

图 4-5-3　听神经瘤（三）

（A）示左侧桥小脑角区可见多发囊状占位，囊液呈低信号，分隔呈稍低信号，延伸入扩大的内
听道（——），边界清楚，脑干、小脑受压变形移位，第四脑室变形右移；（B）示肿块囊性部分呈高
信号，分隔呈稍高信号（——）；（C）、（D）示病变囊性部分不强化，分隔明显强化，延伸入内听道
的部分亦强化（——）

【特别提示】

① 听神经瘤原发于听神经鞘施万（Schwann）细胞，常引起听力障碍，临床较为常见。一般多为单侧发生，神经纤维瘤病Ⅱ型表现为双侧听神经瘤。听神经瘤位于内听道的最为常见，少数发生于桥小脑角。

② MRI具有较高的软组织分辨率，对显示病灶本身、肿瘤与听神经的关系以及肿瘤与桥小脑角的解剖关系优于CT。听神经瘤一般不难诊断，但需与脑膜瘤、胆脂瘤鉴别，后两者多不累及内听道。

（二）面神经瘤

【MRI诊断】

① 面神经瘤分为面神经鞘瘤和面神经纤维瘤，可发生于面神经的任何部位，以面神经膝最为多见，鼓室段和乳突段较常见，少数发生于内听道或桥小脑角。发生在面神经膝的面神经瘤较大时可突入颅中窝。

② 神经鞘瘤多为椭圆形或不规则形肿块，神经纤维瘤多呈长索条状。

③ 肿块呈稍长 T_1、稍长 T_2 信号，神经鞘瘤囊变信号混杂，常见长 T_1、长 T_2 信号囊变区。增强扫描肿瘤实性部分明显强化。

④ 较大肿瘤可造成压迫性骨质破坏、吸收及骨管扩大（图 4-5-4）。

【特别提示】

① 面神经的走行。面神经自脑桥神经核分出后，于前庭蜗神经前上部与之伴行（脑池段），经过内听道（内听道段）后，进入内耳前上部（迷路段），到达膝状神经节，于鼓室内侧壁下向外下水平走行（鼓室段或称水平段），之后由鼓室后壁后方下行至乳突面神经管内（乳突段或垂直段），最后进入腮腺（腮腺段）。

② 面神经瘤多为神经鞘瘤，少数为神经纤维瘤，可以发生在面神经的任何部位，以面神经膝最为多见。

③ 临床主要表现为面神经麻痹，并且进行性加重，有时可伴有听力下降。

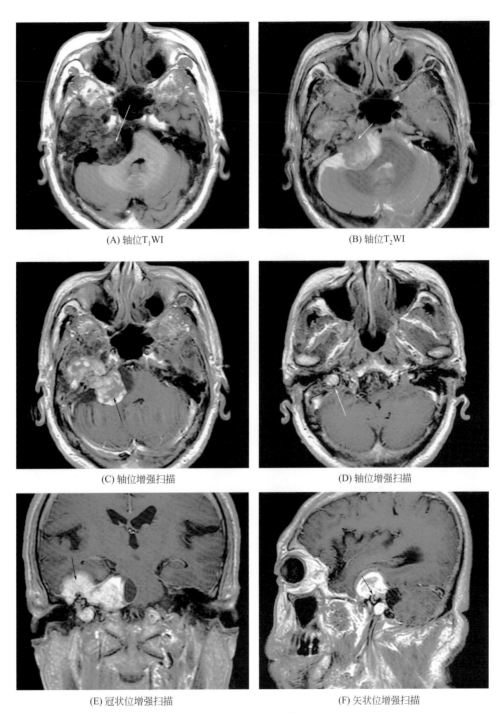

(A) 轴位T₁WI

(B) 轴位T₂WI

(C) 轴位增强扫描

(D) 轴位增强扫描

(E) 冠状位增强扫描

(F) 矢状位增强扫描

图 4-5-4 面神经鞘瘤

（A）示右侧颅后窝桥小脑角区及颅中窝可见不规则形肿块，长入内听道并使其扩大，信号混杂，呈不均匀低信号，并见多发更低信号及小片高信号，占位效应明显，脑干、小脑及第四脑室受压变形移位，桥小脑角池蛛网膜下腔囊状扩大（——）；（B）示肿块呈不均匀高信号，并可见更高信号，小片状低信号为瘤内出血，内耳结构破坏、高信号缺失，右侧继发乳突积液（——）；（C）示病变明显不均匀强化（——），囊变区不强化，可见病变累及内听道、中耳鼓室，内耳结构受压破坏，桥小脑角区扩大的蛛网膜下腔无强化，为继发的蛛网膜囊肿；（D）示病变向下发展累及面神经乳突段，可见强化病灶（——），面神经管扩大；（E）显示病变的全貌（——），经由桥小脑角区、内听道、内耳、鼓室后下行达乳突段；（F）示内耳破坏、缺失（——）

④ 诊断及鉴别诊断。当面神经走行区见软组织影时，应考虑此病。一般情况下，准确掌握面神经走行，结合临床症状不难诊断本病，MRI 对骨质改变的显示不如 CT 敏感，但可以显示病变的范围及全貌。本病也可造成内听道的扩大，需与听神经瘤鉴别，听神经瘤局限于内听道和桥小脑角，不侵入鼓室和膝状神经节。起自膝状神经节的面神经鞘瘤可以长入颅中窝，形态和病理与三叉神经瘤类似，但面神经鞘瘤位置较靠外，岩尖多保留，且与鼓室相连，可资鉴别。胆脂瘤破坏面神经管时可与本病混淆，但其多为胆脂瘤相关部位的局部破坏，偏心性多见，而本病是以面神经走行区为中心形成肿瘤。

(三) 颈静脉球瘤

【MRI 诊断】

肿块呈 T_1WI 低信号、T_2WI 高信号，其内可见点状或线状血管流空信号影，称为"椒盐征"，增强后肿瘤明显增强，提示为富血供肿瘤。MRV（磁共振静脉成像）可显示患侧颈内静脉或乙状窦不显影，提示颈内静脉或乙状窦肿瘤侵犯闭塞（图 4-5-5）。

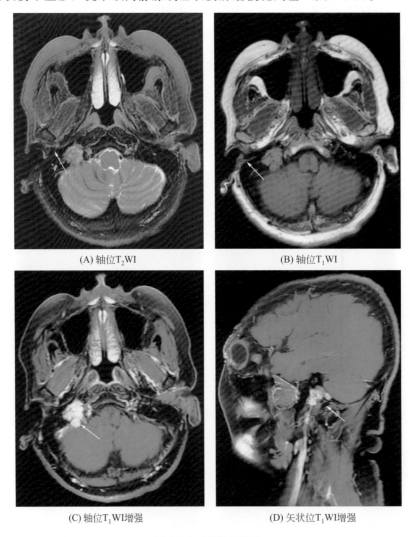

(A) 轴位T_2WI　　　　　　　　(B) 轴位T_1WI

(C) 轴位T_1WI增强　　　　　　　(D) 矢状位T_1WI增强

图 4-5-5　颈静脉球瘤

（A）～（D）示右侧颈静脉孔可见不规则稍长 T_1、稍长 T_2 信号影，T_2WI 病灶呈"椒盐征"，其内可见点状双低信号，矢状位可见病变沿颈静脉分布，似与乙状窦相连（➞）

【特别提示】

① 颈静脉球瘤属副神经节瘤。副神经节瘤是起源于副神经节化学感受器细胞的肿瘤，又称球瘤、非嗜铬性副交感神经节瘤、化学感受器瘤。

颈静脉球瘤生长缓慢，呈侵袭性，易通过神经血管间隙侵入邻近软组织或结构，常伴骨质破坏，肿瘤呈球形或结节性生长，可见血管基质内形成上皮样细胞巢，70%以上皮样细胞巢为主，17%以扩张的血管和梭形细胞为主，13%为混合型。为富血管性肿瘤，供血动脉来源于咽升动脉、耳后动脉等。

② 诊断要点。肿块呈 T_1WI 低信号、T_2WI 高信号，有"椒盐征"，增强扫描明显强化。

③ 鉴别诊断。需与颈静脉孔区脑膜瘤、神经源性肿瘤及桥小脑角区脑膜瘤、胆脂瘤等鉴别。

④ 影像学检查诊断价值比较。CT 对术前显示颞骨等结构、骨质破坏情况较好，是术前制定手术入路不可缺少的依据。MRI 有助于明确肿瘤范围及颈内静脉情况。DSA 可确定肿瘤血供并行动脉栓塞。

二、中耳乳突炎和胆脂瘤

1. 分泌性中耳乳突炎

【MRI 诊断】

① 鼓室、鼓窦及乳突蜂房内不含气，可见长 T_1 长 T_2 信号或短 T_1 长 T_2 信号，信号变化与渗出液内蛋白质含量的多少有关。

② 有时可显示造成分泌性中耳乳突炎的原因，如鼻咽部腺样体肥大、占位等（图 4-5-6）。

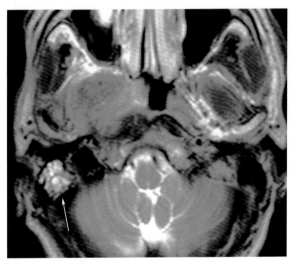

图 4-5-6 分泌性中耳乳突炎

轴位 T_2WI 示右侧乳突蜂房内可见长 T_2 信号（——→）。同时可见右侧鼻咽部肿块，侵及右侧咽隐窝及咽旁间隙，病理证实为鼻咽癌

【特别提示】

① 分泌性中耳乳突炎是一种非化脓性炎症。咽鼓管阻塞是本病的基本原因，如腺样体肥大、鼻咽部淋巴组织增生或肿瘤压迫，使中耳鼓室内外压力不平衡而体液渗出。感染及免疫反应亦被认为是本病的重要病因。

② 因积液性质不同，又分为卡他性中耳乳突炎、浆液性中耳乳突炎和渗出性中耳乳突炎。慢性期因纤维组织增生，可发生听骨链粘连固定，成为粘连性中耳乳突炎，导致持久性听力损坏，继续发展可导致鼓室硬化等不易恢复的疾病，或继发感染形成胆脂瘤。

③ 分泌性中耳乳突炎临床上以鼓室积液和听力下降为特征，鼓膜穿刺可抽出液体。

④ 影像表现与急性中耳乳突炎相近似，应注意结合临床资料，后者多有耳部疼痛及流脓病史，查体鼓膜有穿孔，影像上可进一步发展出现骨髓炎或脓肿等，有助于诊断。

2. 急性化脓性中耳乳突炎

【MRI 诊断】

① 中耳乳突炎。鼓室、鼓窦及乳突蜂房内见长 T_1、长 T_2 信号。

② 耳旁及耳后软组织肿胀。呈弥漫性稍长 T_1、长 T_2 信号。形成脓肿时，病变内见团块影，呈长 T_1、更长 T_2 信号，脓肿壁为低信号。增强扫描脓肿壁明显环形强化。

③ 耳源性脑膜炎及耳源性脑脓肿。多由炎症直接蔓延或细菌经血行感染所致。脑膜炎以附着于颞骨岩部（岩锥）的硬脑膜最多，MRI 增强扫描可见脑膜条片状强化。脑脓肿好发于小脑半球或颞叶，平扫可见脑实质大片长 T_1、长 T_2 信号，增强扫描其内可见环状强化（图 4-5-7）。

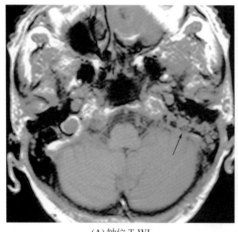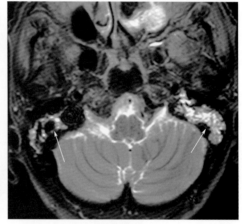

(A) 轴位 T_1WI　　　　　　　　　　　　　(B) 轴位 T_2WI

图 4-5-7　急性化脓性中耳乳突炎

（A）左侧中耳及乳突蜂房内见稍长 T_1 信号（——→），右侧乳突见少量稍长 T_1 信号；（B）病变呈高信号（——→）

【特别提示】

① 急性化脓性中耳乳突炎是中耳黏膜的急性化脓性炎症，多由上呼吸道感染、细菌经咽鼓管进入中耳所致，其病变常累及鼓室、乳突窦和乳突小房，但主要在鼓室。

② 本病起病急，临床表现为耳痛、发热及耳部流脓，可伴有耳周及耳后软组织肿胀。

③ 单纯的急性化脓性中耳乳突炎影像检查见中耳腔内积脓，密度增高，无骨质破坏，影像上与分泌性中耳乳突炎相似，但结合病史不难诊断，一般无需 MRI 检查。当炎症较重，怀疑有颅内感染时，MRI 优于 CT，能够显示炎症扩散的范围及颅内受累的结构。

3. 慢性化脓性中耳乳突炎

【MRI 诊断】

① 硬化型。无信号的乳突因气化不良而体积明显减小。

② 单纯型。表现为无信号的岩锥内鼓室、鼓窦区长 T_1、长 T_2 信号影；若脓液黏稠，也可呈短 T_1、长 T_2 信号（图 4-5-8）。

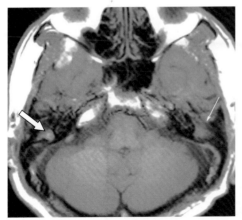

(A) 轴位 T_1WI　　　　　　　　　　　(B) 轴位 T_2WI

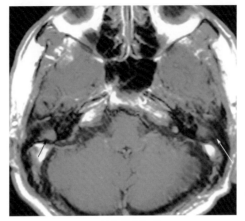

(C) 轴位增强扫描

图 4-5-8　慢性化脓性中耳乳突炎

(A) 左侧中耳鼓室、鼓窦内见稍低信号影（➡），右侧中耳鼓窦内见高信号影（⇨）。(B) 左侧中耳病变（⇨）及右侧鼓窦病变（➡）呈高信号，结合 T_1WI，说明左侧中耳、鼓窦内病变蛋白质含量不高，呈长 T_1、长 T_2 信号；右侧鼓窦病变蛋白质含量较高，呈短 T_1、长 T_2 信号。双侧乳突体积减小。(C) 病变未见明显强化（➡）

③ 肉芽型。表现为鼓室、鼓窦区斑片状或块状影，T_1WI 呈等信号或稍低信号，T_2WI 呈稍高信号，鼓室、鼓窦扩大不明显，增强扫描明显强化。

④ 胆脂瘤型。表现为鼓室、鼓窦区团块状影，T_1WI 呈等信号或稍低信号，T_2WI 呈稍高信号，鼓室、鼓窦多明显扩大、变形，边缘光滑，增强扫描无强化或仅边缘强化，是其特点。较大的胆脂瘤突破骨壁，与颅腔相通，可造成颅内感染（图 4-5-9）。

【特别提示】

① 慢性化脓性中耳乳突炎是耳科最常见的感染性疾病，多由急性化脓性中耳乳突炎未经治疗或治疗不当发展而来，一般认为急性炎症超过 2 个月还未能治愈即转为慢性。

② 慢性化脓性中耳乳突炎病理上可分为单纯型、肉芽型和胆脂瘤型。单纯型最为常见；肉芽型多见于小儿急性传染病，如猩红热或麻疹等病症之后；胆脂瘤型又称继发性

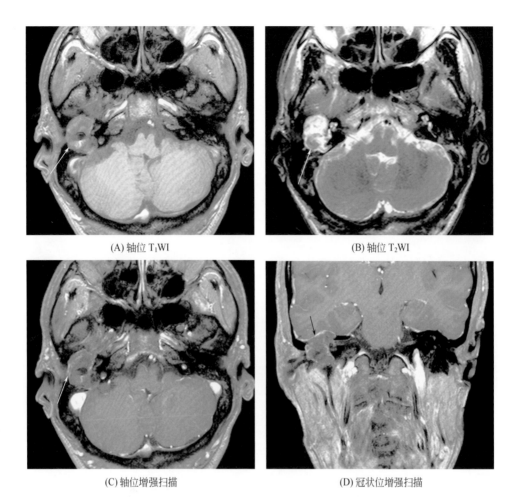

(A) 轴位 T₁WI　　　　　　　　　　　　　(B) 轴位 T₂WI

(C) 轴位增强扫描　　　　　　　　　　　　(D) 冠状位增强扫描

图 4-5-9　胆脂瘤型慢性化脓性中耳乳突炎

(A) 右侧中耳鼓室、鼓窦及鼓窦入口扩大，边缘光滑，内见不均匀稍低信号（——➤）；(B) 右侧中耳病变呈不均匀高信号（——➤）；(C) 右侧中耳病变边缘线状强化（——➤）；(D) 右侧中耳病变边缘线状强化，病变向上发展，鼓室盖低信号不见，可见邻近硬脑膜线状明显强化，为合并硬脑膜炎（——➤）

胆脂瘤，有长期慢性化脓性中耳乳突炎的基础，外耳道上皮经过穿孔的鼓膜长入鼓室，上皮及角化物质脱落及胆固醇结晶堆积，并常混有肉芽组织和脓液，而形成膨胀性的病变即胆脂瘤。

③ 临床特点。各型慢性化脓性中耳乳突炎共同的临床表现为长期或反复耳道流脓伴有听力下降，查体可见鼓膜穿孔。胆脂瘤型有时可有白色有恶臭的鳞片或豆渣样物流出。

④ 诊断和鉴别诊断。本病结合临床症状较易诊断，CT多能明确诊断。MRI多用于明确有无颅内感染。鉴别诊断主要是胆脂瘤、炎性肉芽肿的鉴别。胆脂瘤多能形成较大的破坏区，边缘光滑，增强扫描不强化或仅边缘强化，炎性肉芽肿明显强化，有助于鉴别诊断。

⑤ 除继发于慢性化脓性中耳乳突炎外，胆脂瘤也可以原发，是胚胎上皮残留、脱落的角化上皮堆积所致。好发于颞骨岩部，常破坏面神经管迷路段，导致面瘫，较大病变可破坏岩部及其骨迷路，甚至突入中耳腔、颅中窝，导致耳聋，临床无耳漏病史。

第六节　口腔颌面部

一、涎腺肿瘤

（一）涎腺良性肿瘤

【MRI诊断】

混合瘤较小时信号较均匀，T_1WI呈等信号，T_2WI呈略高或高信号，周边常见低信号薄壁包膜。发生坏死、囊变时T_1WI及T_2WI信号不均匀，T_2WI高信号瘤体内一些低信号常认为是瘤体内纤维间隔和条索，极低信号为钙化，此征象常提示混合瘤（图4-6-1）。

腺淋巴瘤较易形成蛋白质含量高的囊腔，T_1WI、PDWI（质子密度加权成像）及T_2WI均呈高信号。

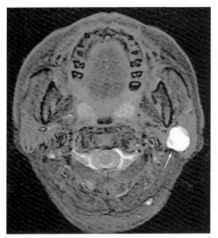

(A) 轴位T_2WI

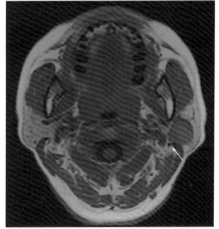

(B) 轴位T_1WI

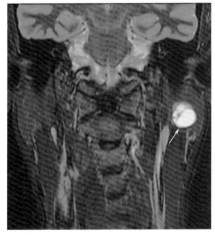

(C) 冠状位T_2WI

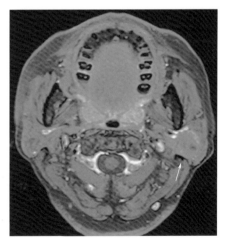

(D) 轴位T_1WI（增强）

图4-6-1

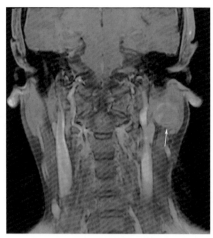

(E) 冠状位T₁WI（增强）

图 4-6-1　腮腺混合瘤

（A）示左侧腮腺可见结节状长 T_2 信号影，信号均匀，边界清晰（——）；（B）示肿块呈等信号，信号略高于周围肌肉信号（——）；（C）示肿块内可见低信号纤维间隔、条索影；（D）、（E）示肿块呈边缘环形强化（——）

【特别提示】

① 腮腺良性肿瘤多见，占 75％。其中以良性混合瘤最多见，约占 70％；其次为腺淋巴瘤（Warthin 瘤），占 5％～10％，而其他如血管瘤、淋巴瘤、脂肪瘤等少见。

② 腮腺混合瘤又称多形性腺瘤，常见于 30～50 岁青壮年，无明显性别差异。病程较长，生长缓慢，常无意或体检时发现腮腺内无痛性肿块，表面光滑或呈结节状，活动，界限清楚。

③ 腺淋巴瘤常见于 50 岁以上高龄男性，通常为多发或双侧发病，位于腮腺浅叶下极，肿瘤常有较薄的包膜和大小不等的囊腔，常表现为表面光滑、质地较软的无痛性发展缓慢的肿块。

④ 诊断和鉴别诊断

a. 临床上为无痛性耳前肿块，依上述影像学表现可诊断为腮腺良性肿瘤，但不能区别肿瘤组织学类型。混合瘤与腺淋巴瘤需结合临床及发病部位来区别。

b. 如果肿块界限不清，中心坏死，外形不规则或呈分叶状，伴有颈部淋巴结增大，则提示恶性。

c. 腮腺深叶的混合瘤需与咽旁肿块鉴别：一般腮腺深叶肿块与腮腺组织之间无脂肪组织，而腮腺外肿瘤常有。

（二）涎腺恶性肿瘤

【MRI 诊断】

① T_1WI 上为稍低信号，T_2WI 上为以较高信号为主的混杂信号，肿瘤边缘不清，形态不规则，增强扫描有不均匀强化。常伴有腮腺周围或颈部淋巴结肿大。病变可侵犯周围结构（图 4-6-2）。

② 腺样囊性癌表现较具特征，一般为囊实性占位，可呈多房囊状，信号不均匀，实质部分呈中等信号或稍长 T_1、稍长 T_2 信号，囊性部分呈更长 T_2 信号液性区，增强扫描实质部分环行及不规则形不均匀强化。肿瘤周围及颈部可见肿大淋巴结，提示为恶性，其内也可有低信号坏死区，增强扫描则呈环行强化。病变可侵犯周围结构（图 4-6-3）。

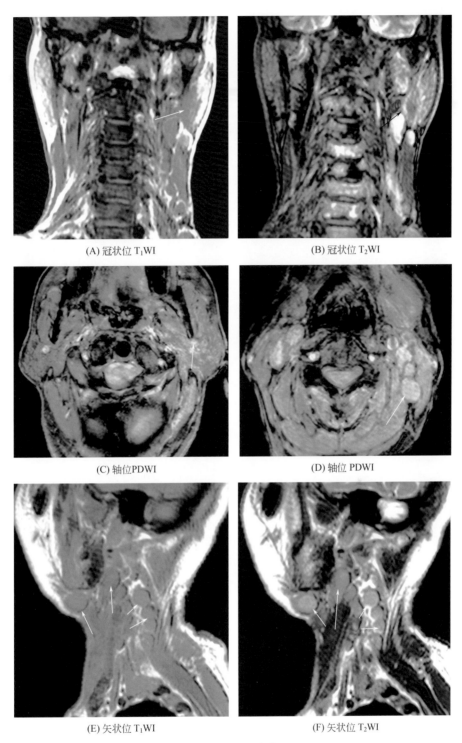

(A) 冠状位 T$_1$WI   (B) 冠状位 T$_2$WI

(C) 轴位PDWI   (D) 轴位 PDWI

(E) 矢状位 T$_1$WI   (F) 矢状位 T$_2$WI

图 4-6-2 腮腺癌

（A）左侧腮腺增大，内下部见不规则形团片状长 T$_1$ 低信号（——），边界欠清，边缘毛糙，左颈部见多发肿大淋巴结；（B）左侧腮腺病变呈以稍长 T$_2$ 为主的高低混杂信号（——）；（C）左侧腮腺增大，内见不规则混杂信号，边界不清，跨腮腺深浅叶（——）；（D）左颈静脉链及颈后三角区多发大小不等圆形肿大淋巴结（——）；（E）左颈部及颌下多发大小不等肿大淋巴结，呈均匀中等信号，边缘光滑（——）；（F）左颈部及颌下肿大淋巴结呈均匀稍长 T$_2$ 高信号（——）

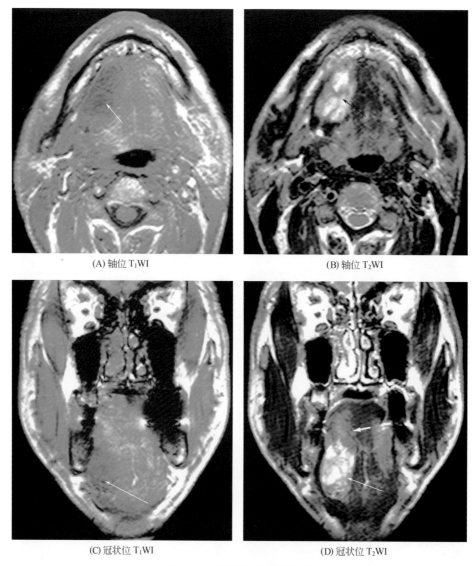

(A) 轴位 T₁WI

(B) 轴位 T₂WI

(C) 冠状位 T₁WI

(D) 冠状位 T₂WI

图 4-6-3　颌下腺腺样囊性癌

（A）、（C）示右侧颌下腺区见类椭圆形长 T₁ 信号（ ——→ ），边界欠清，口底局部脂肪短 T₁ 高信号缺失；（B）、（D）示右侧颌下腺区病变（ ——→ ）呈长 T₂ 信号，内见多发中等信号分隔，呈多房囊状，右侧舌根受侵，见大片长 T₂ 高信号（ ——→ ）

【特别提示】

① 涎腺癌临床上老年人多见，肿块生长迅速、固定、质硬，常有疼痛及面瘫。

② 腺样囊性癌是较常见的涎腺恶性肿瘤，可发生于腮腺，尤其在腮腺深部或峡部，但更多见于颌下腺、舌下腺以及其他小涎腺。肿瘤无完整包膜，为低度恶性，但呈浸润性生长，有沿神经浸润扩散的特点。腮腺腺样囊性癌常侵犯面神经而出现面瘫。

③ 淋巴结转移及对周围组织的浸润是提示恶性病变的重要征象，对于早期较局限的病变则不易与良性病变鉴别。深部肿瘤可扩散至咽旁，需与其他组织起源的肿瘤鉴别。此时，应注意颈动脉鞘的移位方向：涎腺肿瘤多推移颈动脉鞘向后移位；而颈动脉鞘内神经源性肿瘤多压迫颈部大血管向前内侧移位。

二、鳃裂囊肿

【MRI诊断】

① 鳃裂囊肿最常见的部位是下颌角下方胸锁乳突肌中 1/3 的前缘深面，典型者位于颈内、外动脉之间。

② 圆形或椭圆形囊性占位，界限清楚，呈均匀长 T_1、长 T_2 信号，增强扫描无强化。

③ 当发生感染时，T_1WI 信号增高，囊壁增厚并有明显强化，周围软组织肿胀，呈稍长 T_2 信号（图 4-6-4）。

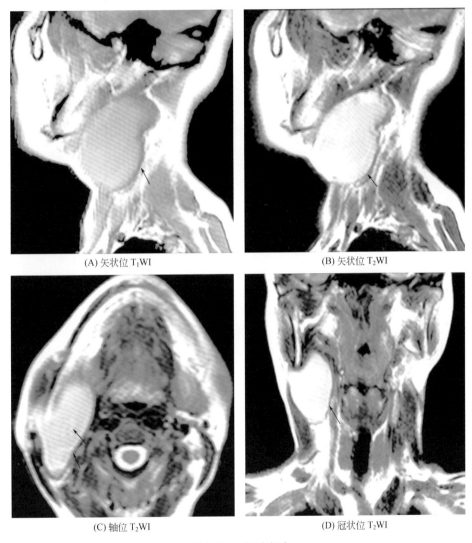

(A) 矢状位 T_1WI　　　　　　　　　(B) 矢状位 T_2WI

(C) 轴位 T_2WI　　　　　　　　　(D) 冠状位 T_2WI

图 4-6-4　鳃裂囊肿

（A）示右侧颈部可见不规则形囊状稍长 T_1 信号，边界清楚光滑（➝）；（B）示病变呈长 T_2 信号；（C）、（D）示病变位于右侧下颌骨角下方、胸锁乳突肌前缘深面（➝）

【特别提示】

① 鳃裂囊肿又称颈侧囊肿，由胚胎期 5 对未完全退化的鳃裂组织上皮残余形成。病理上囊肿壁外层为结缔组织，内衬上皮细胞，囊内容物为清亮或浑浊液体。

② 第一鳃裂囊肿常与鳃腺关系密切，偶尔可位于鳃腺内。囊肿多位于耳郭的下方，如有管道直接通向外耳道则能明确诊断。如果没有管道与外耳道相通和囊肿位于鳃腺内，则需与淋巴表皮样囊肿、阻塞性黏膜囊肿或涎腺囊肿鉴别。

③ 第二鳃裂囊肿最常见，常见于下颌角下方，若位置较深，可与咽旁间隙相通。

④ 第三鳃裂囊肿，大多由第三鳃裂囊发生的胸腺导管退化不全所致，在颈内动脉之后沿颈总动脉鞘下行，位于梨状隐窝处。

⑤ 第四鳃裂病变，绝大部分表现为左侧周期性的下颈脓肿或鳃腺炎。第四鳃裂瘘管开口于胸锁乳突肌下 1/3 的前缘，低于第二、第三鳃裂异常。

⑥ 鳃裂囊肿的典型临床表现，为反复出现的颈部质软肿物，多在上呼吸道感染后增大，经抗生素治疗后可缩小。单纯囊肿常无明显症状。

第七节　颈部

一、颈部肿瘤样病变

(一) 淋巴管瘤

【MRI诊断】

一侧颈部脂肪间隙单房或多房薄壁囊性肿物，张力不高，形态不规则，轮廓光整，边界清楚，水样长 T_1 长 T_2 信号，囊壁及分隔呈中等信号，增强扫描无强化。合并感染时囊壁增厚、强化（图 4-7-1）。

【特别提示】

① 淋巴管瘤是先天性淋巴系统的发育异常，为正常的淋巴管不能与静脉相通所致。有 4 种组织类型：囊性淋巴管瘤、海绵状淋巴管瘤、毛细淋巴管瘤（或单纯性淋巴管瘤）、血管淋巴管畸形（或淋巴管血管瘤）。4 种类型常同时混合存在，以囊性水瘤为最常见。

② 多在 2 岁前发现，肿块质地软，触之有波动感，影像检查呈囊性肿块，境界清楚，多无强化，诊断相对容易。

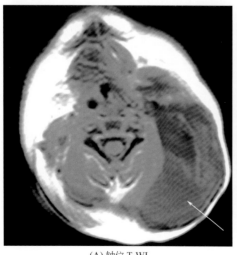
(A) 轴位 T_1WI

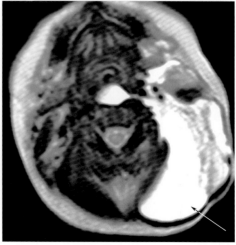
(B) 轴位 T_2WI

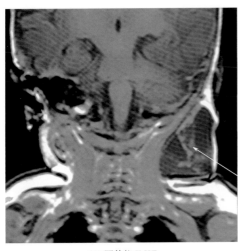
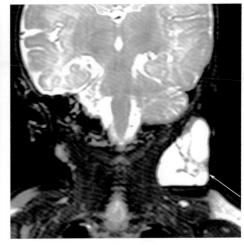

（C）冠状位 T_1WI　　　　　　　　　（D）冠状位 T_2WI

图 4-7-1　淋巴管瘤

（A）、（C）示左颈部不规则形薄壁多房囊状长 T_1 信号，囊壁及分隔呈中等信号，边界清楚光滑

（➝）；（B）、（D）示病变呈长 T_2 信号，囊壁及分隔呈中等信号（➝）

（二）淋巴结转移瘤

【MRI 诊断】

① 早期为单个圆形或卵圆形肿块，晚期多融合成团块状，并累及双侧淋巴结。

② 早期淋巴结转移在 T_1WI 上表现为与肌肉相近的信号强度，在 T_2WI 上呈略高于肌肉的信号强度，且信号均匀。增强扫描时肿块均匀强化。

③ 若转移瘤伴有坏死，则在 T_1WI 上肿块中央呈稍低信号，T_2WI 上呈明显高信号，增强扫描时肿块实质部分强化，而坏死区不强化。

④ 晚期淋巴结转移可侵犯周围结构（图 4-7-2）。

【特别提示】

① 颈部淋巴结转移瘤多来自头颈部恶性肿瘤，如鼻咽癌、甲状腺癌、喉癌及舌癌等，少数来自胸腹部恶性肿瘤。

② 中老年人出现颈部包块，进行性增大，多质硬、活动度差，影像检查颈部单发或多发肿大淋巴结，可单侧或双侧发生，常见融合和坏死，增强扫描环行强化，多数可同时发现头颈部上皮性恶性肿瘤，其诊断不难。

③ 不同的原发肿瘤有不同的转移好发部位及信号特点。如鼻咽癌淋巴结转移多为双侧发生，多形态规则、边缘清楚。咽后组、颈后三角区淋巴结为鼻咽癌淋巴结转移的特征性部位，其中咽后组淋巴结是鼻咽引流的首站淋巴结，如咽后组淋巴结肿大时，应首先考虑鼻咽癌的可能。不规则环形强化伴中央液性信号为鳞癌淋巴结转移的特征性表现。而鼻咽癌淋巴结转移信号较均匀，常呈中等度强化。

④ CT 是检查颈部淋巴结的首选检查方法，MRI 可作为补充。

（三）颈部淋巴瘤

【MRI 诊断】

MRI 示病灶 T_1WI 呈等或略低信号，T_2WI 呈高信号，较小病灶信号均匀，较大的病灶

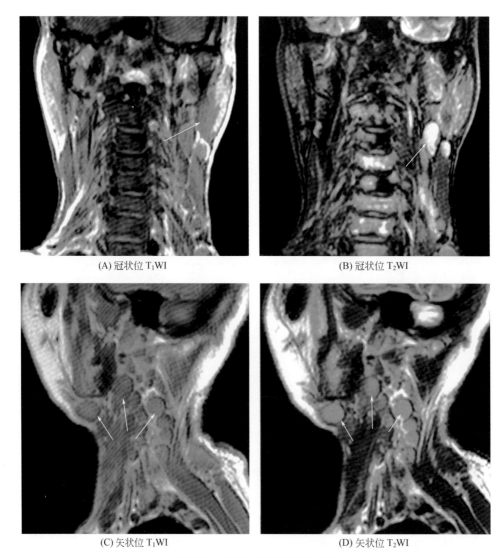

(A) 冠状位 T₁WI   (B) 冠状位 T₂WI

(C) 矢状位 T₁WI   (D) 矢状位 T₂WI

图 4-7-2　腮腺癌颈部淋巴结转移

（A）示左侧腮腺内下部不规则形团片状长 T_1 低信号（——），边界欠清，边缘毛糙，病理证实为腮腺癌。左颈部见多发大小不等类圆形肿大淋巴结，呈与肌肉相近的中等信号，边缘光滑。（B）示左颈部肿大淋巴结呈稍长 T_2 信号（——）；（C）示（左）颈部及颌下多发大小不等类圆形肿大淋巴结，呈均匀中等信号（——），边缘光滑；（D）示（左）颈部及颌下淋巴结肿大呈均匀稍长 T_2 高信号（——）

可有不规则坏死，但较少见；增强扫描病灶轻度强化（图 4-7-3）。

【特别提示】

① 淋巴瘤包括霍奇金淋巴瘤与非霍奇金淋巴瘤，为青年人颈部淋巴结肿大常见原因之一。可为一侧或双侧，以双侧多发、散在淋巴结肿大多见，病灶稍硬，无压痛，可推动，常可互相融合，生长迅速，患者可有不规则发热、消瘦等症状，还可有其他部位淋巴结肿大、肝脾大等。

② 诊断与鉴别诊断

a.淋巴结转移瘤：与淋巴瘤单凭影像学表现不易鉴别，需结合原发肿瘤病史和转移瘤淋巴结引流途径等特征。

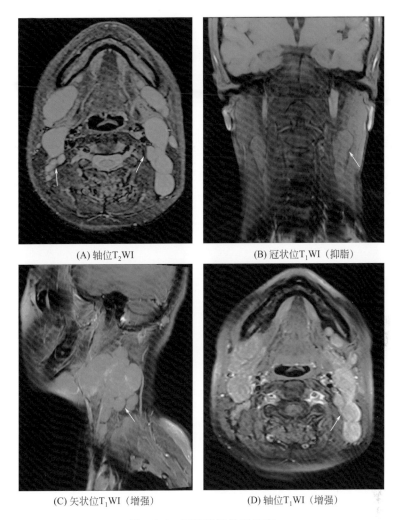

(A) 轴位T₂WI　　　　　　　　　(B) 冠状位T₁WI（抑脂）

(C) 矢状位T₁WI（增强）　　　　　　(D) 轴位T₁WI（增强）

图 4-7-3　颈部滤泡性淋巴瘤

（A）、（B）示双侧颌下-颈间隙弥漫多发 T_1 呈等、略低信号，T_2 呈高信号肿大淋巴结影，轮廓清晰光滑（———）；（C）、（D）增强扫描可见均匀强化（———）

b. 淋巴结结核：病灶较淋巴瘤偏小，增强扫描多为环形强化，结合结核患者全身情况，与淋巴瘤不难鉴别。

（四）颈部血管瘤

【MRI诊断】

① 颈部边界清楚的软组织肿块影，形态多不规整，呈多足状向周围间隙蔓延。

② 肿块 T_1WI 信号与肌肉相仿，T_2WI 呈不均质高信号。增强扫描肿块强化明显，延迟扫描病灶内对比剂充填愈加明显（图 4-7-4）。

③ 静脉石。病变内有时可见小类圆形极低信号，在 T_2WI 高信号的肿瘤背景下容易辨认，认为是血管瘤的特征表现。

【特别提示】

血管瘤是真性肿瘤，是婴幼儿头颈部最常见的肿瘤，根据其发生的部位及组织学不同分为 4 种类型：海绵状血管瘤、毛细血管瘤、蔓状血管瘤及混合性血管瘤。大部分在出生后不久发生，以女性多见。静脉石是血管瘤特征性表现，以 CT 显示为佳。

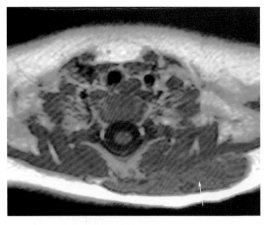

(A) 轴位 T₁WI　　　　　　　　　　　　(B) 轴位 T₂WI

（A）轴位 T_1WI　　　　　　　　　　　（B）轴位 T_2WI

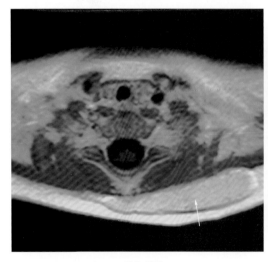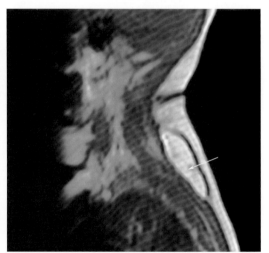

（C）轴位增强　　　　　　　　　　　　　（D）矢状位增强

图 4-7-4　血管瘤

（A）示左颈背部可见不规则形软组织肿块，信号不均匀，与肌肉信号相近（——→）；（B）示肿块呈不均匀稍高信号，内混杂点条状低信号（——→）；（C）、（D）示肿块明显强化（——→）

二、甲状腺疾病

（一）结节性甲状腺肿

【MRI 诊断】

① 甲状腺呈对称性或不对称性不同程度增大，信号不均。甲状腺边缘清晰，周围脂肪间隙存在而无浸润征象。

② 甲状腺内多个、散在结节，无包膜，边界清楚或不清楚，信号不均，实性部分可呈中等信号、稍低信号或稍高信号；囊性部分 T_2WI 呈常高信号，T_1WI 可为低信号、中信号或高（蛋白含量高的胶体、出血）信号，钙化斑为无信号区。

③ 增强扫描，结节轻度强化或无强化（图 4-7-5、图 4-7-6）。

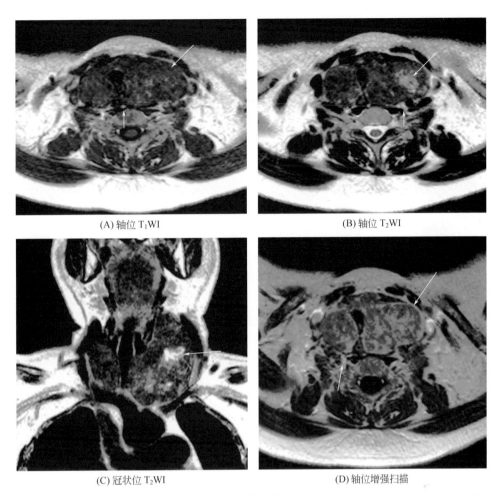

(A) 轴位 T₁WI

(B) 轴位 T₂WI

(C) 冠状位 T₂WI

(D) 轴位增强扫描

图 4-7-5 结节性甲状腺肿（一）

（A）示甲状腺不对称性增大（——），信号不均，边缘清晰光滑，周围脂肪间隙存在；（B）、（C）示甲状腺信号不均，内见多发斑片状长 T₂ 信号（——），并见多发边界不清的结节状稍低信号；（D）示甲状腺不均匀中等强化，其内见多发结节状轻度强化区（——）

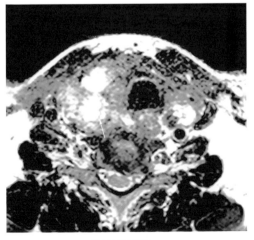

(A) 轴位 T₂WI

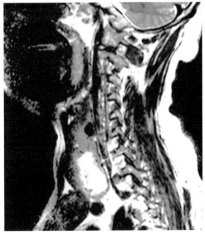

(B) 矢状位 T₂WI

图 4-7-6

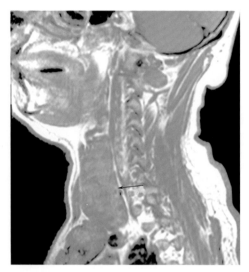

(C) 矢状位 T_1WI

图 4-7-6　结节性甲状腺肿（二）

（A）甲状腺右叶增大，信号不均，内见多发结节，边界欠清楚，边缘呈稍高信号，中心见斑片状更高信号区（——）。（B）甲状腺右叶结节中心呈大片长 T_2 信号，边界欠清。甲状腺边缘清晰光滑，周围脂肪间隙存在，上极见极低信号结节，为钙化灶（——）。（C）甲状腺信号不均，其内结节呈等低信号（——）

【特别提示】

① 结节性甲状腺肿是单纯性甲状腺肿的一种常见类型，是甲状腺激素合成不足，引起垂体促甲状腺激素增多，刺激甲状腺滤泡上皮增生、滤泡肥大所致。肥大的甲状腺滤泡大小不一，并伴有出血、囊变、纤维化及钙化等退行性变。镜下可见胶体潴留性结节及腺瘤样增生结节，前者为滤泡腔内充满胶质，后者为实性滤泡上皮增生。

② 好发生于中年人，以女性多见。常为偶然发现甲状腺包块或硬结，可伴有疼痛，还可有甲状腺功能亢进症状。

（二）甲状腺腺瘤

【MRI诊断】

① 单发。

② 类圆形结节或肿块，呈稍长 T_1、稍长 T_2 信号，乳头状囊腺瘤内可见液性信号区；当腺瘤内有出血时，信号可不均匀，T_1WI 信号增高。

③ 边缘较清，可以见到完整的低信号晕环（包膜），其厚薄不一。

④ 增强扫描腺瘤实质部分中度以上强化，而囊变及出血部分无强化（图 4-7-7）。

【特别提示】

① 甲状腺腺瘤是最多见的甲状腺良性肿瘤，分滤泡型、乳头型和混合型 3 类，以滤泡型最常见，乳头型也称为乳头状囊腺瘤，呈囊实性，具有恶变倾向。

② 甲状腺腺瘤通常为单发结节，包膜完整，缓慢膨胀性生长。肿瘤内常伴有出血、纤维化和钙化。

③ 临床以 20～40 岁女性多见，一般无明显的自觉症状，约 20% 患者可伴有甲亢。

④ 一般而言，见有完整包膜的单发肿物常提示为甲状腺腺瘤。主要与结节性甲状腺肿、

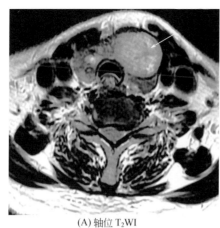
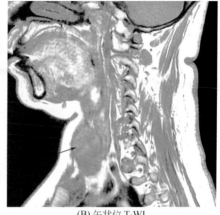

(A) 轴位 T$_2$WI   (B) 矢状位 T$_1$WI

图 4-7-7　甲状腺腺瘤

（A）甲状腺左叶见类圆形肿块，呈稍长 T$_2$ 高信号，信号欠均匀，边缘光滑清楚，周围见低信号包膜（——），病理证实为腺瘤。甲状腺右叶多发高、低及混杂信号结节，为结节性甲状腺肿。

（B）甲状腺左叶结节呈稍低信号，边界清楚，周围见低信号包膜（——）

甲状腺癌鉴别。结节性甲状腺肿结节无完整包膜，且周围甲状腺组织不正常，增强扫描结节强化不明显。甲状腺癌多见于儿童或 60 岁以上的男性，肿块形态不规则，分界不清，信号明显不均匀，可有颈部淋巴结转移。

（三）甲状腺癌

【MRI 诊断】

① 多为单发、边界不清的不规则肿块。

② T$_1$WI 多为以等信号或稍低信号为主的混杂信号影，T$_2$WI 多表现为以高信号为主的混杂信号影。瘤周可见不完整包膜样低信号（图 4-7-8）。

③ 增强扫描实质部分明显强化。

④ 晚期可发现突破包膜侵犯邻近器官，周围脂肪间隙消失，局部肿大淋巴结。

【特别提示】

① 甲状腺癌组织学上分为乳头状癌、滤泡状癌、未分化癌和髓样癌。乳头状癌占 60%～80%，多为孤立结节，无包膜或包膜不完整，边界不清，生长缓慢；滤泡状癌占 15%～20%，较乳头状癌恶性程度高，生长较迅速，呈孤立性或多结节性；未分化癌及髓样癌少见，恶性高，预后差。

② 女性多见，病人年龄在 7～20 岁及 40～65 岁出现小高峰，乳头状癌多见于儿童和青年女性（40 岁前），滤泡状癌多见于中年女性。初期常无明显症状，典型表现为甲状腺内质硬而不平并逐渐增大的肿块，吞咽时肿块移动不大；晚期可因压迫喉返神经、气管、食管等引起相应症状。

③ 诊断和鉴别诊断

a.甲状腺的良性病变与恶性病变都可表现出囊变、坏死、出血、钙化等，所以不能仅以信号作为分别良恶性的依据，还要结合病变与周围组织的关系来判断。

b.结节性甲状腺肿：病史较长，病程缓慢，多为双侧甲状腺肿大，不破坏甲状腺包膜，壁结节多轻度强化，多无淋巴结肿大。

c.甲状腺腺瘤：多为圆形或类圆形，边界清楚，信号较均匀，强化较均匀。

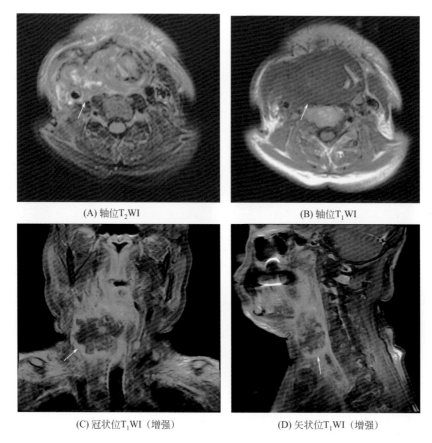

(A) 轴位T₂WI   (B) 轴位T₁WI

(C) 冠状位T₁WI（增强）   (D) 矢状位T₁WI（增强）

图 4-7-8　甲状腺癌

（A）甲状腺右叶增大，结构紊乱，呈混杂略长 T_2 信号影，囊性部分呈长 T_2 信号，边界不清，喉受侵，颈静脉受压外移，与肿物分界不清，前颈部皮下软组织增厚、肿胀（——→）；（B）示病变呈等 T_1 信号，与肌肉信号类似，周围脂肪间隙消失（——→）；（C）、（D）增强扫描可见不均匀边缘强化，病灶呈不规则分叶状，气管管腔狭窄（——→）

三、甲状旁腺疾病

以下主要介绍甲状旁腺腺瘤。

【MRI 诊断】

① 位于甲状旁腺区，即甲状腺后方靠近气管食管沟处。

② 呈类圆形或不规则形结节，边缘规则，边界清晰。

③ 与正常甲状腺相比，甲状旁腺腺瘤呈等或稍长 T_1、稍长 T_2 信号。如腺瘤内有液化坏死，则为长 T_1、长 T_2 信号；出血可显示为短 T_1、长 T_2 信号。

④ 增强扫描肿瘤实质部分强化，囊性部分无强化（图 4-7-9）。

【特别提示】

① 甲状旁腺腺瘤为最多见的甲状旁腺肿瘤，是引起甲状旁腺功能亢进的最主要病因。甲状旁腺一共有 4 枚，分别位于两侧甲状腺侧叶的后方，上下各 1 对。每个腺体约 5mm×5mm×3mm，CT 上常常不易辨认。

② 甲状旁腺腺瘤多为单发，以下方的一对甲状旁腺好发。多发者与甲状旁腺增生不易鉴别。

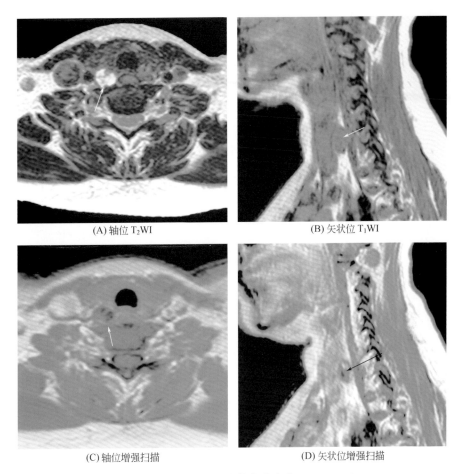

(A) 轴位 T$_2$WI   (B) 矢状位 T$_1$WI

(C) 轴位增强扫描   (D) 矢状位增强扫描

图 4-7-9 甲状旁腺腺瘤

（A）示右侧甲状腺后方气管食管沟可见类圆形囊实性结节（——），边界清楚，囊性部分呈长 T$_2$ 高信号，内见条片状稍长 T$_2$ 信号实质成分；（B）示病变位于甲状腺后上方（——），呈椭圆形，边界清楚，中等信号；（C）、（D）示病变边缘及实质部分中等强化，囊性部分不强化（——）

③ 临床多见于女性，以 30～60 岁好发。症状为骨关节疼痛，手足搐搦，肾绞痛或血尿，肌肉软弱无力等。泌尿系统结石较为普遍。生化检查有持续性高血钙、低血磷及尿钙增高。

④ 气管食管沟甲状旁腺区边缘光滑清楚的占位，结合甲状旁腺功能亢进的典型临床症状，本病诊断不难。少部分可异位于胸腺、胸腺旁组织、甲状腺、食管后、后纵隔、喉旁或颈动脉鞘等，故对于临床高度怀疑甲状旁腺腺瘤，而在正常甲状旁腺区域未见异常时，应注意观察周围结构，以便发现异位的甲状旁腺腺瘤。

第五章

MRI 在乳房疾病中的应用

■■■■ 第一节　正常乳房 MRI 表现 ■■■■

一、检查方法

随着 MRI 技术的发展，尤其是乳房专用线圈的开发和广泛应用，使得 MRI 得以广泛应用于乳房疾病的诊断。在乳房成像方面，MRI 有其特有的优势——较高的软组织分辨率，矢状面、横断面及任意斜面成像，无辐射损伤等。此外，多种扫描序列可以形成多种图像对比，给医生提供更多的诊断信息；乳房增强 MRI 则可以通过增强前后信号的改变，对腺体及病变的血供情况做出评价，对病变进行进一步的分析定性；而近年来出现的 MRS、DWI 等磁共振功能成像方法，也提高了磁共振诊断乳房疾病的准确率。但需要指出的是，对于乳房内钙化尤其是微细钙化的显示，MRI 常不如 X 线摄片。

不同扫描序列上，乳房影像各异。乳房脂肪组织分为皮下脂肪和乳房后脂肪间隙，在各角度成像上，两者均相互连续包绕乳房腺体组织，在 T_1WI 上呈高信号，在 T_2WI 上信号略减低，表现为中等高信号，皮下脂肪与皮肤分界不清；在脂肪抑制序列上，上述脂肪组织呈均匀低信号，此时，皮肤显示清楚，表现为线状稍高信号影，乳晕周围皮肤较厚，其余部分相对较薄；在浅层脂肪与深部脂肪之间可见到乳房腺体，呈尖端指向乳头的楔形，在脂肪抑制序列上显示更为清楚。不同类型的乳房 MRI 表现不同：致密型乳腺腺体致密，T_1WI 及 T_2WI 均表现为均匀一致中等信号或低信号，缺乏层次对比；脂肪型乳腺大部分腺体为脂肪组织所替代，表现为脂肪信号，T_1WI 和 T_2WI 为高信号和稍高信号；混合型乳腺的表现介于两者之间，腺体信号混杂，在高信号的脂肪组织间混杂有低信号的腺体成分。增强后，正常腺体强化均匀，呈轻度强化（图 5-1-1、图 5-1-2）。

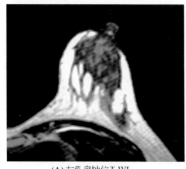 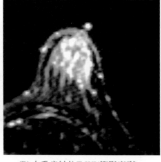 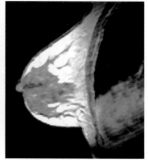

(A) 左乳房轴位T_2WI 　　　(B) 左乳房轴位T_2WI(抑脂序列) 　　　(C) 左乳房矢状位T_1WI

图 5-1-1　正常乳房 MRI 表现（一）

（A）腺体表现为中等低信号影，信号稍不均匀，腺体周围及后方可见高信号影，分别为皮下和乳房后脂肪组织；（B）皮下脂肪和乳房后脂肪组织呈低信号，腺体表现为相对高信号，显示更为清楚；（C）腺体中等低信号，周围可见高信号脂肪组织

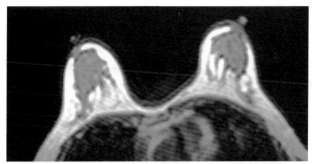

(A) 轴位T₁WI

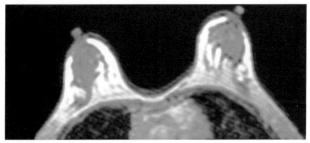

(B) 轴位T₁WI增强扫描

图 5-1-2　正常乳房 MRI 表现（二）

对比两者，可见乳腺呈轻度强化，强化程度较均匀

与 CT 相同，乳房 MRI 扫描也行多期动态增强扫描（图 5-1-3），明确病变血供特征，利于病变的检出及鉴别。关于图像后期处理，包括数字减影技术、最大密度投影（MIP）等，并可以做时间-信号强度曲线（time-intensity curve，TIC），直观反映病变血流灌注情况。

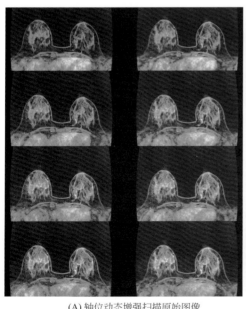
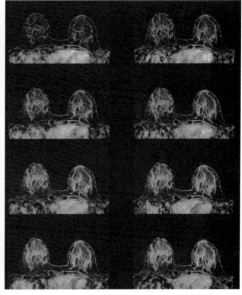

(A) 轴位动态增强扫描原始图像　　　　　　　　　　　　(B) 数字减影图像

图 5-1-3　正常乳房横断面 MRI 多期动态增强扫描

MRI 增强扫描一般选用 T₁WI，(B) 显示腺体轻度不均匀强化，强化大致对称；对比 (A)、(B)，

经过数字减影，可见乳房背景已被"减掉"，仅留下强化的腺体结构，渐进性强化方式显示更为明显

二、乳房影像报告和数据系统（BI-RADS）简介

乳房 MRI 评估分类方法是有 BI-RADS 乳房 X 线摄影的分类方法发展而来的，其作用仍在于进一步辅助临床医师做决策，乳腺 MR BI-RADS-MRI 简述如下。

BI-RADS-MRI 0　评估不完全，需结合其他影像学检查，乳腺 MRI 尽量不用。

BI-RADS-MRI 1　阴性，没有任何明显异常发现，可建议常规随访。

BI-RADS-MRI 2　良性病变，乳腺内淋巴结、金属异物、明确的纤维腺瘤、囊肿、不强化的瘢痕、术后积液、含脂肪病变〔积乳囊肿、脂肪瘤，背景实质强化（BPE）〕。

BI-RADS-MRI 3　可能是良性病变，恶性可能性小于 2%，BPE 一般不归为 3 类，不对称或与激素治疗有关，可归为 3 类；局灶点状强化；肿块型或非肿块型则结合形态、TIC、DWI-ADC 综合判断，建议短期随访，肿块增大，进展则升为 4 类，稳定则降为 2 类。

BI-RADS-MRI 4　有恶性可能，但不具备典型的恶性征象，恶性可能性为 2%～95%，建议活检，肿块型或非肿块型则结合形态、TIC、DWI-ADC 综合判断。也可参照 X 线分类将病灶细分为 4A、4B、4C。

BI-RADS-MRI 5　高度提示恶性病变，恶性可能性≥95%，临床应适当采取措施。

BI-RADS-MRI 6　活检已证实为乳腺癌，治疗前检查，病灶切除后，新发或其他病灶重新按 1～5 分类。

第二节　乳房常见疾病的 MRI 表现

一、急性乳腺炎

【MRI 表现】

① 乳腺信号不均匀，边缘模糊不清，T_1WI 可见片状低信号，T_2WI 可见高信号，形态不规则，腺体结构紊乱，纤维组织及血管局限性扭曲，皮下脂肪间隙内可见网格影，受累皮肤可见水肿、增厚；增强扫描可见腺体呈不均匀轻、中度强化，常见延迟强化。

② 乳腺脓肿形成时，腺体内可见单发或多发类圆形病变，边缘模糊或清楚，脓肿壁规则或不规则，在 T_2WI 为高信号，T_1WI 为等信号或稍高信号，病变中心坏死部分为长 T_1、长 T_2 信号；病变周围腺体内可见水肿区，呈片状或围绕脓肿壁的晕环，T_1WI 信号低于脓肿壁，T_2WI 信号高于脓肿壁，边缘模糊不清；增强扫描，脓肿壁可见环形强化，厚度可一致或不均匀，可见延迟强化，多数脓肿内部可见均匀强化的较为完整的分隔。脓肿中心坏死及周围水肿区域始终无强化（图 5-2-1～图 5-2-3）。

③ 有时在腋下可见增大的淋巴结，表现为多发结节影，增强后亦可见强化。

【特别提示】

① 急性乳腺炎常可有典型的临床症状，表现为乳腺肿胀、疼痛，局部皮肤发红、发热，可有触痛及跳痛，伴有脓肿形成时可触及肿块，质硬或软，活动度差，严重时可有高热、寒战等全身症状，急性乳腺炎经抗生素治疗症状可明显好转，常可根据典型临床症状做出初步判断。

② 超声检查可以作为急性乳腺炎的一个简单易行的检查手段，表现为腺体明显增厚、回声减低、边界不规整；有脓肿形成时，可以见到一个或多个类圆形液性暗区。此外，超声还可用于脓肿的穿刺引导。

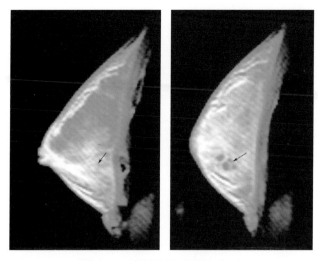

图 5-2-1　右侧急性乳腺炎（一）

乳腺矢状位增强扫描可见乳腺强化不均匀，外下象限可见多个小结节状囊性低信号影（➙），考虑小脓肿形成，局部皮肤受累增厚，亦见强化

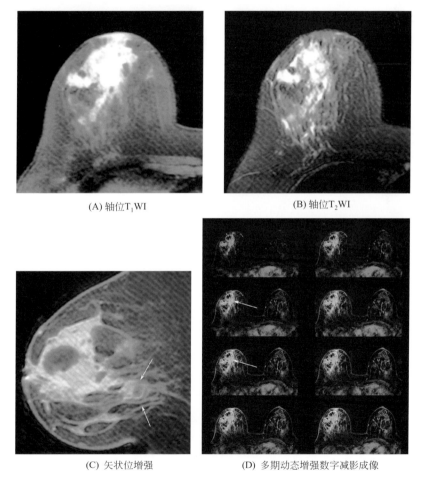

（A）轴位T₁WI

（B）轴位T₂WI

（C）矢状位增强

（D）多期动态增强数字减影成像

图 5-2-2　右侧急性乳腺炎（二）

（A）～（C）示右乳外侧象限腺体层次欠清晰，边缘模糊，呈片状等 T₁、长 T₂ 信号，增强后局部腺体明显强化，内见多发环形强化小结节影（➙），考虑为小脓肿形成

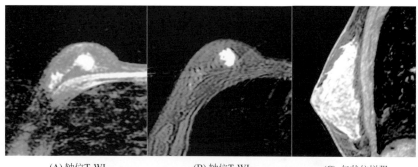

| (A) 轴位T₁WI | (B) 轴位T₂WI | (C) 矢状位增强 |

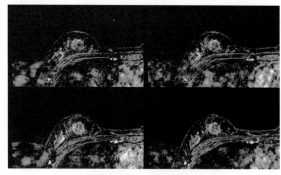

(D) 多期动态增强数字减影成像

图 5-2-3　右侧急性乳腺炎（三）

（A）～（D）示右乳房上象限等 T_1、长 T_2 信号小结节影，信号稍不均匀，增强后可见明显环形强化小脓肿壁

二、乳腺增生

【MRI 表现】

① 以腺小叶增生为主时，T_1WI 信号与正常腺体相似，而 T_2WI 表现为乳房内片状或团块状高信号影，呈局限性或弥漫性分布，边缘模糊不清，内部信号欠均匀，增强后中等强度弥漫性结节状强化，呈缓慢渐进性强化，增生程度越重，强化越快、越明显。

② 以乳导管增生为主时，尤其是小乳管高度扩张形成囊肿时，表现为多发大小不等类圆形病变，内部信号均匀，呈长 T_1、长 T_2 信号，界限清楚，部分囊肿因内含蛋白成分而 T_1WI 信号增高；增强后囊肿不强化，有些囊肿可见囊壁强化（图 5-2-4、图 5-2-5）。

【特别提示】

① 乳腺增生为女性乳房的常见疾病，多发生于 30～40 岁女性，可为单侧或双侧，双乳增生多见。表现为乳房胀痛和乳房可触及多发结节，症状常与月经周期有关，月经前明显，经后减轻，部分患者的症状与其情绪状态相关。

② 钼靶 X 线摄片检查是乳腺增生最常用的检查方法之一，表现为腺体致密，呈局限性或弥漫性，边缘模糊不清，也可见腺体内囊肿形成，表现为类圆形稍高密度影。除 X 线摄片检查外，乳房超声也是一种常用的检查手段，表现为腺体增厚、结构紊乱、内部回声不均匀，有时可见类圆形低回声区域，为乳管囊性扩张或囊肿形成。

③ 局限性乳腺增生，常表现为局部腺体密度增高，边缘模糊不清，有时可伴有局部腺体结构紊乱，此时需与乳腺癌相鉴别。两者除临床症状上有区别外，增强 MRI 检查有助于

鉴别，乳腺增生时病变常呈现缓慢渐进性强化，即在增强晚期，病变强化程度依然有递增趋势，而乳腺癌常表现为病变的快速强化，继而迅速廓清。

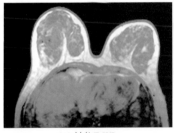

(A) 轴位T$_1$WI

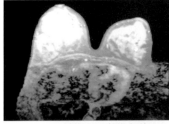

(B) 轴位T$_1$WI(抑脂序列)

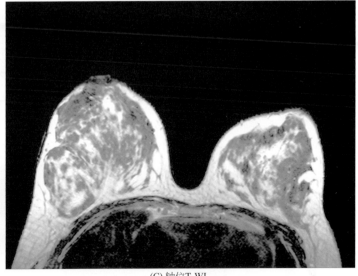

(C) 轴位T$_2$WI

图 5-2-4　双侧乳腺增生（一）

　　患者，女，48 岁。轴位 T$_1$WI、轴位 T$_1$WI（抑脂序列）示双侧乳腺呈混合型，可见斑块状等信号腺体影，腺体信号稍不均匀，抑脂序列上可见腺体结构致密，层次欠清；轴位 T$_2$WI 可见双侧乳腺 T$_2$ 信号增高，信号不均匀，可见片状及斑块状 T$_2$ 高信号影，边缘模糊不清

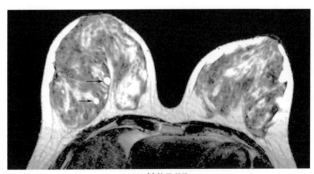

(A) 轴位T$_2$WI

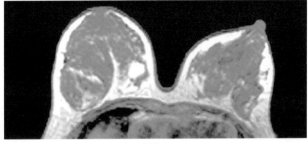

(B) 轴位T$_1$WI

图 5-2-5　双侧乳腺增生（二）

　　腺体信号不均匀，可见片状模糊 T$_2$ 高信号影，（A）示右乳后方腺体内可见多个小圆形 T$_2$ 高信号影，边缘光滑，界限清楚，为增生扩张小导管影，局部小囊肿形成（——）；（B）未见确切显示

三、乳腺纤维腺瘤

【MRI 表现】

① 腺体内可见圆形或椭圆形肿块影，单发或多发，可呈分叶状，边缘光滑，界限清楚或略模糊，可有完整包膜，T_1WI 呈等信号或低信号，而 T_2WI 信号强度与病变内部成分相关：若肿瘤内纤维成分较多，则表现为低信号；若细胞成分较多，则表现为高信号，但无论是哪种成分，病变的信号强度均较均一。病变内的钙化均表现为低信号。DWI 检查，乳腺纤维腺瘤的 ADC 值多较高。

② 在致密型乳腺内，纤维腺瘤常与腺体实质信号相近，常应用增强扫描，此时纤维腺瘤表现为缓慢均匀强化，强化从病变中心开始，逐渐向周围蔓延（图 5-2-6）。

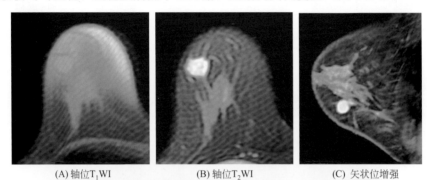

(A) 轴位T_1WI　　　　　　(B) 轴位T_2WI　　　　　　(C) 矢状位增强

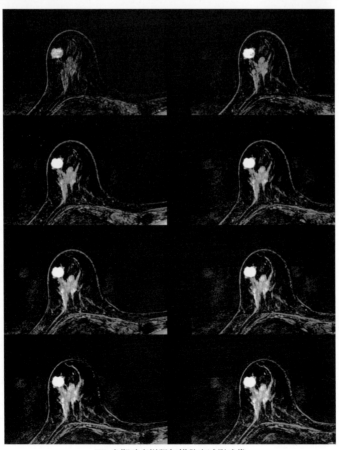

(D) 多期动态增强扫描数字减影成像

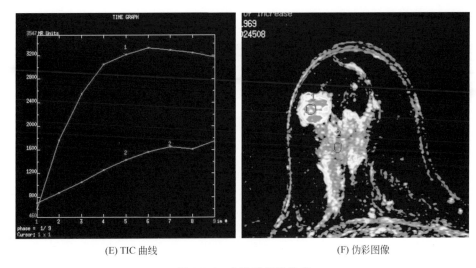

(E) TIC 曲线　　　　　　　　　(F) 伪彩图像

图 5-2-6　右乳腺纤维腺瘤

42 岁女性。(A)、(B) 示右乳外下象限一小结节影，呈等 T_1、长 T_2 信号，界限清楚，边缘浅分叶状；(C) 示腺体内结节明显均匀强化；(D)、(E) 示腺体内结节明显强化，TIC 曲线大致呈平台型 (曲线 1)；(F) 示结节为明显高灌注结节。BI-RADS：3 或 4

【特别提示】

① 乳腺纤维腺瘤是乳房内常见的良性肿瘤，无自觉症状，多偶然触及发现，质地较韧，活动度良好，常无触痛，可单发或多发。

② 组织学上，乳腺纤维腺瘤是由乳腺纤维组织和腺体两种成分增生所形成的肿瘤，两种组织成分的比例可以不同，以纤维组织为主要成分者，可称为纤维腺瘤；而以腺体增生为主者，可称为腺纤维瘤，正是由于腺体内的成分不同，使病变在 MRI 上表现不一。一般来说年轻女性纤维腺瘤内细胞及腺管结构较多，而老年女性纤维腺瘤以纤维组织为主。

③ 乳腺纤维腺瘤常需与乳腺癌相鉴别。乳腺纤维腺瘤常发生于年轻女性，边缘光滑、锐利，查体可触及肿块，活动性良好；而乳腺癌多发生于中老年女性，常呈浸润性向周围组织侵犯，因此表现为高密度肿块，边缘毛糙，可见毛刺影或呈蟹足样向周围组织延伸，查体可扪及肿块，质硬，活动度差，有时可见皮肤凹陷及乳头牵拉等改变；增强 MRI 检查，乳腺纤维腺瘤强化均匀、缓慢，而乳腺癌则表现为快速明显强化及迅速廓清，强化由边缘向中心进行，可不均匀。

四、叶状肿瘤

【MRI 表现】

① 叶状肿瘤形态多样，可呈圆形、椭圆形或分叶状。

② 肿块大小不一，体积较小者，表现为小结节，内部信号均匀，T_1WI 以低信号为主，T_2WI 以较高信号为主；瘤体较大时，病变内部出血、囊变则信号不均匀，囊变部分表现为长 T_1、长 T_2 信号，出血部分表现为混杂信号影。

③ 增强后肿瘤可见轻度强化，强化程度尚均匀，但较大病变内出血、坏死及囊变部分始终未见强化；多期动态增强时间-信号强度曲线 (TIC) 多为渐增型或平台型。

④ 良性病变多边界光滑、界限清晰；部分恶性肿瘤向周围组织浸润时，肿块边缘模糊不清，部分恶性肿瘤可见远处转移 (见图 5-2-7、图 5-2-8)。

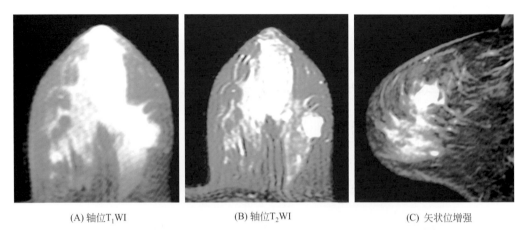

(A) 轴位T$_1$WI　　　　　　　　(B) 轴位T$_2$WI　　　　　　　　(C) 矢状位增强

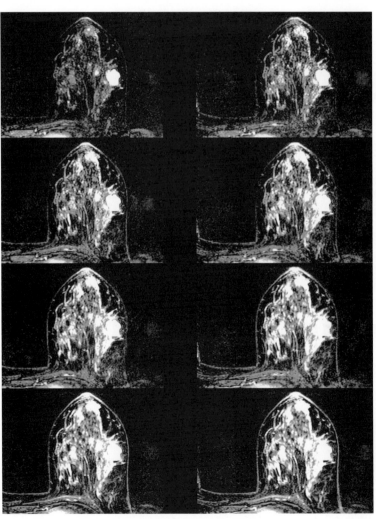

(D) 多期动态增强扫描数字减影成像

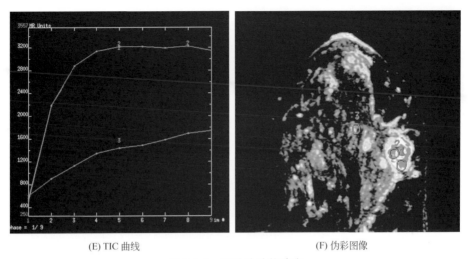

(E) TIC 曲线　　　　　　　　　　(F) 伪彩图像

图 5-2-7　左乳腺叶状肿瘤

　　41 岁女性，乳房 MRI 平扫及增强扫描。(A)、(B) 示左乳外上象限一小结节影，呈等 T_1、长 T_2 信号，界限清楚，分叶状；(C) 示腺体内结节明显均匀强化；(D)、(E) 示腺体内结节明显强化，TIC 曲线大致呈平台型（曲线 2）；(F) 示结节为高灌注结节。BI-RADS：4

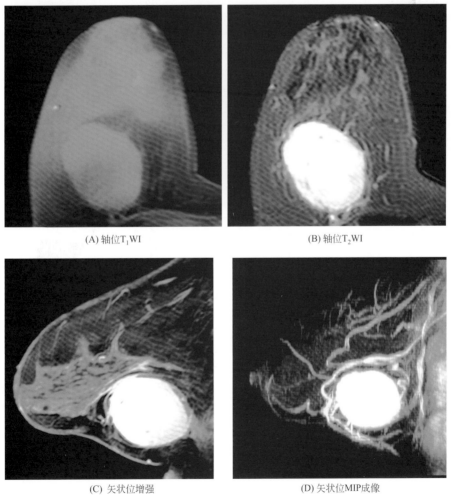

(A) 轴位T_1WI　　　　　　　　　　(B) 轴位T_2WI

(C) 矢状位增强　　　　　　　　　　(D) 矢状位MIP成像

图 5-2-8

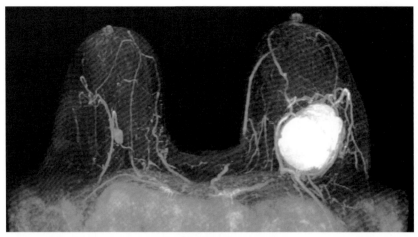

(E) 轴位MIP成像

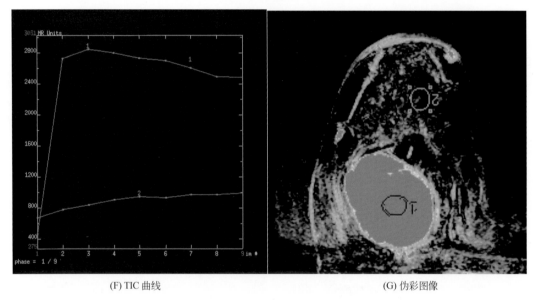

(F) TIC 曲线　　　　　　　　　　　　　　(G) 伪彩图像

图 5-2-8　左乳腺叶状肿瘤

　　患者，女，60 岁，乳房 MR 平扫及增强扫描。（A）、（B）示左乳房外下象限一较大肿块影，呈等 T_1、长 T_2 信号，界限清楚，浅分叶状；（C）示腺体内肿块明显强化；（D）、（E）示病变周围多发粗大血管影；（F）、（G）示病变呈明显高灌注，TIC 曲线轻度廓清型（曲线 1），提示病变有恶性可能。BI-RADS：4

【特别提示】

　　① 乳腺叶状肿瘤多见于中年女性，高峰年龄为 50 岁左右。临床表现为无痛性肿块，少数伴局部轻压痛，质地硬韧，部分可有囊性感。肿块边缘光滑，边界清晰，活动度可，与皮肤及周围组织无粘连。病人常可长时间无任何不适症状。

　　② 病理组织学上，叶状肿瘤可分为良性、交界性和恶性肿瘤，后两类肿瘤尤其是恶性病变可发生周围组织浸润及远处转移，应着重留意肿瘤恶性及转移征象。

　　③ MRI 有较高的软组织分辨率，并可在多期动态增强基础上绘制时间-信号强度曲线，以便评估肿瘤血供。

　　④ 良性叶状肿瘤常需与纤维腺瘤相鉴别。纤维腺瘤病人相对较年轻，肿瘤体积一般较

小，直径多在 1～3cm，很少超过 5cm，生长较缓慢，瘤体大小及伴发的触痛可随激素水平变化而发生周期性变化。MRI 像上呈等信号，内信号较均匀，多不会出现出血及坏死、囊变；肿瘤内部粗大钙化在 MRI 像上不易显示；增强后多表现为缓慢均匀强化，多可见离心性强化，时间-信号强度曲线呈缓慢渐增型。

⑤ 恶性及交界性叶状肿瘤常需与乳腺癌鉴别。乳腺癌可有多种形态，如果是表现边界清楚的肿块，要注意观察是否合并其他恶性征象，如病变边缘分叶状和毛刺、病变内部或周围区域内恶性微细钙化、邻近皮肤增厚或乳头内陷等等，部分病例可引起腋下淋巴结增大。MRI 像上病变呈长 T_1、长 T_2 信号，部分病变信号混杂，增强后可见迅速强化、快速廓清，时间-信号强度曲线多呈廓清型曲线。

五、乳腺癌

【MRI 表现】

① 乳腺癌常表现为腺体内不规则肿块影，分叶状，边缘模糊不清、毛糙，呈蟹足样生长，与周围腺体界限不清，T_1WI 为低信号，T_2WI 信号增高，有时因病变内成胶原纤维成分增多而表现为低信号，病变在抑脂序列上显示更佳。较大病变内可见液化坏死，呈长 T_1、长 T_2 信号，肿瘤内出血表现为 T_1WI 高信号。

② 增强扫描可见乳腺癌呈明显快速强化及迅速廓清，强化从病变周边开始，向病变中心蔓延，强化可均匀或不均匀，病变内液化坏死或出血部分则始终无强化。有时病变较小时，仅因增强时出现异常强化灶而得以发现。非肿块型病变的乳腺癌，可呈导管或段样分布强化，特别见于导管原位癌。

③ 侵犯皮肤及皮下脂肪时，可出现皮肤增厚、凹陷，乳头也可见牵拉凹陷，皮肤及乳头均向病变方向牵拉。累及胸大肌时，可见病变与胸大肌界限不清，乳房后脂肪间隙消失。

④ 腋下淋巴结肿大是乳腺癌淋巴结转移所致，表现为腋窝脂肪组织内可见结节影，边缘毛糙，可见毛刺，肿大淋巴结可以相互融合，形成肿块，增强后可见环形强化（图 5-2-9～图 5-2-12）。

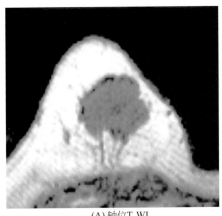 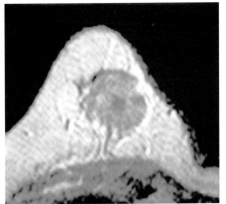

(A) 轴位 T_1WI (B) 轴位 T_1WI 增强扫描

图 5-2-9 右侧乳腺癌

右侧乳房内上象限腺体内可见结节状长 T_1 信号影，边缘略毛糙，呈分叶状，病变中心可见小片状更低信号影。增强后病变明显强化，强化稍不均匀，病变中心低信号区未见强化。经病理证实为乳腺癌

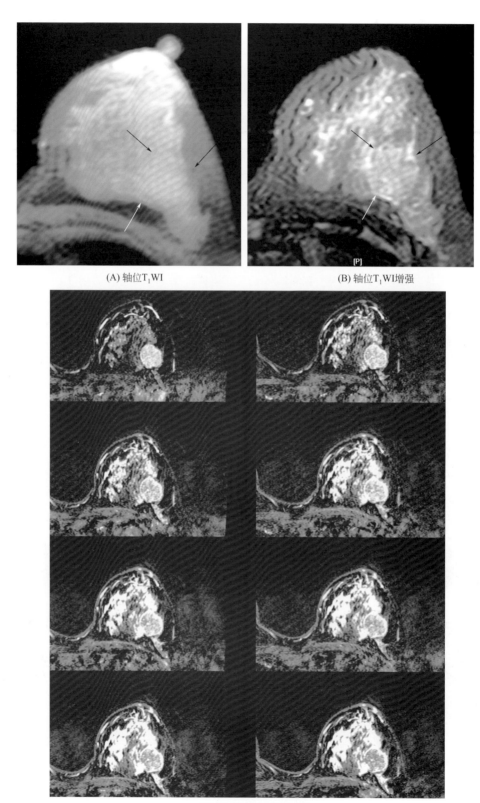

(A) 轴位T₁WI

(B) 轴位T₁WI增强

(C) 动态增强数字减影成像

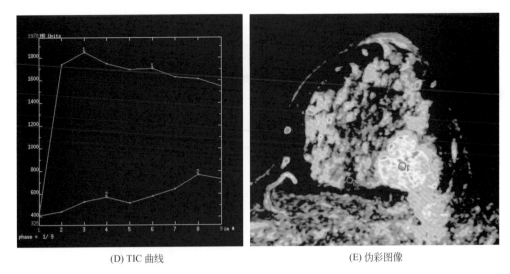

(D) TIC 曲线　　　　　　　　　　　　(E) 伪彩图像

图 5-2-10　左侧乳腺癌（一）

　　患者，女，36 岁。以左乳房发现包块来诊，行乳房 MR 增强扫描。（A）、（B）示左侧乳房外上象限隐约可见肿块影（——），呈等 T_1、稍长 T_2 信号，边缘浅分叶状，信号稍不均匀；（C）病变显示尤为明显，呈较明显强化，以周边强化更为显著；（D）、（E）显示典型廓清型曲线（曲线 1）及相对高灌注表现。BI-RADS：5

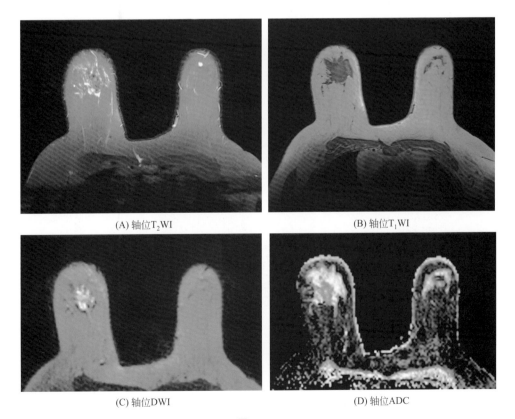

(A) 轴位T_2WI　　　　　　　　　　　(B) 轴位T_1WI

(C) 轴位DWI　　　　　　　　　　　　(D) 轴位ADC

图 5-2-11

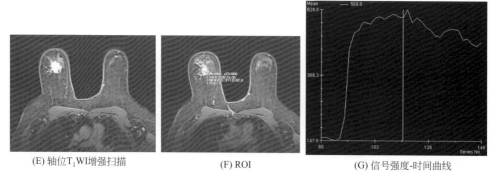

(E) 轴位T₁WI增强扫描　　　　　　　(F) ROI　　　　　　　　　　(G) 信号强度-时间曲线

图 5-2-11　右侧乳腺癌

　　患者，女，52 岁。右乳上象限可见等 T₁、长 T₂ 信号肿块影，边缘可见毛刺，增强扫描 TIC 曲线初始相呈快速强化，延迟期呈持续型，DWI 呈弥散受限高信号，相应 ADC 信号减低，BI-RADS：5

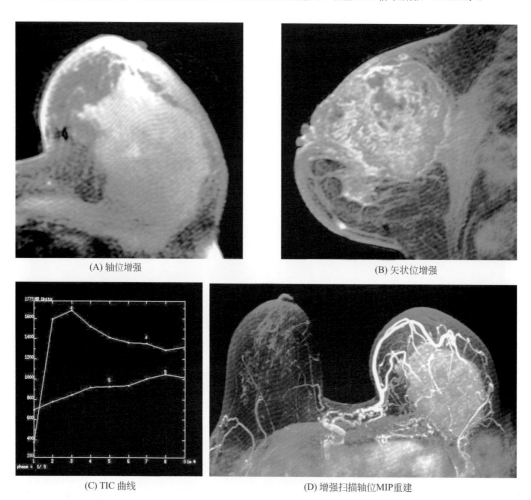

(A) 轴位增强　　　　　　　　　　　　　　　(B) 矢状位增强

(C) TIC 曲线　　　　　　　　　　　　(D) 增强扫描轴位MIP重建

图 5-2-12　左侧乳腺癌 (三)

　　患者，女，47 岁，乳房 MR 增强扫描。(A) 示左乳房内巨大包块影，内部见小片状高信号，邻近皮肤明显增厚，后方与胸大肌界限不清；(B) 示病变明显不均匀强化，乳房皮肤广泛受累增厚，乳头受牵拉内陷，病变后方累及胸大肌，局部可见强化；(C) 示典型廓清型曲线 (曲线 4)；(D) 示左乳房体积较对侧增大，病变周围明显粗大滋养血管形成。BI-RADS：5

⑤ 在 DWI 上，乳腺癌多呈高信号，ADC 值较低。在 ^{1}H-MRS 图像上，部分乳腺癌于 3.2ppm 处出现胆碱峰。

【特别提示】

① 乳腺癌多见中老年女性，临床上表现为乳腺肿块、疼痛、乳头回缩或溢出血性液体，触诊时乳房内可扪及肿块，活动度差，质地坚硬，腋窝及锁骨上可触及肿大淋巴结。

② 乳房钼靶 X 线摄片是乳腺癌筛查及诊断的常用检查方法之一，表现为腺体内的不规则肿块影，边缘毛糙，病变内的恶性微细钙化是乳腺癌的典型征象之一。超声也是乳腺癌常用的检查方法，表现为腺体内肿块，边缘不光滑，与周围结构界限不清，活动度差，内部呈不均匀低回声。

③ 乳腺癌常需与乳腺纤维腺瘤相鉴别。乳腺纤维腺瘤常为边缘光滑的肿块，密度与腺体相近，内部可见粗大钙化；而乳腺癌常表现为高密度肿块、边缘毛糙、微细钙化等恶性征象。增强 CT 或 MRI 检查，乳腺纤维腺瘤强化均匀、缓慢，呈离心性强化；而乳腺癌则表现为明显强化，强化迅速出现、快速消退，呈向心性强化，较大病变内可见出血、坏死，因而强化可不均匀。

第六章

MRI 在循环系统疾病中的应用

■■■ 第一节 心包疾病 ■■■

一、心包积液

【MRI 诊断】

心包积液主要征象为心包腔脏、壁两层间距增宽，自旋回波（SE）序列 T_1WI 多为低信号，T_2WI 多呈均匀高信号（图 6-1-1），如积液内蛋白含量高或为血性液体，T_1WI 可为中等或高信号，恶性肿瘤所致的心包积液可呈不均匀中高混杂信号。

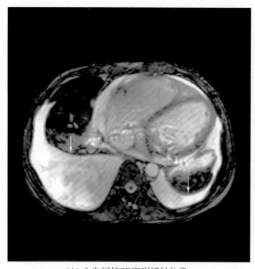 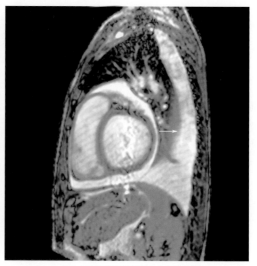

(A) 心电门控SE序列横轴位像   (B) 心电门控SE序列心室短轴位像

图 6-1-1　心包积液

心包腔内见长 T_2 信号影，右心房侧最厚处达 0.9cm，左心室侧约 0.5cm。双侧胸腔内亦见较多量长 T_2 信号影。右侧液体较多，双侧积液信号不均匀，其内见混杂信号（——→）

【特别提示】

① 心包内液体量＞50ml 即为心包积液。心包积液引起心包腔压力增高，导致心室舒张功能受限，使心房、体静脉、肺静脉回流受阻，心房和静脉压力升高，心脏收缩期排血量减少，甚至出现心脏压塞（心包填塞）。

② 临床表现取决于积液增长速度、积液量及病程。患者可有乏力、发热、心前区疼痛等症状，大量积液时可有呼吸困难、发绀、端坐呼吸等症状。体征可有心音遥远、颈静脉怒张、静脉压升高、血压及脉压降低等。心电图示：T 波低平、倒置或低电压。

二、心包囊肿

【MRI 诊断】

心包囊肿位于心缘一侧，为半圆形或者新月形异常信号区，T_1WI 上呈低强度信号，T_2WI 上呈高强度信号（图 6-1-2）。

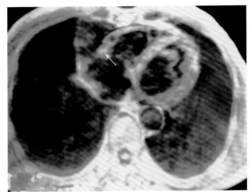
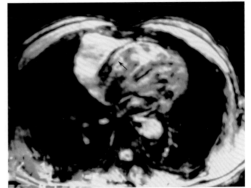

(A) MRI 心电门控 SE 序列横轴位心室平面像　　　(B) SE 序列 T_1WI 横轴位心室平面像

图 6-1-2　右侧心包囊肿

（A）右心房前外侧有一近似三角形肿块，基底与心包相连，T_1WI 呈低、等混杂信号（——）；

（B）该病灶 T_2WI 呈高、低混杂信号（——）

【特别提示】

典型的心包囊肿位于心缘旁，可位于右侧或左侧，呈半球形突向肺内，包膜完整，边缘清晰，囊壁薄，但有的心包囊肿呈局限性扁袋状附着于心包壁层上。有的囊肿内侧壁为心包壁层，有的显示不清。

■ ■ ■ ■ 第二节　心肌病 ■ ■ ■ ■ ■

一、扩张型心肌病

【MRI 诊断】

① 心腔结构改变。心脏扩大以左心室扩张为主，两心房可有不同程度扩大，若明显扩大，提示有相对性二尖瓣、三尖瓣关闭不全存在。心室壁和室间隔厚度正常或稍厚［图 6-2-1（A）、（B）］。

② 心室功能改变。MRI 电影可见左心室收缩功能减弱，左心室收缩末期与舒张末期大小形态相仿，心室壁增厚率降低，提示射血分数明显降低［图 6-2-1（C）、（D）］。

【特别提示】

① 扩张型心肌病多见于中青年男性。

② 心脏球形增大，心肌松弛无力。主要侵犯左心室。心腔扩大，心室壁变薄，可有部分心肌的代偿增厚，心室腔内有时可见附壁血栓。

③ 血流动力学改变为心肌泵血功能减低，舒张期血量及压力增高，排血量降低。临床常以心悸、气短发病，突出表现为充血性心力衰竭、各种心律失常、栓塞。心电图（ECG）多样性或多变性为其特点。

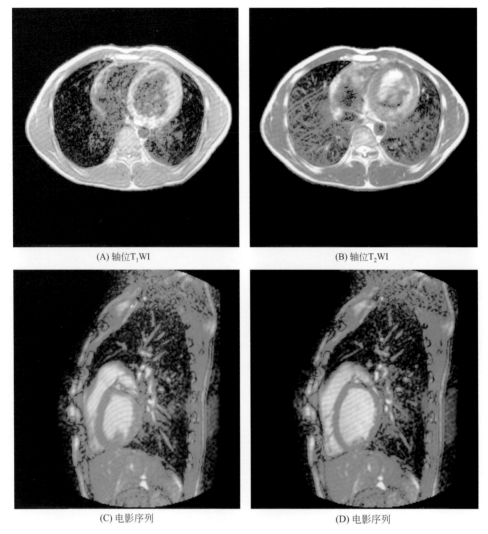

(A) 轴位T$_1$WI

(B) 轴位T$_2$WI

(C) 电影序列

(D) 电影序列

图 6-2-1　扩张型心肌病

（A）、（B）示双侧心室增大，以左心室为主，心室壁厚度正常，心腔和心室壁未见异常信号；
（C）、（D）示各心室壁运动减弱，心脏舒缩功能受限

④ 注意与各种导致心腔扩大、心功能降低的疾病鉴别，如心肌梗死、缺血性心肌病、高血压性心脏病、瓣膜病、心内膜弹力纤维增生症等。

二、肥厚型心肌病

【MRI 诊断】

① 心腔结构改变。左心室前、侧壁及室间隔非对称性肥厚（图 6-2-2），室间隔与左心室后壁厚度之比＞1.5 为诊断肥厚型心肌病的指标（图 6-2-3）。本病还有心尖、左心室中段肥厚的亚型。肥厚的心室壁在 T$_1$WI 多呈均匀中等信号，T$_2$WI 上其内有点状高信号；增强扫描于肥厚的心肌内见局灶性异常强化区。

② 心室功能改变。心肌异常肥厚部分收缩期增厚率降低，即心室舒张末期和收缩末期心室肥厚部分的比值低于正常心肌，心腔容积有不同程度减少，以舒张末期为主（图 6-2-4）；左心室泵血功能下降，每搏输出量下降。

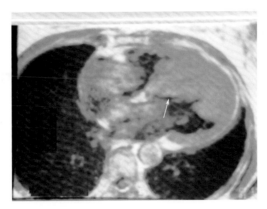

图 6-2-2　肥厚型心肌病（一）

心电门控 SE 序列横轴位心室平面像见左心室前、侧壁及室间隔明显增厚，左心室后壁厚度正常，室间隔厚度与左心室后壁厚度之比为 2.9（──➤）

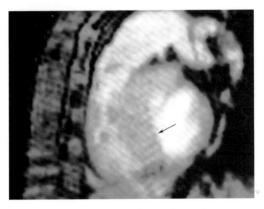

图 6-2-3　肥厚型心肌病（二）

GRE 电影成像心室短轴像见室间隔明显肥厚，左心室后壁未增厚，室间隔厚度与左心室后壁厚度之比大于 1.5，符合肥厚型心肌病改变（──➤）

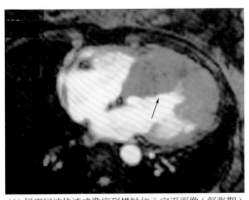 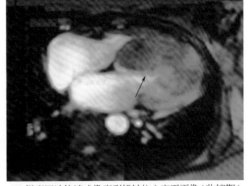

(A) 梯度回波快速成像序列横轴位心室平面像（舒张期）　　(B) 梯度回波快速成像序列横轴位心室平面像（收缩期）

图 6-2-4　肥厚型心肌病（三）

（A）显示室间隔，左心室前、侧壁心肌明显肥厚，后壁厚度正常，两心室腔容积减少（──➤）；
（B）显示心肌增厚程度与舒张期相仿，心肌增厚率下降（──➤）

③ 伴有血流动力学梗阻者，电影磁共振序列（Cine-MRI）中可见高信号血池衬托下的流出道内低信号喷射血流束，提示左心室流出道狭窄。

【特别提示】

① 此病多见于青少年，无性别差异。

② 病理示心肌肥厚，心腔不扩张，多缩小变形。最常累及肌部的室间隔引起非对称性间隔肥厚。可分为梗阻性和非梗阻性两型。

③ 常有心悸、气短、头痛、头晕等症状，少数病例可发生晕厥、猝死。听诊于胸骨左缘或心尖部可闻及响亮的收缩期杂音。心电图示左心室或双心室肥厚、传导阻滞、ST-T 改变和异常 Q 波等。

④ 肥厚型心肌病的形态诊断主要依据心电门控自旋回波技术及梯度回波（GRE）电影扫描。

⑤ 应注意与高血压性心肌肥厚鉴别，后者主要是较均匀的普遍性心肌肥厚，且累及左心室下壁基底段。

■ ■ ■ ■ 第三节　大血管病变 ■ ■ ■ ■

一、主动脉瘤

【MRI 诊断】

① 主动脉局限性扩张，呈梭形或囊状突出。SE 序列轴位［图 6-3-1（A）、（B）］可较好地显示主动脉瘤的最大内、外径，矢状位及左前斜位扫描和 MRI 电影可较好地显示主动脉瘤瘤体的纵行范围及远近端瘤颈长度［图 6-3-1（C）］。

② 梭形动脉瘤多呈无信号或低信号，巨大的梭形动脉瘤和囊状动脉瘤可出现低信号至中等信号。

③ 可测量主动脉瘤瘤壁的厚度和附壁血栓（图 6-3-2）。SE 序列，附壁血栓一般呈明显的偏心性增厚，亦可累及全周而呈同心圆状增厚。一般陈旧的机化性血栓 T_1WI 和 T_2WI 均呈低信号；新鲜血栓 T_1WI 和 T_2WI 均为高信号；部分机化的血栓 T_1WI 和 T_2WI 均呈不均匀高信号。

④ 显示动脉瘤和主要分支血管的关系（如腹腔动脉、两侧肾动脉和肠系膜上动脉、髂动脉等）宜采用 SE 序列及三维增强 MRA（图 6-3-3）。

⑤ MRI 可显示主动脉瘤瘤体对周围组织器官的压迫和侵蚀情况，如胸主动脉瘤对气管、食管、肺动脉、上腔静脉、胸骨及胸椎的压迫，腹主动脉瘤对肾脏、胰腺等器官的压迫。

【特别提示】

① 主动脉局部的病理性扩张即为动脉瘤。

② 多单发，可分为真性动脉瘤和假性动脉瘤两类：前者具有正常动脉壁的三层结构；后者系动脉壁破裂后，局部纤维包裹形成，无动脉壁结构。

③ 临床上主动脉瘤较小者可无临床症状，较大者可因压迫邻近器官出现相应症状，常见胸痛、背痛及搏动性肿块等。

④ 对主动脉瘤的影像诊断应包括动脉瘤的形态特征、大小、数量、范围；动脉瘤瘤腔、瘤壁和瘤周情况；主要分支受累情况；有无并发症等。

⑤ 扫描序列以 SE 结合三维增强 MRA 为佳。

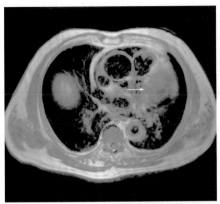
(A) 心脏横轴位T₁WI

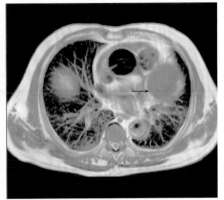
(B) 心脏横轴位T₂WI

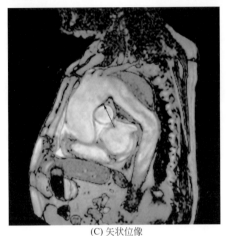
(C) 矢状位像

图 6-3-1 升主动脉瘤伴主动脉峡部壁内血肿

（A）、（B）示升主动脉管腔明显扩张（———），降主动脉管径正常，管壁增厚，呈环状高信号。（C）示升主动脉梭形扩张，主动脉峡部局部呈"双腔"改变，真腔后上壁略受压变形，"假腔"位于真腔的后上方，两腔的间隔不规则增厚，呈中等信号，未见确切内膜破口。局部主动脉内血流缓慢而呈中等信号，并可见涡流信号影

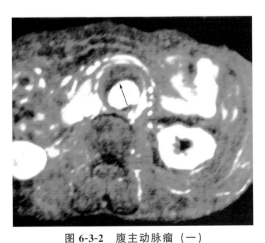
图 6-3-2 腹主动脉瘤（一）
轴位 T₁WI 增强扫描示腹主动脉扩张，其中高信号为管腔，较大的新月形低信号为附壁血栓（———）

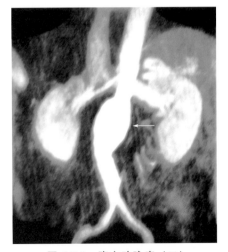
图 6-3-3 腹主动脉瘤（二）
三维增强 MRA 显示腹主动脉扩张（———），未累及肾动脉及髂总动脉

二、主动脉夹层

【MRI 诊断】

① 内膜片（图 6-3-4）。SE 序列，内膜片表现为在信号流空的主动脉腔内出现一线样中等信号结构。在 MRI 电影成像上，则为高信号的主动脉腔内见一线样低信号结构。

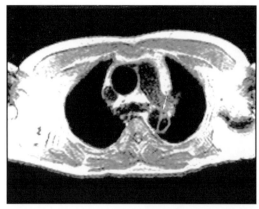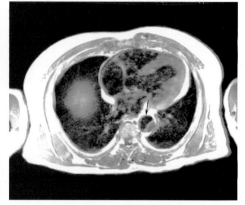

(A) 心电门控SE序列轴位　　　　　　　　　　　　(B) 心电门控SE序列轴位

图 6-3-4　主动脉夹层（一）

（A）、（B）显示胸主动脉呈"双腔"改变，其间见内膜片分隔，内膜片呈中等信号（——→）

② 主动脉真腔和假腔（图 6-3-5）。通常真腔细小，假腔宽大。SE 序列上，真腔血流速度较快，呈低信号或无信号；假腔血流慢，表现为低信号至中等信号。两者之间的中等信号条状结构则为内膜片。在 MRI 电影上，真腔为高信号，而假腔信号低，真腔多居假腔的前内侧。大的假腔压迫真腔，甚至可使其不易显示。如果内破口和再破口较大，假腔内血流亦较快，则真、假腔难以辨认。假腔内血栓表现为中高信号或高信号。

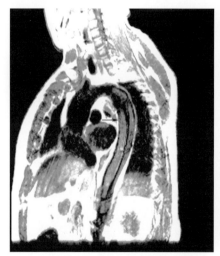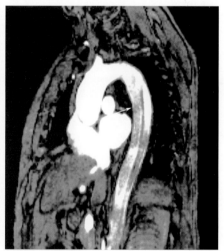

(A) 梯度回波(GRE)快速成像序列　　　　　　　(B) 梯度回波(GRE)快速成像序列

图 6-3-5　主动脉夹层（二）

（A）、（B）显示升主动脉增宽，主动脉峡部见内膜破口，其下方至腹主动脉上部呈"双腔"改变，其内见分隔的内膜片影。真腔较大，位于腹内侧，假腔较小，位于背外侧，其内血流信号增高（——→）

③ 内破口与再破口及喷射征。内膜近端的撕裂称内破口，而内膜远端的撕裂称再破口，在假腔内近内膜片不连续处的局限性信号流空现象为通过内膜破口的喷射征。SE 序列内破口表现为内膜片连续性中断，MRI 电影能较好显示内破口和再破口，表现为低信号的线样内膜片结构中断，为高信号取代。MRI 电影亦可显示喷射征。

④ 主动脉分支受累。以三维增强 MRA 的多平面重建为佳。

⑤ 主动脉夹层破入纵隔、心包和胸腔时，可见主动脉旁纵隔血肿，心包和胸腔积血。

【特别提示】

① 主动脉夹层是指各种原因导致主动脉内膜破裂或中膜弹力纤维病变，血液进入内膜、中膜之间，导致中膜撕裂，形成双腔主动脉。

② 好发于中老年男性，常以突发剧烈胸痛，向背部、腹部放散，甚至休克就诊。

③ 按破口部位及血肿累及范围分为Ⅰ～Ⅲ型（DeBakey 分型）（图 6-3-6）。

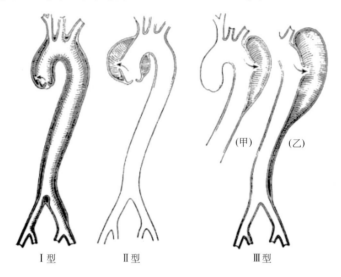

图 6-3-6　主动脉夹层 DeBakey 分型示意图

④ 主动脉夹层的检查以 SE 序列为基础，横轴位适于观察内膜片、真假腔、血栓，左前斜位适于显示其全貌及夹层的范围，MRI 电影能较好显示内破口和再破口，三维增强 MRA 显示主动脉受累情况较好。

第七章

MRI 在骨骼肌肉系统疾病中的应用

■■■■■ 第一节　骨与关节创伤 ■■■■■

一、骨折

（一）长骨骨折

【MRI 诊断】

① 长骨骨折一般不做 MRI 检查，其在显示骨折线方面不及 CT，但可清晰显示骨折断端及周围出血、水肿和软组织损伤情况。骨折线在 T_1WI 及 T_2WI 上均表现为线状低信号影，其周围可见边界模糊的 T_1WI 低信号及 T_2WI 高信号影，为骨折后骨髓内的水肿或渗出改变（图 7-1-1）。MRI 不能反映皮质骨内骨折线，但若发生骨折端分离，可见低信号骨皮质内有条形或不规则中等信号或高信号改变，为出血所致。如骨折靠近关节，可见关节内积液。

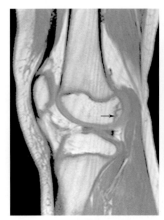 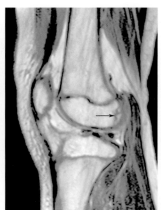 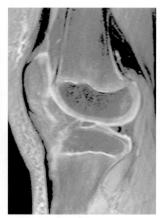

| (A) 矢状位T_1WI | (B) 矢状位T_2WI | (C) PDW-SPAIR |

图 7-1-1　长骨骨折

（A）、（B）示股骨外侧髁骨骺可见条状长 T_1、短 T_2 信号影（——）；（C）PDW-SPAIR（质子密度抑脂序列）示邻近骨质呈高信号水肿改变

② 骨挫伤又称隐匿性骨折，是外力作用引起的骨小梁断裂和骨髓水肿、出血，无骨皮质中断。在平片和 CT 上常无异常发现。骨挫伤区在 T_1WI 上表现为模糊不清的低信号区，在 T_2WI 上表现为不规则高信号或线状低信号周围高信号，抑脂序列呈明显高信号（图 7-1-2）。若伴有出血，则信号不均匀，且呈现血肿的 MRI 图像变化规律。病变一般局限于干骺端，也可延伸至骨干。常伴有附近韧带的撕裂。

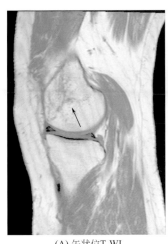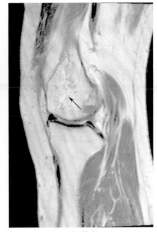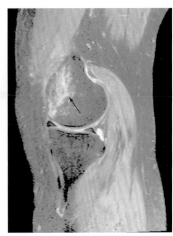

(A) 矢状位T_1WI　　　　　　　(B) 矢状位T_2WI　　　　　　　(C) PDW-SPAIR

图 7-1-2　骨挫伤

右股骨内侧髁见模糊片状长 T_1、长 T_2 信号影，PDW-SPAIR 示病变呈明显高信号（——）

（二）脊柱骨折

【MRI 诊断】

① 椎体爆裂骨折。椎体呈楔形，矢状位和冠状位显示椎体上下缘皮质骨低信号带失去完整性，凹凸不平或部分嵌入椎体。椎体内信号改变，T_1WI 呈低信号，T_2WI 呈高信号，为渗出和水肿所致。骨折线于 T_1WI 及 T_2WI 上均表现为线状低信号影（图 7-1-3），轴位可见骨折片向各个方向移位。

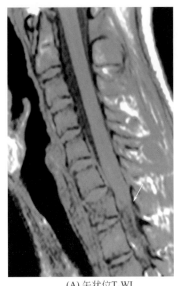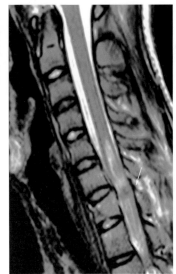

(A) 矢状位T_1WI　　　　　　　　(B) 矢状位T_2WI

图 7-1-3　椎体爆裂骨折

颈 7 椎体楔形变（——），T_1WI 信号减低，T_2WI 信号增高，内见线状短 T_1、长 T_2 信号影，颈

5～胸 1 椎体水平脊髓内见条片状长 T_1、长 T_2 信号影（——）

② 椎体单纯压缩骨折。矢状位椎体呈楔形，椎体信号改变同爆裂骨折。

③ 椎体骨挫伤。椎体形态不变，椎体内可见长 T_1、长 T_2 信号（图 7-1-4）。

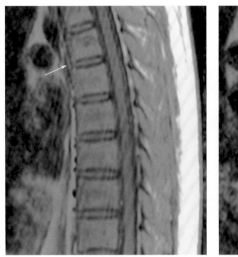

(A) 矢状位T₁WI   (B) 矢状位T₂WI

图 7-1-4　椎体骨挫伤

胸 5 椎体内见斑片状长 T₁、长 T₂ 信号影，椎体形态未见异常（——➤）

④ 骨折脱位。脱位的椎体或突入椎管的游离骨折片可压迫和损伤脊髓（图 7-1-5）。

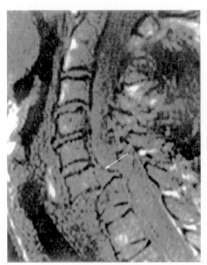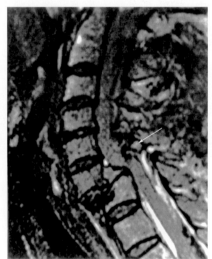

(A) 矢状位T₁WI   (B) 矢状位T₂WI

图 7-1-5　脊柱骨折脱位

颈 6 椎体向前移位，颈 7 椎体楔形变（——➤），T₂WI 信号增高，颈 6～7 椎间盘形态不规则，后方脊髓受压扭曲（——➤）

⑤ 椎间盘损伤。呈退行性变，信号变低，可合并椎间盘突出。

⑥ 韧带损伤或断裂。表现为韧带低信号影失去连续性，其内可见因出血或水肿导致的不同程度的高信号影。

⑦ 脊髓损伤。骨折后硬膜囊和脊髓可受压、移位，严重时脊髓内可见水肿、出血甚至脊髓横断。

【特别提示】

① MRI 对附件骨折的显示有一定局限性。

② 骨折急性期局部有出血、水肿，MRI 可根据骨髓信号改变区分陈旧性骨折与新鲜骨折。

③ 脊柱外伤性骨折应注意与脊椎病变所致的椎体压缩变形鉴别。后者常见椎体或附件骨质破坏，椎间盘受累时可见椎间盘破坏或消失，椎旁可见脓肿或软组织肿块影。

二、软骨损伤

（一）关节软骨损伤

【MRI 诊断】

关节软骨皱褶或连续性中断，中等信号的关节软骨内有高信号区，甚至关节软骨及软骨下骨塌陷呈阶梯状，软骨下骨松质内可见局部水肿和出血（图 7-1-6），可合并软骨下骨关节内骨折。如有软骨撕脱，可形成关节内游离体。

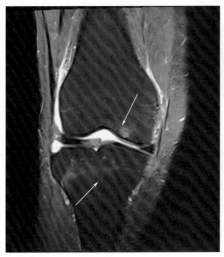 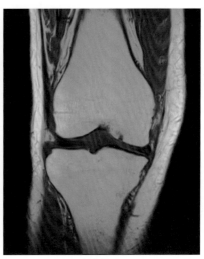

(A) 冠状位 T_2WI (B) 冠状位 T_1WI

图 7-1-6　膝关节软骨损伤

冠状位 T_1WI、T_2WI 示胫骨、股骨关节面下骨质内见片状稍长 T_1、长 T_2 信号影（——），关节腔积液

（二）半月板损伤

【MRI 诊断】

半月板的 MRI 检查主要取矢状位和冠状位，前者有利于显示前后角，后者适于观察体部。正常半月板在 T_1WI 及 T_2WI 上均为均匀的低信号，半月板损伤表现为相对的高信号影。病情根据高信号影的形态以及是否延及半月板上下缘分为三级：Ⅰ级，表现为灶性圆形或椭圆形高信号影，不与关节面相接触［图 7-1-7（A）］；Ⅱ级，水平线样高信号，可延伸至半月板的关节囊缘（图 7-1-8）；Ⅲ级，高信号达到半月板的关节面［图 7-1-7（B）］。桶柄样撕裂［图 7-1-7（C）、图 7-1-9］：通常发生于内侧半月板，是一种特殊的垂直纵形撕裂伴有分离，其内部的碎片（柄）移向膝关节髁间切迹，半月板体部正常的"蝴蝶结"表现消失，其周围部（桶）可表现为缩小的三角形，形成小半月板。

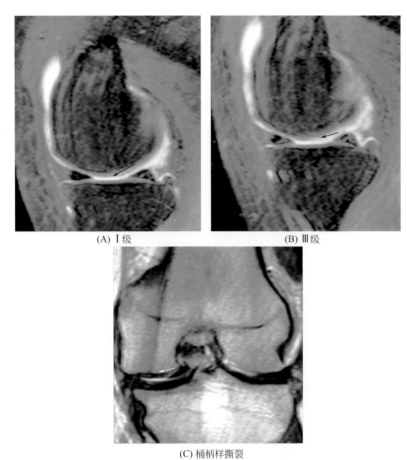

(A) Ⅰ级　　　　　　　　　　(B) Ⅲ级

(C) 桶柄样撕裂

图 7-1-7　膝关节半月板损伤

（A）矢状位 PDW-SPAIR 示半月板后角内见点状高信号（——）；（B）矢状位 PDW-SPAIR 示半月板前角见水平线状高信号，后角见斜行线状高信号，达半月板的关节面（——）；（C）冠状位 T_2WI 示内侧半月板缩小，髁间切迹处见半月板碎片（——）

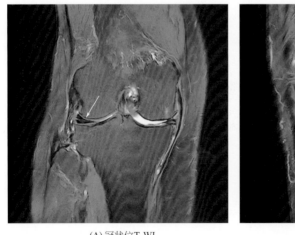

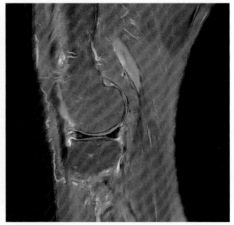

(A) 冠状位T_2WI　　　　　　　　　　(B) 矢状位T_2WI

图 7-1-8　半月板Ⅱ级损伤

内、外侧半月板可见横线样长 T_2 信号影（——），未达关节面，内侧半月板外移

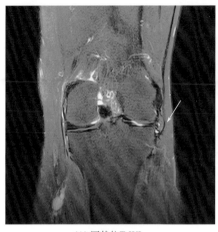 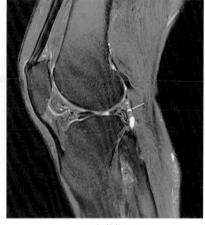

(A) 冠状位T₂WI   (B) 矢状位T₂WI

图 7-1-9　半月板桶柄样撕裂

外侧半月板后角及体部变扁，后角内缘膨大（——➤），内见条片状长 T₂ 信号影达关节面

三、关节脱位

【MRI 诊断】

关节脱位分为完全脱位和部分脱位。前者表现为组成关节诸骨的对应关系完全脱离或分离；后者表现为相对应的关节面失去正常关系，关节面分离、移位，关节间隙宽窄不均（图 7-1-10）。可伴有关节骨、软骨损伤，关节囊内可见积液。MRI 还有助于发现关节内碎片，脱位关节周围韧带、肌腱损伤。

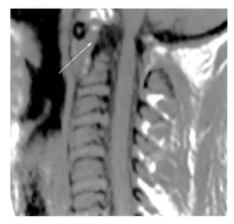

图 7-1-10　关节半脱位

矢状位 T₁WI 示寰椎前弓与枢椎齿突间距增宽，约 5.5mm

四、软组织损伤

1. 血肿

【MRI 诊断】

血肿在 MRI 上的信号强度取决于出血的时间，血肿于急性期呈低信号，在亚急性期和

慢性早期呈片状、环状高信号，在慢性期呈低信号。增强之后血肿一般不强化，但部分血肿在其机化的早期阶段，可出现明显的强化。

2.肌腱与韧带损伤

【MRI 诊断】

正常的韧带和肌腱在 T_1WI 及 T_2WI 上均表现为条带状低信号影，边缘清楚光滑，在不同体面成像时可显示其完整或斜行或断面的影像。损伤的韧带和肌腱，由于出血和炎性水肿，内可见高信号，尤其在 T_2WI 上信号明显增高（图 7-1-11）。根据损伤程度，可分为挫伤、部分断裂和完全断裂。挫伤表现为单纯的肿胀，但连续性仍完整；部分断裂表现为肌腱和韧带肿胀，其内出现横行线状或不规则的高信号影，但仍可见部分低信号的纤维影保持连续性；完全断裂则表现为肌腱和韧带连续性完全中断，断端可回缩，断裂处可为血肿或炎性组织填充。可合并肌腱、韧带附着处的撕脱骨折。关节附近的韧带损伤常合并关节内出血或积液。

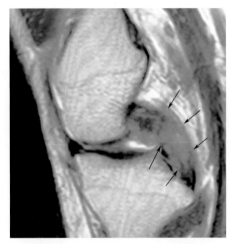

图 7-1-11　膝关节后交叉韧带损伤

矢状位 T_2WI 示后交叉韧带增粗、信号升高（ → ）

■ ■ ■ ■ ■ 第二节　骨坏死 ■ ■ ■ ■ ■

一、成人股骨头缺血性坏死

【MRI 诊断】

早期病变一般局限于股骨头的前上部，表现为异常信号条带影（线样征），T_1WI 上为低信号，T_2WI 亦为低信号或 2～3 条内外并行的高低信号 ［图 7-2-1（A）］。条带影所包绕的坏死灶早期可呈正常骨髓信号，继之呈长 T_1、长 T_2 信号（肉芽组织增生）、长 T_1、短 T_2 信号（坏死、纤维化和骨质硬化）或混杂信号。坏死灶周围可见骨髓水肿，表现为范围不等的斑片状长 T_1、长 T_2 信号影，线样征内或周围可见类圆形异常信号影，在 T_1WI 上都为低信号，T_2WI 上则可为高、等、低多种信号影，分别代表其内为液体、修复的肉芽组织及纤维组织或气体等 ［图 7-2-1（A）～（C）］。极少数病人股骨头内线样征不明显，仅呈现弥漫性或灶性长 T_1、长 T_2 信号。中后期显示不同程度的关节积液。晚期病变可累及整个股骨头，并可出现股骨头塌陷、关节软骨破坏、关节面毛糙、关节间隙狭窄等改变。

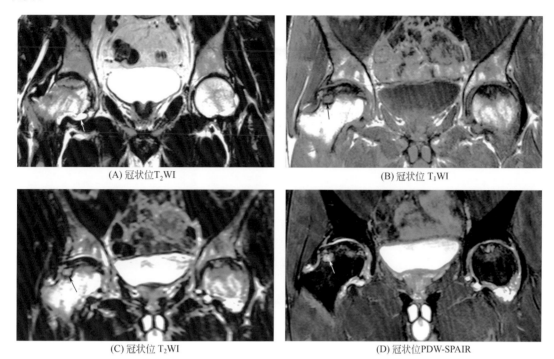

(A) 冠状位T₂WI

(B) 冠状位 T₁WI

(C) 冠状位 T₂WI

(D) 冠状位PDW-SPAIR

图 7-2-1 成人股骨头缺血性坏死 (──→)

(A) 示右股骨头内上方可见 2 条内外并行的异常信号线，内侧为高信号，外侧为低信号；(B) ～ (D) 示双股骨头内上方可见条带状长 T₁、短 T₂ 信号影，其内侧呈斑片状长 T₁、短 T₂ 信号影，外侧可见片状长 T₁、等 T₂ 信号影，其在 PDW-SPAIR 上表现为片状高信号，右股骨头条带影外侧及左股骨头条带影内侧分别见一结节状长 T₁、长 T₂ 信号影，其在 PDW-SPAIR 上呈明显高信号

【特别提示】

① 成人股骨头缺血性坏死是骨关节外伤后的常见后遗症。非创伤性股骨头缺血性坏死病因复杂，其中使用皮质激素和酗酒是两个主要危险因素。

② 好发于 30～60 岁男性，50% 以上最终双侧受累。主要症状和体征为髋关节疼痛、压痛、活动受限、跛行及 "4" 字试验阳性。

③ 线样征为股骨头坏死较特异的 MRI 诊断征象，单线病理上代表反应性成骨，双线病理上代表坏死区周围肉芽组织增生，同时伴有外围反应性成骨。

二、剥脱性骨软骨炎

【MRI 诊断】

病变位于关节软骨下，为骨质的局限性缺血坏死，坏死骨块多呈与关节面平行的数毫米至数厘米大小的卵圆形或不规则形异常信号影，T₁WI 为低信号、正常骨髓信号或混杂信号，T₂WI 为低信号、正常骨髓信号或信号强度不均匀增高。病变周围多包绕有内外并行的异常信号带，其内侧多为长 T₁、长 T₂ 轻中度强化信号（肉芽组织或形成中的纤维软骨），或为积液信号，外侧为长 T₁、短 T₂ 信号条带（骨质硬化）。骨质硬化带外侧尚见斑片状长 T₁、长 T₂ 信号，为骨髓水肿（图 7-2-2）。有时病变与正常骨组织交界处无高信号条影，表示碎片稳定或已愈合。坏死骨块表面软骨可粗糙变薄、翘起或与骨块一起游离脱落，形成关节内游离体，其合并关节积液时在 T_2WI 上显示较好，表现为关节积液高信号中有低信号。增强扫描主要用于鉴别坏死骨块的存活情况。若坏死骨块有较明显强化，表明有血供存在，可考虑保守治疗。

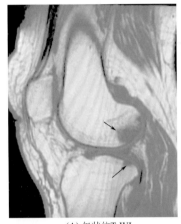 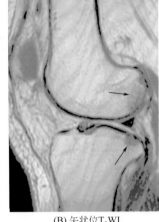 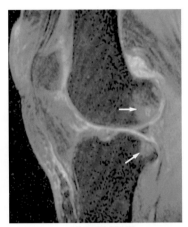

(A) 矢状位T_1WI　　　　　　(B) 矢状位T_2WI　　　　　　(C) PDW-SPAIR

图 7-2-2　剥脱性骨软骨炎

(A)、(B) 示股骨及胫骨关节软骨下可见片状长 T_1、稍长 T_2 信号影，周围可见低信号硬化环
（——）；(C) 示病变周围片状高信号水肿（➡）

【特别提示】

① 本病好发于青年，16～25 岁居多，男性发病率为女性的 4 倍，大多与外伤有关。

② 常见症状为关节疼痛、异物感，少数有关节绞锁和运动障碍。

③ 最好发于股骨内、外侧髁，尤其内侧髁，常累及非持重部位，其次为股骨、髌骨关节面、肱骨头、距骨滑车等处。大多为单侧发病，多发者常双侧对称性发生。

三、骨梗死

【MRI 诊断】

典型骨梗死呈地图样改变（图 7-2-3），早期在 T_1WI 上梗死灶中央部分与周围正常的骨髓组织相比呈中等信号或略低信号，而梗死灶的边缘为迂曲走行的低信号带，在 T_2WI 上中央部分的信号强度仍和相邻的骨髓组织相仿或略高，而周缘呈迂曲的高信号带，中期病灶中心呈等或稍长 T_1、T_2 信号改变，其内信号均匀或不均，病灶边缘 T_1WI 呈低信号带，T_2WI 呈内层为高信号、外层为低信号的双信号带，周围常见片状长 T_2 信号及抑脂序列高信号影，为骨髓水肿改变。晚期，病灶因纤维化和骨质硬化而呈长 T_1、短 T_2 信号。当病灶中心液化坏死时，表现为信号不均匀的长 T_1、长 T_2 信号。病骨邻近关节可见积液。增强扫描骨梗死呈边缘强化。

【特别提示】

① 骨梗死常发生于干骺端和骨干，多见于股骨下端、胫骨上端和肱骨上端，呈多发性和对称性改变。

② 常见于减压病，也见于闭塞性血管疾病、镰状细胞贫血、感染等。

③ 急性期可有局部疼痛症状，慢性期常无临床症状，多偶尔发现。

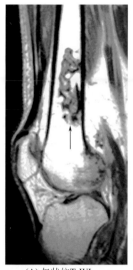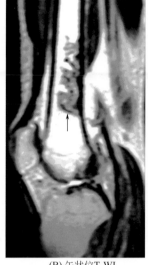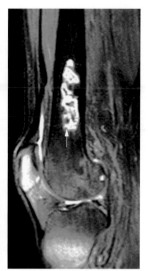

(A) 矢状位T₁WI   (B) 矢状位T₂WI   (C) PDW-SPAIR

图 7-2-3　骨梗死

（A）、（B）股骨下段可见地图样异常信号影，病变中央部分在 T_1WI 和 T_2WI 上均呈中等稍低信号（——），周围可见低信号影环绕；（C）示病变中心信号减低，周围为高信号影环绕（——）

■ ■ ■ ■ 第三节　化脓性骨关节炎 ■ ■ ■ ■

一、急性化脓性骨髓炎

【MRI 诊断】

病变骨髓在 T_1WI 上呈斑片状等或低信号，与正常骨髓的短 T_1 信号呈鲜明对比。早期，T_1WI 上的低信号区与正常骨髓之间边界模糊，病变进一步发展则出现局限性骨质破坏，病变边界趋于清楚。在 T_2WI 上病变呈斑片状信号增高，在抑脂序列上这种信号改变更明显（图 7-3-1），且病变组织 T_1、T_2 值随时间变化而不同程度延长。急性骨髓炎的骨周软组织肿胀，界限不清，骨膜下、软组织、肌间隙内可见不同程度脓肿，表现为片状或块状长 T_1、长 T_2 信号影。骨膜反应在 T_1WI 和 T_2WI 上均为低信号，有时与骨皮质不能区分。

【特别提示】

① 急性化脓性骨髓炎常见于儿童和青少年，感染途径以血源性多见，少数可因邻近组织感染蔓延或外伤性骨折使细菌直接侵及骨髓所致。常见致病菌是金黄色葡萄球菌，发病部位常见的为四肢长骨干骺端和骨干。

② 临床多起病急，常先有全身不适、寒战高热，发病后 1～2 天内患肢出现功能障碍，局部出现红、肿、热、痛等症状。

二、慢性化脓性骨髓炎

【MRI 诊断】

表现为骨皮质不均匀增厚，骨膜增生，在 T_1WI 和 T_2WI 上均为低信号。骨松质在

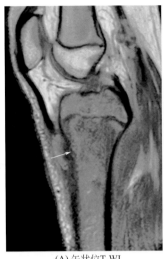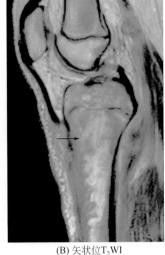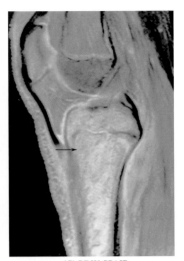

(A) 矢状位 T_1WI　　　　　　(B) 矢状位 T_2WI　　　　　　(C) PDW-SPAIR

图 7-3-1　急性化脓性骨髓炎

（A）、（B）胫骨上段骨骺及干骺端可见斑片状长 T_1、长 T_2 信号影（——）；（C）呈明显高信号，

周围软组织肿胀，可见条片状长 T_2 信号影（——）

T_2WI 上可见不均匀的高信号改变（图 7-3-2），为渗出或肉芽组织增生所致。骨脓肿的信号接近液体，呈长 T_1、长 T_2 信号。死骨在 T_1WI 和 T_2WI 上均呈低信号。瘘管内因含脓液在 T_1WI 上呈中等信号或低信号，而在 T_2WI 上呈高信号，依层面方向不同可表现为点状或不规则粗细不均的索条影，从骨髓腔经过软组织向皮肤延伸，边界清楚。若窦道内有死骨存在，在 T_2WI 上表现为窦道内不规则低信号影。

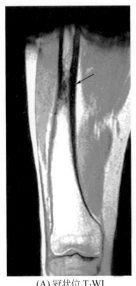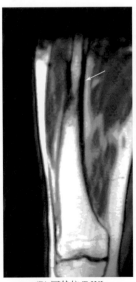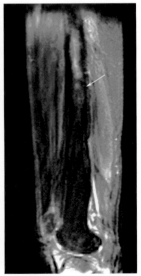

(A) 冠状位 T_1WI　　　　　　(B) 冠状位 T_2WI　　　　　　(C) 矢状位 PDW-SPAIR

图 7-3-2　慢性化脓性骨髓炎

股骨干中段皮质不规则增厚，髓腔内见模糊长 T_1、稍长 T_2 信号影，混杂不均，边界欠清，抑脂

序列显示清晰，呈高信号（——）

【特别提示】

慢性骨髓炎多由急性骨髓炎治疗不彻底转变而来，全身症状轻微，一旦身体抵抗力低下，可再引起急性发作。

三、慢性骨脓肿

【MRI诊断】

本病好发于四肢长管状骨骨松质内，表现为干骺端中央或略偏一侧的局限性骨破坏，一般病灶较小，直径1～3cm，以单囊性破坏为最多见，偶有多发性破坏。脓腔 T_1WI 上呈等、低或稍高信号，T_2WI 上呈高信号；硬化环在 T_1WI 和 T_2WI 上均呈低信号；周围骨松质内可见斑片状渗出，在 T_1WI 呈稍低信号，在 T_2WI 上呈稍低、等或稍高信号，T_2WI 脂肪抑制序列上呈显著高信号（图7-3-3）。腔内死骨少见，表现为低信号。一般无骨膜反应，如在干骺边缘部及骨干皮质内则可见骨膜增生。

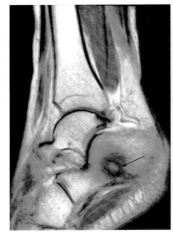
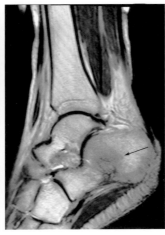
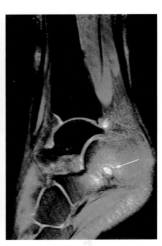

| (A) 矢状位 T_1WI | (B) 矢状位 T_2WI | (C) 矢状位PDW-SPAIR |

图7-3-3　慢性骨脓肿

（A）、（B）示右侧跟骨可见结节状 T_1 低信号、T_2 等信号影（➡）；（C）质子相呈高信号（➡）

【特别提示】

慢性骨脓肿为骨内局限性化脓性病变，为血源性低毒性感染所致。临床症状一般较轻，表现为患肢不明原因的持续性隐痛，偶有加剧和局部压痛。除最多见于长骨干骺端外，也可发生于长骨骨干皮质内、髓腔中，指骨、跖骨等短管状骨的干骺端，以及其他不整形骨内。

四、化脓性关节炎

【MRI诊断】

① 血源性感染者，表现为滑膜增厚，关节积液，关节软骨表面毛糙、凹凸不平，在 T_2WI 上可见局灶性或普遍信号增高。软骨破坏表现为局部软骨变薄、缺损，甚至呈碎片状或大部分破坏消失，以致关节间隙变窄。关节软骨下骨内可见异常信号，早期表现为片状长 T_1、长 T_2 信号影，边界模糊，为骨髓水肿所致（图7-3-4），待至脓肿形成，则边界清晰，增强扫描可见脓肿壁强化。病情严重时可发生干骺端骨髓炎。骨端破坏严重者可继发病理性脱位。关节周围软组织肿胀，肌间隙模糊，可见片状长 T_1、长 T_2 信号影。病变好转治愈后，可出现纤维性或骨性强直。

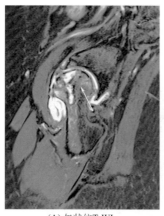
(A) 矢状位T$_2$WI

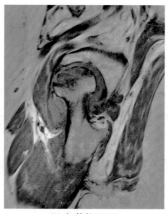
(B) 矢状位T$_1$WI

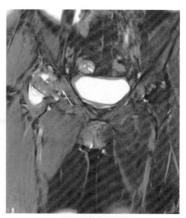
(C) 冠状位T$_2$WI

图 7-3-4　化脓性关节炎

右侧股骨头形态变扁、局部塌陷，见线样 T$_1$ 低信号，股骨头及股骨颈内斑片状 T$_2$ 高信号影
（——➤），髋臼侧髋臼小囊性影，右髋关节间隙变窄，关节面软骨变薄，盂唇形态失常，髋关节腔髋
臼积液，软组织肿胀

② 邻近软组织感染所致的化脓性关节炎，关节周围软组织肿胀为早期改变，后出现关节积液和关节软骨、骨端的病变。

③ 来自关节囊内骨骺或干骺端化脓性病灶感染的关节炎，在早期骨骺或干骺端的骨破坏已很明显，同时可见关节积液及关节软骨破坏。

【特别提示】

① 化脓性关节炎起病急、进展快，骨及关节软骨破坏出现早，骨侵蚀主要位于关节承重面，可伴有增生硬化，后期常出现骨性强直，可与结核鉴别。

② 以儿童和婴儿多见，常为单关节受累，以膝关节和髋关节多见。

③ 感染途径有血行感染、邻近骨髓炎蔓延及关节穿通伤或手术后感染。

④ 临床表现主要为发热，局部红、肿、热、痛、活动受限，重者可出现全身中毒症状。

⑤ 诊断和鉴别诊断

a. 关节结核：病程较长，无急性症状和体征，邻近骨疏松，关节边缘侵蚀破坏。晚期骨端可破坏严重，出现纤维性强直，但很少发生骨性强直。

b. 类风湿关节炎：发病隐匿，病程长，多关节对称性发病。

⑥ 影像学检查诊断价值比较。MRI 显示化脓性关节炎的滑膜炎和关节渗出液比 X 线平片和 CT 敏感，能明确炎症侵犯周围软组织的范围，还可显示关节囊、韧带、肌腱、软骨等关节结构的破坏情况。

▪▪▪▪ 第四节　骨关节结核 ▪▪▪▪

一、骨结核

【MRI 诊断】

MRI 表现以骨质破坏为主，长管状骨好发于骨骺、干骺端，且常横跨骺线，病变呈斑片状或圆形、卵圆形，T$_1$WI 低信号，T$_2$WI 等、高混杂信号或高信号，抑脂序列显示病灶更加清楚，表现为明显的高信号（图 7-4-1）。死骨少见，表现为病变内点状 T_1WI、T_2WI 低信号，短管状骨表现为骨干内多发圆形、卵圆形骨质破坏，并向外膨隆，病变内部信号改变同长管状骨，皮质可增厚，与增生的骨膜均表现为 T_1WI、T_2WI 低信号，且不易区分。周围软组织肿胀，肌间隙模糊，可见脓肿，表现为 T_1WI 低信号、T_2WI 高信号。

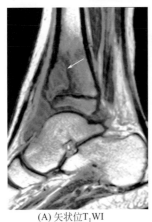 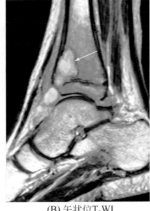 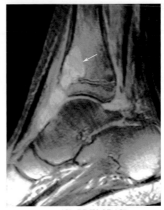

(A) 矢状位T_1WI　　　　　　(B) 矢状位T_2WI　　　　　　(C) PDW-SPAIR

图 7-4-1　骨结核

胫骨远侧干骺端可见一不规则形骨质破坏区（——），病灶通过骺板向胫骨远端骨骺内侵犯，边界较清，其内在 T_1WI 为低信号，T_2WI 为高信号，抑脂序列为高信号，病变周围骨质内可见长 T_1、稍长 T_2 信号水肿区，踝关节间隙内可见长 T_1、长 T_2 信号影

【特别提示】

① 骨结核一般为继发性结核，以骨质破坏为主，骨质增生和骨膜反应较少见。

② 发生于骨骺、干骺端比较常见，且常横跨骺线。

③ 临床发病缓慢，除病变肢体或邻近关节疼痛、肿胀、脓肿、窦道形成、关节活动障碍等局部症状外，还可出现全身结核中毒症状。

二、关节结核

【MRI 诊断】

关节结核分为骨型及滑膜型：骨型以髋、肘关节常见，系骨骺与干骺端结核病灶扩展而来；滑膜型以膝、踝关节好发，结核杆菌先侵犯滑膜，在后期关节组织和骨质均有明显改变时，则无法分型。滑膜型结核早期可见关节周围软组织肿胀，肌间隙模糊。关节囊内可见大量积液，滑膜增厚呈 T_1WI 低信号、T_2WI 略高信号。病变进一步进展可见关节腔内肉芽组织，在 T_1WI 为均匀低信号，T_2WI 呈等、高混合信号。关节软骨破坏表现为软骨不连续、碎裂或大部分消失。关节面下骨质破坏区内的肉芽组织信号特点与关节腔内肉芽组织相同（图 7-4-2），若为干酪样坏死则 T_2WI 呈高信号。关节周围的结核性脓肿呈 T_1WI 低信号、T_2WI 高信号。在儿童，受累的骨髓和骺板表现为 T_1WI 低信号和 T_2WI 高信号。注射对比剂后，充血肥厚的滑膜明显强化，与不强化的囊内积液形成鲜明对比，在关节腔内和骨破坏区内的肉芽组织以及结核性脓肿的边缘亦明显强化。骨型关节结核除骨骺、干骺端骨质破坏外，其他改变类似滑膜型。

【特别提示】

① 关节结核多见于少年儿童，好发于负重的大关节，如髋关节和膝关节，约占 80%，

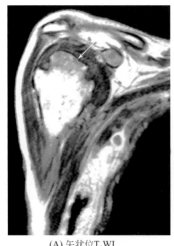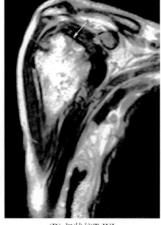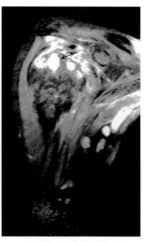

| (A) 矢状位T_1WI | (B) 矢状位T_2WI | (C) PDW-SPAIR |

图 7-4-2　关节结核

肱骨头形态不规整，关节面下多发结节状稍长 T_1、稍长 T_2 信号骨质破坏区，关节腔内见较多稍长 T_1、稍长 T_2 信号影，关节间隙扩大，关节周围软组织肿胀（——>），腋下见多发大小不等淋巴结

其次为肘关节、腕关节和踝关节。

② 骨质破坏发生于关节非承重面（骨端边缘），且关节上下边缘多对称受累。

③ 关节软骨破坏出现较晚且发展缓慢，关节间隙可因关节积液而增宽，晚期关节间隙不对称狭窄，严重者关节强直，多为纤维性强直。

④ 骨端骨质疏松，周围软组织肿胀或萎缩，可见脓肿形成。

三、脊椎结核

【MRI 诊断】

① 骨质破坏。主要累及椎体，附件结核少见，骨质破坏区在 T_1WI 上呈低信号、T_2WI 上为混杂高信号，骨质破坏区周围骨髓水肿，表现为 T_1WI 低信号、T_2WI 高信号。椎体可塌陷变扁呈楔形。

② 椎间盘破坏。受累椎间盘呈 T_1WI 低信号、T_2WI 高信号，椎体终板破坏，椎间隙变窄。

③ 椎旁冷性脓肿。范围较病变椎体大，多跨越一个或多个椎间隙。病灶在 T_1WI 上呈低信号，T_2WI 上为混杂高信号。

④ 椎管受累。椎体破坏所致的脊柱后凸畸形和骨碎片后移可导致骨性椎管狭窄、脊髓压迫。若形成椎管内硬膜外脓肿，亦可压迫脊髓（图 7-4-3）。

⑤ 增强扫描。脓肿壁可强化，受累椎体及椎间盘亦可见不均匀强化。

【特别提示】

① 脊椎结核在骨关节结核中最常见，占 40%～50%，以 25 岁以上青壮年最多见。腰椎为最好发部位，胸椎次之，颈椎及骶椎较少见。

② 病变常累及两个以上椎体，可间隔分段发病。

③ 除全身结核中毒症状外，局部症状有腰背痛、脊柱畸形、脓肿或瘘管，压迫脊髓则出现相应脊髓神经感觉运动障碍。

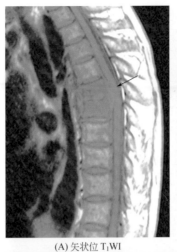 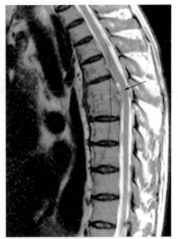

(A) 矢状位 T_1WI　　　　　　　　(B) 矢状位 T_2WI

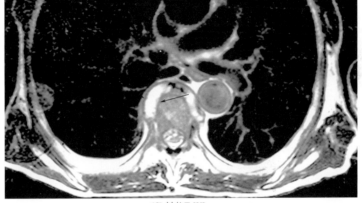

(C) 轴位 T_2WI

图 7-4-3　胸椎结核

胸 6 椎体楔形变，其下缘及胸 7 椎体上缘骨皮质破坏，胸 6、胸 7 椎体内部呈长 T_1、稍长 T_2 信号，胸 6～7 椎间隙变窄，椎间盘破坏，T_2WI 呈高信号。椎旁（轴位）及椎管内硬膜外（矢状位）可见条状长 T_1、长 T_2 信号影，脊髓受压（——➡）

■■■■ 第五节　骨肿瘤和肿瘤样病变 ■■■■

一、良性骨肿瘤

（一）骨瘤

【MRI 诊断】

致密型骨瘤在 T_1WI 和 T_2WI 上均呈边缘光滑的低信号或无信号影，其信号强度与邻近骨皮质一致，与宿主骨（母体骨）骨皮质间无间隙，增强扫描无强化。邻近软组织信号正常。疏松型骨瘤较少见。

【特别提示】

① 骨瘤系发生于膜内成骨的骨骼的一种良性骨肿瘤，占良性骨肿瘤的 8％。骨瘤的病理特征为含有成熟层状骨而无软组织成分。根据肿瘤组织结构和骨质密度可分为三种类型：致

密型、疏松型和混合型。致密型骨瘤主要由成熟的板层骨构成，疏松型骨瘤由成熟的板层骨和编织骨构成。

② 骨瘤可在观察期内长期稳定不增大或缓慢增大。较小的骨瘤可无症状，较大者随部位不同可引起相应的压迫症状。

③ 诊断和鉴别诊断。

a. 骨岛：X 线片上表现为位于骨内的致密影，密度类似于骨皮质，边缘清楚但不锐利，常可见骨小梁和周围正常骨小梁相连。

b. 骨化性纤维瘤：病变边缘部病变骨小梁与周围正常骨小梁分界清楚但包膜不明显，多发于颅面骨，以髓腔为中心呈形态不规则膨胀性骨质破坏，周边有硬化，无骨膜反应。

c. 骨软骨瘤：发生于软骨内成骨的骨骼，多自干骺端或相当于干骺端的部位背离关节面方向向外生长。其基底部由外围骨皮质和中央骨松质构成，两者均与母体骨相对应结构相连续。

（二）骨软骨瘤

【MRI 诊断】

骨性基底各部的信号特点与母体骨相同；软骨帽在 T_1WI 上呈低信号，在脂肪抑制 T_2WI 上为明显的高信号（图 7-5-1），信号特点与关节透明软骨相同。由于 MRI 能清楚显示软骨帽，对估计骨软骨瘤是否恶变有一定的帮助，若软骨帽厚度大于 2cm，则提示恶变。

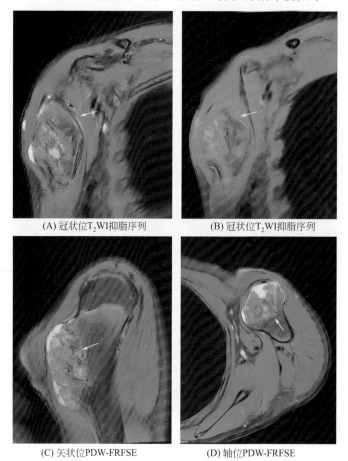

(A) 冠状位 T_2WI 抑脂序列　　　　(B) 冠状位 T_2WI 抑脂序列

(C) 矢状位 PDW-FRFSE　　　　(D) 轴位 PDW-FRFSE

图 7-5-1　骨软骨瘤

右侧肱骨近端髓臼混杂 T_2 高信号影向外突出（——→），宽基底与肱骨相连，软骨帽呈 T_2 高信号

【特别提示】

① 骨软骨瘤又名骨软骨性外生骨疣，是指在骨的表面覆以软骨帽的骨性突出物。肿瘤由骨性基底、软骨帽和纤维包膜三部分构成。骨软骨瘤是最常见的良性骨肿瘤。骨软骨瘤有单发和多发之分，单发多见，多发者往往有家族遗传史。

② 本病好发于10～30岁，男性多于女性。好发于股骨远端及胫骨近端，也可见于骨盆和肩胛骨等部位。肿瘤生长较慢，至成年时停止生长。肿瘤增大时可有轻度压痛和局部畸形，近关节的可引起活动障碍，或可压迫邻近的神经而引起相应的症状。若肿瘤突然长大或生长迅速，应考虑有恶变的可能。

③ 诊断和鉴别诊断

a.骨旁骨瘤：肿瘤来自骨皮质表面，无与载瘤骨相通的髓腔。

b.表面骨肉瘤：不具有骨皮质和骨松质结构的基底，基底部与载瘤骨没有骨皮质和骨小梁的延续。

④ 影像学检查诊断价值比较。若平片鉴别有困难时，CT和MRI可避免组织结构重叠，清楚显示骨软骨瘤的特征性结构。由于MRI可以直接显示骨软骨瘤软骨帽情况，对于判断骨软骨瘤恶变具有重要价值。

（三）内生软骨瘤

【MRI诊断】

未钙化的软骨瘤T_1WI呈低信号，T_2WI和脂肪抑制序列呈明显高信号（图7-5-2）。已钙化部分均呈低信号，但MRI较难显示较小的钙化灶。

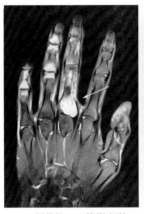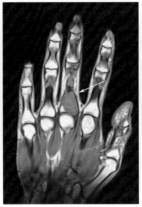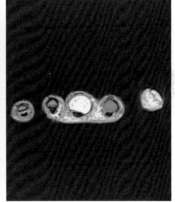

(A) 冠状位T_2WI抑脂序列　　　　(B) 冠状位T_1WI抑脂序列　　　　(C) 轴位T_2WI抑脂序列

图7-5-2　内生性软骨瘤

右手第三近节指骨髓腔内可见卵圆形T_1低信号、T_2高信号影（———），边缘清晰，信号均匀，呈球形膨隆

【特别提示】

① 单发性内生软骨瘤多见于干骺和骨干髓腔。男性略多于女性，多20岁后发病。多发于四肢短骨，手是唯一好发部位。病程缓慢，多无症状。指、趾骨的病变多表现为肿胀的梭形、球形，不痛或隐痛。长骨的病变多表现为肢体弯曲畸形、缩短、跛行。

② 多发性内生软骨瘤可发生骨髓腔、骨皮质和骨膜，其中以髓腔者多见。男性多于女性，70%发生于5～25岁。侵犯软骨化骨的骨骼，多见于四肢短骨及长骨。病程缓慢。如果仅累及1～2个手指，表现如同单发性内生软骨瘤。累及多个手指，肿瘤大，球形隆突，手

畸形，功能障碍。肿块逐渐增大，骨样硬，固定不动，压痛不明显。

③ 诊断和鉴别诊断

a.骨囊肿：极少见于短管状骨，也少见偏心性生长。

b.骨巨细胞瘤：手、足骨少见，多见于干骺愈合后的骨端，膨胀一般较显著。

c.上皮样囊肿：常为外伤性植入性囊肿，多见于末节指骨远端。骨皮质膨胀，边缘光滑，其内无钙化。

d.血管球瘤：多发生于末节指骨，有明显的疼痛和触痛；早期仅有局限性骨质疏松，晚期可见边缘锐利的小圆形骨破坏区，但无钙化。

（四）骨样骨瘤

【MRI诊断】

肿瘤未钙化部分在 T_1WI 呈低到中等信号，T_2WI 呈高信号（图 7-5-3）；钙化部分在 T_1WI 和 T_2WI 均呈低信号；瘤巢周围硬化部分在 T_1WI 和 T_2WI 均呈低信号。肿瘤周围的骨质和软组织常有充血和水肿，呈长 T_1、长 T_2 信号。增强扫描瘤巢明显强化，周围水肿可有强化。

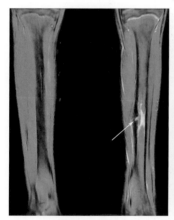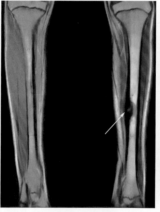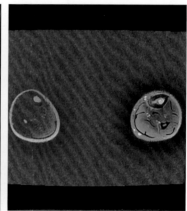

(A) 冠状位T_2WI(IDEAL)　　　　(B) 冠状位T_1WI　　　　(C) 轴位T_2WI抑脂序列

图 7-5-3　骨样骨瘤

左侧胫骨骨样骨瘤，未钙化部分呈条片状 T_1 低信号、T_2 高信号，其边缘可见肿瘤钙化部分，

T_1、T_2 均呈低信号（——→），骨皮质增厚

【特别提示】

① 骨样骨瘤是一种良性成骨性肿瘤，具有界限清晰的局灶性病灶，周围可有较大的骨反应区。常见于 30 岁以下的青少年，好发年龄为 8～18 岁。好发于男性。最常见好发部位为股骨小粗隆、肱骨近端内侧皮质、胫骨远端 1/3，也可见于脊柱的附件，发病率依次为腰椎、颈椎、胸椎。以胫骨、股骨最多见，合计约占 50%。

② 疼痛为主要的临床症状，疼痛夜间加重为典型表现。服用水杨酸类药物可缓解疼痛，为本病的特点。

③ 诊断和鉴别诊断

a.应力性骨折：多有较长期的劳损、有特定好发部位。

b.慢性骨脓肿：多见于干骺端，可有反复发生的炎性症状。骨破坏区可较大，内无钙化或骨化影。

④ 影像学检查诊断价值比较。对于疑诊骨样骨瘤的患者，X 线平片是有效的首选检查方法。对于 X 线平片不能很好显示解剖结构复杂部位的病灶，CT 检查会有所帮助。MRI 对于骨样骨瘤诊断的帮助往往不大。

（五）骨巨细胞瘤

【MRI 诊断】

好发于骺板已闭合的四肢长骨骨端，常直达骨性关节面下，表现为膨胀性偏心性骨质破坏。肿瘤边界清楚，周围无低信号环圈。瘤体在 T_1WI 呈均匀的低或中等信号，高信号区提示亚急性或慢性出血；在 T_2WI 信号不均匀，呈混杂信号（图 7-5-4），瘤组织信号较高，陈旧出血呈高信号，而含铁血黄素沉积呈低信号，出血和坏死液化区可出现液-液平面。一般无骨膜反应。少数可形成骨外肿块，但边界清楚，在 T_2WI 上呈高信号。增强扫描肿瘤组织可见不同程度的强化，而坏死囊变区无强化。

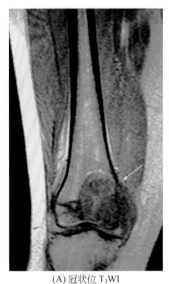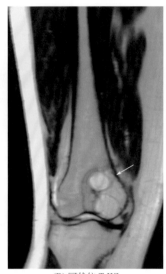

(A) 冠状位 T_1WI (B) 冠状位 T_2WI

图 7-5-4 骨巨细胞瘤

股骨远端内侧可见类圆形异常信号灶，直达关节面，边界清楚，T_1WI 上呈不均匀低信号，T_2WI 上呈高信号，内见多个囊状更高信号影，病变内侧边缘突出骨轮廓，邻近骨皮质不连续（——→）。右膝关节腔内可见带状长 T_1、长 T_2 信号影

【特别提示】

① 骨巨细胞瘤又称破骨细胞瘤，是一种有局部侵袭性的肿瘤，大部分为良性，部分生长活跃，也有少数一开始即为恶性。好发于 20～40 岁，以股骨远端、胫骨近端和桡骨远端多见。

② 主要症状为患部疼痛、局部肿胀或形成肿块及有关的压迫症状。骨膨胀变薄时，压之可有捏乒乓球感。

（六）非骨化性纤维瘤

【MRI 诊断】

非骨化性纤维瘤分为皮质型和髓质型。皮质型多位于四肢长骨一侧皮质内或皮质下、距骺板 3～4cm 的干骺部，横断面呈圆形或椭圆形，突向髓腔，病变 T_1WI 呈低信号，T_2WI 信号强度取决于肿瘤组织成分的含量，可为低信号、稍高信号或不均匀高信号，肿瘤髓腔侧可见半弧状更低信号硬化边，瘤周皮质可膨胀变薄或中断，无骨膜反应及软组织肿块。矢状位或冠状位可见肿瘤沿患骨长轴扩展，呈椭圆形，长径 4～7cm，最长可达 20cm，髓腔侧边缘硬化边多呈花边状（图 7-5-5）。髓腔型少见，多位于长骨干骺端或骨端，在骨内呈中心性扩张的低信号区，侵犯骨横径的大部或全部，边缘为更低信号的硬化。

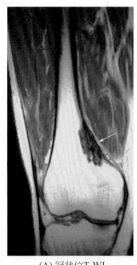 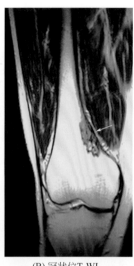 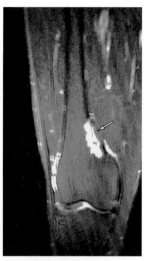

(A) 冠状位 T_1WI 　　　　　　　(B) 冠状位 T_2WI 　　　　　　　(C) PDW-SPAIR

图 7-5-5　非骨化性纤维瘤

股骨远侧干骺端内侧皮质下可见长椭圆形骨质破坏，内部主要呈长 T_1、稍长 T_2 信号，并见点状短 T_1、长 T_2 信号及条状长 T_1、短 T_2 信号，边缘可见硬化缘，呈长 T_1、短 T_2 信号，内侧皮质略膨胀（━━），抑脂序列可见病变呈明显高信号（━▶）

【特别提示】

① 本病为骨结缔组织源性的良性肿瘤，好发于青少年，8～20 岁居多，多位于四肢长骨干骺端，尤以胫骨、股骨、腓骨多见，随年龄增长逐渐移向骨干。

② 本病与纤维性骨皮质缺损有相同的组织学表现和发病部位，但后者常多发、对称，直径多小于 2cm，仅限于骨皮质而不侵犯骨髓腔，无膨胀性骨壳。

（七）血管瘤

【MRI 诊断】

骨血管瘤在 MRI 上表现为 T_1WI 和 T_2WI 上均为高信号，椎体的血管瘤，其内可见粗大而松散的低信号骨小梁，在横断面上表现为低信号的斑点，在矢状面或冠状面上表现为低信号的栅栏状影（图 7-5-6）。长骨的血管瘤，血管丰富者可显示为骨髓腔内点状和短条状低信号。

【特别提示】

血管瘤分为海绵型和毛细血管型：前者好发于颅骨和脊椎；后者好发于扁骨和长骨干骺端。可发生于任何年龄，以中年多见。

（八）软骨母细胞瘤

【MRI 诊断】

骨骺或骨端圆形或不规则形病灶，少数呈分叶状或多房状。T_1WI 一般为欠均匀的等信号或低信号；T_2WI 呈混杂信号，软骨基质呈较高信号，钙化、出血后形成的含铁血黄素呈低信号；病灶边缘常有低信号硬化环，周围可见斑片状骨髓水肿，病变可穿破骨皮质形成局限性软组织肿块。骨膜反应少见。邻近软组织可出现肿胀，可有关节积液（图 7-5-7）。

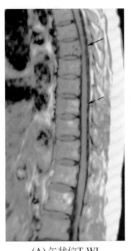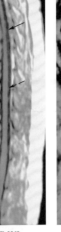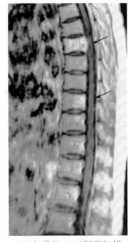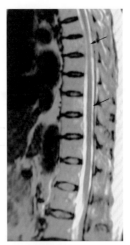

| (A) 矢状位T₁WI | (B) 矢状位T₁WI增强扫描 | (C) 矢状位T₂WI |

(A) 矢状位T_1WI   (B) 矢状位T_1WI增强扫描   (C) 矢状位T_2WI

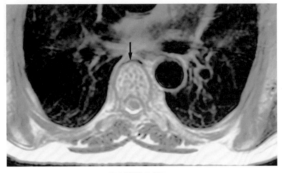

(D) 轴位T_2WI

图 7-5-6 血管瘤

矢状位胸 4、胸 7、胸 8、胸 9、胸 11 椎体可见短 T_1、长 T_2 信号，胸 4、胸 7 椎体内病变呈栅栏状改变。轴位可见胸 4 椎体普遍信号增高，内见多发点状低信号影（➡）。增强扫描：椎体内病变可见明显强化（⟶）

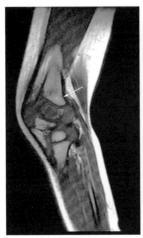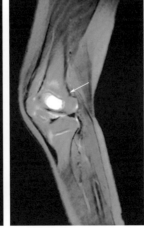

(A) 矢状位T_1WI   (B) 矢状位PDW-FRFSE

图 7-5-7 软骨母细胞瘤

（A）示股骨干骺端可见囊状长 T_1 信号（⟶）；（B）质子序列呈高信号（⟶）

【特别提示】

① 软骨母细胞瘤大多为良性，但少数可表现出侵袭、复发和转移行为，或恶变为肉瘤。

② 80％以上发生于 11～30 岁，30 岁以上罕见，发病缓慢，症状轻微，主要为邻近关节不适，局部疼痛、肿胀。

③ 多发生于四肢长骨的骨骺或骨端，尤其是骨骺，以股骨、胫骨及肱骨最多，可突破骨端进入关节或跨越骺板向干骺端扩展。

二、恶性骨肿瘤

（一）骨肉瘤

【MRI 诊断】

骨肉瘤在 T_1WI 上呈不均匀低信号或混杂信号、T_2WI 上呈不均匀高信号，边缘一般比较清楚，外形不规则，肿瘤周围可见片状长 T_1、长 T_2 信号的水肿。肿瘤骨在 T_1WI 和 T_2WI 上都表现为低信号，出血在 T_1WI 上表现为圆形或斑片状高信号，在 T_2WI 上表现为中等信号到略高信号。液化坏死在 T_1WI 显示为低信号，T_2WI 显示为高信号，可形成液-液平面。骨皮质破坏在 T_2WI 上显示最好，表现为低信号的骨皮质内含有高信号的肿瘤组织，从而出现骨皮质中断。冠状位或矢状位图像上可显示位于低信号的骨皮质和稍高信号的软组织之间的较低信号骨膜三角。肿瘤侵犯软组织形成长 T_2 信号的肿块，与周围略低信号的肌肉组织形成良好对比（图 7-5-8）。增强扫描显示肿瘤早期边缘强化，晚期可显示肿瘤组织不均匀强化，与周围组织分界更清楚。肿瘤若侵犯到关节可见到关节囊的积液征象。

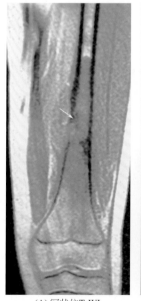
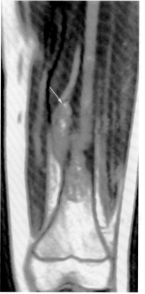

(A) 冠状位 T_1WI　　　　(B) 冠状位 T_2WI

图 7-5-8　骨肉瘤

股骨中下段骨质破坏，其内在 T_1WI 上为不均匀低信号、T_2WI 上为不均匀高信号，肿块突破内侧骨皮质向周围软组织内生长，可见低信号的骨膜三角（）

【特别提示】

① 骨肉瘤好发于长骨干骺端，尤其是股骨远端和胫骨近端。

② 好发年龄为 11～20 岁，其次为 21～30 岁。年龄越大发病率越低。

③ 临床症状主要为局部疼痛、肿胀和运动障碍，病程进展可出现消瘦等全身症状。

④ 可有跳跃性转移，即位于与原发瘤同一骨内或邻近关节对侧骨内的孤立转移结节。

(二) 软骨肉瘤

【MRI 诊断】

按肿瘤的发生部位，可分为中心型和周围型：前者发生于髓腔，呈中心性生长；后者发生于骨表面。MRI 上可见软骨肉瘤于 T_1WI 上表现为等信号或低信号，恶性度高的信号强度常更低；T_2WI 上，低度恶性的肿瘤因含透明软骨而呈均匀的高信号（图 7-5-9），高度恶性的肿瘤信号强度不均匀。钙化和骨化均呈低信号。中心型软骨肉瘤邻近骨皮质可有不同程度的膨胀、变薄，骨皮质或骨性包壳可被破坏而形成大小不等的软组织肿块。偶可见骨膜反应和 Codman 三角（即骨膜三角）。周围型软骨肉瘤多为骨软骨瘤恶变而来，多表现为软骨帽不规则增厚变大，并形成不规则软组织肿块，原来的骨性基底可被破坏，甚至消失，增强扫描病变呈明显不均匀强化。

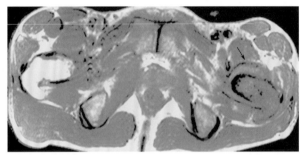

(A) 轴位T_1WI

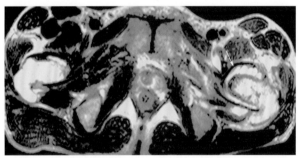

(B) 轴位T_2WI

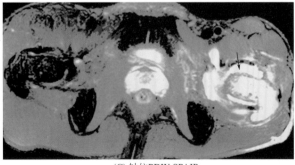

(C) 轴位PDW-SPAIR

图 7-5-9 软骨肉瘤

左侧股骨近端增粗，内呈长 T_1、长 T_2 信号，并见斑点状低信号影，PDW-SPAIR 呈明显高信号，骨皮质局部模糊不清，周围软组织内可见片状 T_2WI 高信号影，左髋关节腔内见长 T_1、长 T_2 信号影（⟶）

【特别提示】

① 软骨肉瘤发病年龄较大，发病高峰为 40～60 岁。发病部位以股骨和胫骨最多见，其次是除骶骨以外的骨盆，指骨、趾骨少见。

② 可分为原发性和继发性两种。中心型以原发性居多，少数为内生软骨瘤恶变而来；周围型以继发性为多，常继发于骨软骨瘤，尤其是多发性骨软骨瘤。

（三）骨髓瘤

【MRI 诊断】

根据受累骨髓在 T_1WI 上的表现分为 5 种类型。a. 正常型：未见异常信号。b. 弥漫型：T_1WI 表现为弥漫性低信号，T_2WI 为弥漫性高信号。c. 局灶型：T_1WI 呈大小、数目不等、形态不规则的低信号，T_2WI 为高信号（图 7-5-10）。d. 混合型：T_1WI 呈弥漫性低信号背景下可见灶状更低信号灶，T_2WI 呈不均匀高信号。e. "盐和胡椒" 型：T_1WI 呈弥漫性斑点状高、低混杂信号，T_2WI 呈弥漫性斑点状低、等混杂信号。病变破坏骨皮质可形成局部软组织肿块。脊椎受累常发生病理性压缩性骨折，椎间隙正常。可形成椎管内硬膜外肿块，致使椎管狭窄、脊髓受压。

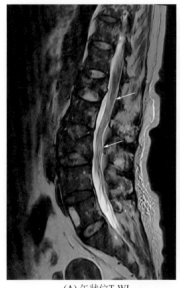
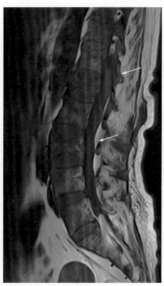
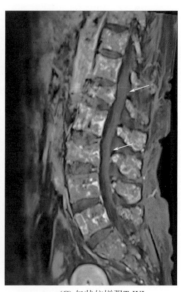

| (A) 矢状位T_2WI | (B) 矢状位T_1WI | (C) 矢状位增强T_1WI |

图 7-5-10 骨髓瘤

T_2WI、T_1WI 示腰椎椎体及棘突可见多发高低混杂信号影，增强扫描可见明显不均匀强化，其中 L1、L3 椎体变扁，出现病理性骨折（➡）

【特别提示】

① 骨髓瘤为起源于骨髓网织细胞的恶性肿瘤，单发或多发，多发者占绝大多数。

② 本病 40 岁以上多见，好发于富含红骨髓的部位，临床表现复杂，可有多个系统的症状。实验室检查有本-周（Bence-Jones）蛋白尿。

③ 脊柱、肋骨常发生病理性骨折。

④ 多发者需与多发转移瘤鉴别，后者多不伴有骨质疏松。

（四）脊索瘤

【MRI 诊断】

① 肿瘤边界清楚，边缘无低信号硬化环，肿瘤在 T_1WI 常呈等信号或略低信号、T_2WI 则呈较高或高信号，多数信号欠均匀（图 7-5-11）。

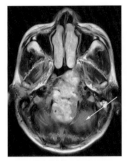
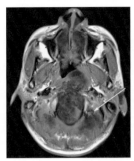
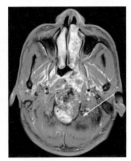
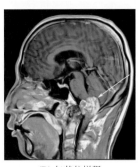

| (A) 轴位T_2WI | (B) 轴位T_1WI | (C) 轴位T_1WI增强 | (D) 矢状位增强 |

图 7-5-11 脊索瘤

（A）、（B）示颅后窝区及斜坡可见信号不均匀长 T_1、长 T_2 信号影（——）；（C）、（D）增强扫描呈不均匀强化，斜坡骨质破坏（——）

② T_1WI 和 T_2WI 可分别出现高信号或低信号区，前者可能与亚急性期出血或黏液蛋白含量较高有关，后者则常为纤维间隔、钙化和含铁血黄素等成分所致。纤维间隔呈长短不一的条状低信号，位于黏液基质之间，后者在 T_2WI 呈高信号，部分肿瘤甚至可以纤维间隔和黏液基质为主。

③ 典型增强扫描，病变均有不均匀性或筛网样中重度强化。

【特别提示】

① 脊索瘤是一种生长缓慢、有潜在转移性和较强局部侵袭性的恶性肿瘤，常因手术切除不彻底而致术后复发，严重者引起死亡。脊索瘤因来源于脊索组织而几乎均位于中轴骨，其中以颅底部（25%～35%）和骶尾部（50%～60%）最为好发，多数病变位于中线区域。

② 脊索瘤起源于骨内，除有骨质破坏外，常形成软组织包块，后者多呈分叶状，因有假性包膜，边界比较清楚。

③ 诊断和鉴别诊断

a. 骨巨细胞瘤：多偏离骶骨中心膨胀性生长，特别是盆腔器官受压不及脊索瘤明显。骶骨膨大显著，但轮廓尚在，肿瘤呈分房状、肥皂泡样改变，无散在钙化。肿瘤虽可推压直肠，但直肠与骶骨间并无真正的肿块存在。

b. 骨软骨瘤：骨软骨瘤一般不呈溶骨性硬化，其界限清楚。

c. 溶骨性转移瘤：溶骨性转移瘤常常引起多个骨或多个或单个椎体和附件呈溶骨性破坏，而脊索瘤引起的溶骨性破坏多局限于骶骨或颅底。

（五）转移性骨肿瘤

【MRI 诊断】

转移性骨肿瘤可单发或多发，以多发常见，多见于躯干骨，尤其是脊柱，长骨通常以膝、肘以上好发，其远侧少见。最好发于红骨髓区或骨松质内，表现为形态多样的异常信号影。溶骨性病灶表现为 T_1WI 呈低信号，T_2WI、抑脂序列为高信号，增强后有强化。成骨性病灶在 T_1WI 和 T_2WI 上均为低信号，增强后可为轻度强化或无强化。转移性骨肿瘤可伴有软组织肿块，极少有骨膜反应，如合并病理性骨折则可能会有骨膜反应，呈 T_1WI、T_2WI 骨皮质外均匀或不均匀低信号长条状影。少数扁骨、骨干囊状膨胀性转移性骨肿瘤，T_1WI 呈等信号或不均匀信号，T_2WI 为高信号，周边可见低信号环绕，增强后有强化。脊椎广泛受侵常易并发病理性压缩性骨折，椎旁多可见局限性对称性软组织肿块。椎间隙正常。椎弓根多受侵蚀、破坏（图 7-5-12）。

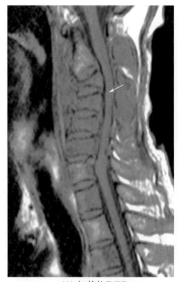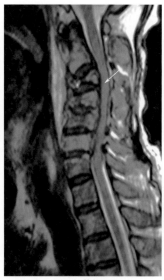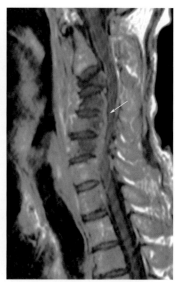

| (A) 矢状位T_1WI | (B) 矢状位T_2WI | (C) 矢状位T_1WI增强扫描 |

图 7-5-12 转移性骨肿瘤

颈 3～颈 6 椎体明显变扁，椎体及附件呈弥漫稍长 T_1、稍长 T_2 信号改变，附件周围可见软组织肿块，增强扫描呈轻度强化。各椎间隙正常，相应节段脊髓受压，呈稍长 T_2 信号改变。颈 7、胸 1～胸 4 后半椎体亦见稍长 T_1、稍长 T_2 信号改变，增强扫描轻度强化（➡️）

【特别提示】

① 转移性骨肿瘤是恶性骨肿瘤中最常见的，常发生在中年后，主要经血行转移。

② 病变常多发，引起广泛性骨质破坏时，血清碱性磷酸酶可增高，这有助于同多发性骨髓瘤鉴别，后者则血清碱性磷酸酯正常。

③ 单发者少见，诊断有一定困难，尤其是发生于长骨的溶骨性转移，需与原发性肿瘤鉴别。通常，转移性骨肿瘤病史短、发展快，多无骨膜反应，很少出现软组织肿块，易发生病理性骨折，发病年龄高等有助于诊断的确立。

三、肿瘤样病变

（一）骨纤维异常增殖症

【MRI 诊断】

骨纤维异常增殖症可发生于单骨、单肢、单侧或多骨多发。单骨型多见，好发于四肢骨；躯干骨以多骨型常见。发生于四肢管状骨者病变多始于干骺端或骨干并逐渐扩展，较少累及骨骺。发生于颅骨者常多骨受累。病变形态多样，T_1WI 上多为低信号，T_2WI 依含骨小梁、细胞、胶原、囊变及出血等成分的不同，可以是高信号，也可以是低信号（图 7-5-13）。可并发骨骼畸形和病理性骨折。

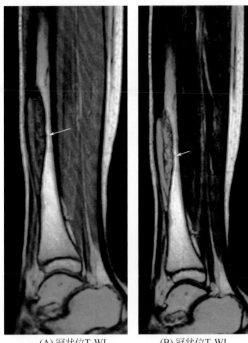

(A) 冠状位T₁WI   (B) 冠状位T₂WI

图 7-5-13 骨纤维异常增殖症

胫骨中下段局部膨胀，可见一纵向走行的梭形肿块影，T_1WI 呈不均匀低信号，T_2WI 呈不均匀

高信号，边界清晰，可见低信号硬化缘 （——➤）

【特别提示】

① 骨纤维异常增殖症为正常骨组织被异常增生的纤维组织所代替的一种疾病。

② 好发于 30 岁以下。发生于四肢骨者可引起肢体畸形，出现跛行或疼痛，侵犯颅骨者表现为头颅或颜面不对称、突眼等，称"骨性狮面"，还可有头痛、鼻塞以及嗅觉、听力、视力减退等神经受压改变。

③ 本病可恶变。

（二）骨囊肿

【MRI 诊断】

好发于长管状骨干骺端的骨松质或骨干的髓腔内，多位于中心，一般为单囊，少数为多囊。表现为圆形或卵圆形的长 T_1、长 T_2 信号影，周边可有一低信号的硬化环（图 7-5-14），增强扫描无强化。邻近皮质可膨胀变薄，但其膨胀程度一般不超过干骺端宽度，病变长轴与骨干平行。一般无骨膜反应。骨囊肿可发生病理性骨折。

【特别提示】

骨囊肿常见于 20 岁以下的青少年，一般无明显症状，或仅有间歇性隐痛，好发于长管状骨，尤其是肱骨和股骨上段，扁骨发病多见于成人。

（三）动脉瘤样骨囊肿

【MRI 诊断】

好发于长骨干骺端，表现为囊状膨胀性骨破坏、骨壳菲薄，病变与正常骨交界区可见低信号硬化环，病变内可见多个含液囊腔，并可见液-液平面。囊腔间隔为软组织信号，并可见钙化和（或）骨化（图 7-5-15）。增强扫描间隔强化。

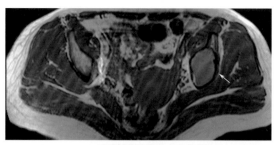

(A) 轴位T$_1$WI　　　　　　　　　　　　　　(B) 轴位T$_2$WI

图 7-5-14　骨囊肿

左侧髂骨内见类圆形长 T$_1$、长 T$_2$ 信号影，边界清晰（——），见低信号硬化缘

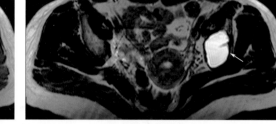

(A) 轴位T$_1$WI　　　　　　　　　　　　　　(B) 轴位T$_2$WI

图 7-5-15　动脉瘤样骨囊肿

右侧肱骨可见囊状长 T$_1$、长 T$_2$ 信号影（——），其内可见分隔，并可见液-液平面（——）

【特别提示】

① 动脉瘤样骨囊肿是一种原因不明的肿瘤样病变，大多认为可能是静脉压增高导致静脉窦腔隙扩大，邻近骨质吸收，形成膨胀性骨缺损。

② 多见于 10~20 岁青少年，好发于长骨干骺端，60%~70% 发生于股骨上端、椎体及附件。常偏心性生长。病变长轴平行或垂直于骨干。

（四）嗜酸细胞肉芽肿

【MRI 诊断】

好发于颅骨，股骨次之，再次为脊柱、肋骨、骨盆等。表现为边界清楚、单发或多发圆形或卵圆形溶骨性破坏，内为长 T$_1$、长 T$_2$ 信号，周围无或轻度硬化，病变穿破骨皮质可形成软组织肿块。可伴有骨膜反应。增强扫描肿块可见强化。发生于颅骨者，多个病灶可融合，病变可跨越颅缝。发生于脊柱者可侵犯单个或多个椎体，椎体呈楔形或平板状（扁平椎），其横径及前后径均超出相邻椎体，相邻椎间隙多正常或稍增宽，椎旁可见局限性软组织肿块（图 7-5-16）。在长骨，病变多累及干骺端和骨干，极少数累及骨骺。病变部位常有层状骨膜增生，且大多超越骨质破坏范围（见图 7-5-17）。

【特别提示】

① 嗜酸细胞肉芽肿为良性局限性组织细胞增生，好发于青少年及儿童，主要表现为骨损害。

② 临床主要症状为局部疼痛、肿胀或肿块。病变大多单发，少数多发者可出现全身症状，如低热、食欲不振和乏力等。本病预后良好，治疗后可修复，也可自愈。

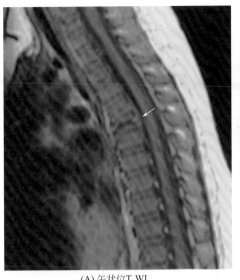

(A) 矢状位T₁WI   (B) 矢状位T₂WI

图 7-5-16　脊柱嗜酸细胞肉芽肿

胸 6 椎体呈平板状，其上、下椎间隙正常，椎体周围可见软组织肿块（——➤）

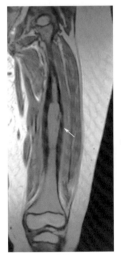 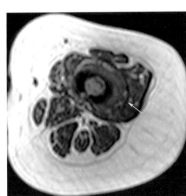 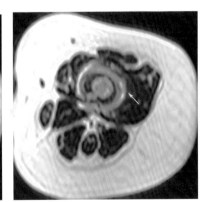

(A) 冠状位T₁WI   (B) 轴位T₁WI   (C) 轴位T₂WI

图 7-5-17　长骨嗜酸细胞肉芽肿

左股骨中段髓腔内可见一长椭圆形病变（——➤），T₁WI 为等信号、T₂WI 为高信号，周围可见层状骨膜反应，软组织略肿胀并可见高信号影

■ ■ ■ ■ 第六节　关节病变 ■ ■ ■ ■

一、退行性骨关节病

【MRI 诊断】

① 滑膜增厚，滑膜襞增多、增宽、增厚或呈结节状改变。

② 关节腔积液，T_1WI 呈低信号，T_2WI 呈高信号。

③ 半月板退变，其内可出现弥漫性的信号增高改变和形态异常。

④ 早期软骨肿胀，T_2WI 上为高信号；以后软骨内可出现小囊、表面糜烂和小溃疡；后期软骨变薄甚至剥脱，局部纤维化在 T_2WI 上表现为低信号（图 7-6-1）。

⑤ 软骨下骨改变，骨髓水肿、囊样变。

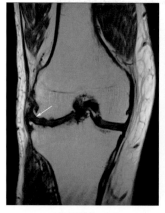

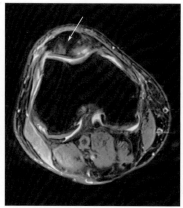
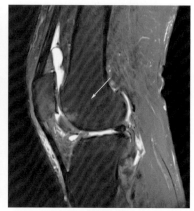

(A) 冠状位T_1WI　　　　　(B) 轴位PDW-SPAIR　　　　　(C) 矢状位PDW-SPAIR

图 7-6-1　膝关节退行性关节病

膝关节胫骨髁间嵴、股骨胫骨内外侧髁可见骨质增生、变尖，股骨髌骨关节面下可见斑片状长

T_2 信号影（➡），关节滑膜增厚，关节腔可见积液影

【特别提示】

① 退行性骨关节病也称骨关节炎，是以关节软骨退变、关节面和其边缘形成新骨为特征的一组非炎症性的骨关节病变。

② 本病分为原发性和继发性。原发性者最多见，无明显原因，见于老年人，为随年龄增长关节软骨退行性变的结果。继发性者为任何原因引起的关节软骨破坏或损伤。软骨改变主要为水含量减少、表层侵蚀或磨损而引起软骨变薄，严重的可完全被破坏而剥脱。

③ 临床上原发性者发病缓慢，好发于膝关节、髋关节、指间关节、脊柱的关节等，但可以发病于任何关节。以关节活动不灵敏、疼痛为主要症状。

二、髌骨软化症

【MRI 诊断】

髌骨软化症是髌骨的软骨性关节面退变，MRI 表现可分为 4 级。Ⅰ级为髌骨局灶性信号强度减低，软骨表面光滑，软骨表面局部不规则，范围＜1cm。在 T_1WI 及梯度回波序列上可见软骨内尖刺样垂直于软骨面的低信号影或斑片状低信号影，梯度回波序列显示软骨及其内病变更加清晰（图 7-6-2）。T_2WI 上由于髌软骨本身为低信号，所以不能发现此期病变。Ⅱ级为软骨表面轻度不规则、变薄或局部隆起，可伴有局部信号减低，软骨会出现小范围（＜1.3cm）的龟裂和裂隙。Ⅲ级为软骨毛刷样变或显著变薄、软骨缺损，范围达关节软骨厚度一半以上。Ⅳ级为软骨缺损伴软骨下骨暴露及信号改变。Ⅰ级、Ⅱ级为早期，Ⅲ级、Ⅳ级为晚期，晚期常伴有不同程度的膝关节退行性变。

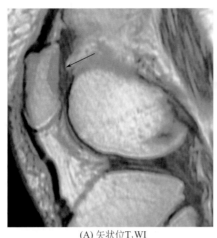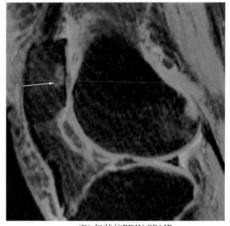

(A) 矢状位T₁WI　　　　　　　　　　　(B) 矢状位PDW-SPAIR

图 7-6-2　髌骨软化症

（A）示髌骨关节软骨内可见垂直于软骨面的低信号影（——）；（B）显示更清晰，相对应的髌骨关节面下骨质可见片状长 T₁ 信号影，PDW-SPAIR 呈高信号（——）

三、滑膜软骨瘤病

【MRI 诊断】

表现为关节囊、滑囊、腱鞘内大小不一、形态各异、数目较多的游离体，软骨钙化及骨性游离体在 T₁WI、T₂WI 上为低信号（图 7-6-3），无钙化的肿瘤 T₁WI、T₂WI 上为等或略高信号，抑脂序列为高信号。滑膜增厚并呈局限性绒毛状或结节状隆起，关节内可见积液。

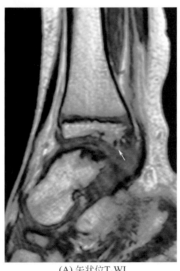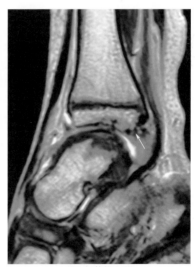

(A) 矢状位T₁WI　　　　　　　　　　　(B) 矢状位T₂WI

图 7-6-3　滑膜骨软骨瘤病

胫骨骨骺下缘不整，下方隐约可见小游离骨块灶，右距骨后缘关节面不规整，亦可见多个低信号灶及骨性突起（——）

【特别提示】

① 滑膜软骨瘤病是一种关节滑膜自限性增生性疾病，以在滑膜面形成软骨性或骨软骨

性小体为特征，最后可脱落形成关节内游离体。

② 本病男多于女，30～50 岁多见，单关节发病最常见，好发部位为膝关节，其次为髋、肘、踝关节等处。

③ 临床表现为关节钝痛，随时间加重，可出现关节绞锁、运动障碍，有时可扪及关节内游离体。

四、色素沉着绒毛结节性滑膜炎

【MRI 诊断】

根据病变范围分为局限型和弥漫型。弥漫型病变主要表现为关节滑膜弥漫性增生肥厚，呈结节状，并可融合成软组织肿块，在 T_1WI 上呈中等或中等稍低信号，在 T_2WI 上呈中等稍高信号，其内可见多发散在结节，呈 T_1WI、T_2WI 低信号灶（图 7-6-4）；在快速梯度回波（FFE）T_2WI 序列上呈明显结节样低信号。若病变内含脂质成分，则可见 T_1WI、T_2WI 高信号。关节腔内可有不同程度的关节积液。增生的滑膜对关节软骨及骨皮质压迫造成骨侵蚀性凹陷性缺损，其内被滑膜组织充填，呈 T_1WI、T_2WI 中等信号灶，周围有硬化边，呈 T_1WI、T_2WI 低信号。增生的滑膜亦可沿滋养血管径路深入骨内，形成囊肿样破坏区。相邻骨髓腔内可见弥漫性反应性水肿灶，呈片状 T_2WI 高信号。关节软骨破坏表现为 FFE T_2WI 高信号的关节软骨内出现低信号灶，且关节软骨毛糙。病变可局限于滑膜腔中，也可穿出关节弥散在关节周围。增强扫描显示关节内外增生的滑膜及骨内病灶呈不均匀强化。局限型病变，滑膜呈局限性结节状增生，界限清晰，其内也可见结节状含铁血黄素沉着，骨质破坏轻，组织的信号改变与弥漫型相似。

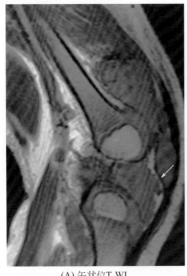
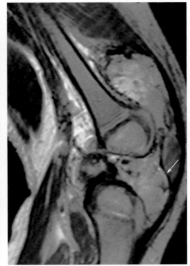

(A) 矢状位 T_1WI　　　　　　　　　(B) 矢状位 T_2WI

图 7-6-4　色素沉着绒毛结节性滑膜炎

膝关节滑膜弥漫性增生肥厚，呈结节状、团块状，内见多发点状、小结节状低信号影（——➤）

【特别提示】

① 色素沉着绒毛结节性滑膜炎是一种原因不明的累及关节滑膜、滑囊和腱鞘的炎症性病变，以滑膜高度增生伴含铁血黄素沉着为特点。

② 本病好发于青壮年，男性略多于女性。通常为单一关节受累，好发于下肢关节，尤

其是膝关节最常见，其次是髋、踝、肘和肩等关节。膝关节因关节囊宽大而厚，病变向关节内扩展范围大，而骨质改变较少。其他关节因关节囊小，骨质易受压迫侵蚀。

③ 本病不伴有骨质疏松，骨质破坏周围也无骨膜反应。

④ 本病发病缓慢，病程漫长，间歇发作。受累关节疼痛、肿胀，当关节积液或关节面破坏时，可有活动受限。关节周围可出现肿块。关节抽出液呈巧克力色，为出血所致，对诊断有帮助。

五、类风湿关节炎

【MRI 诊断】

① 滑膜增厚是最早的、基本的病理改变，在 T_2WI 上信号增高，较早期就可出现炎性滑膜的强化。

② 平扫加增强扫描，显示关节骨质侵蚀，主要能显示充填在侵蚀灶内的血管翳，表现为 T_1WI 呈低信号、T_2WI 呈高信号，有明显强化（图 7-6-5）。

③ 软组织肿胀，关节周围软组织在 T_2WI 呈高信号，慢性期由于纤维化，在 T_2WI 呈低信号。急性期增强扫描可见明显强化。皮下组织炎性浸润 T_1WI 呈低或中等信号，T_2WI 呈高信号。

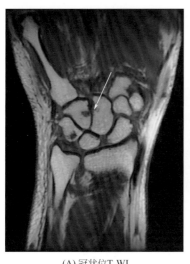 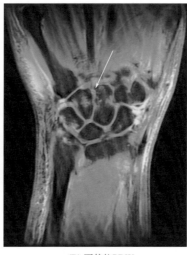 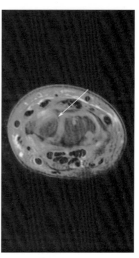

(A) 冠状位T_1WI (B) 冠状位PDW   (C) 轴位T_2WI

图 7-6-5 类风湿关节炎

腕关节滑膜增厚，T_2WI 信号增高，三角骨、钩骨、头状骨可见多发小斑片状 T_1WI 低信号及

T_2WI 高信号（⟶），周围软组织肿胀，T_2WI 呈稍高信号

【特别提示】

① 类风湿关节炎是以多发性、非特异性慢性关节炎症为主要表现的全身性疾病，以对称性侵犯手足小关节为特征。国人患病率约 0.3%，男女性之比为 1∶3，高发年龄为 45～54 岁。

② 临床上发病隐匿，对称性侵犯周围关节，以手足小关节为主，中轴骨受累少见。表现为手指关节梭形肿胀、疼痛。8%～15% 的病例为急性发病，有发热、不适、乏力和肝脾大等症状和体征，多见于幼年类风湿关节炎。晚期由于腕、指等关节的滑膜炎侵蚀骨质并使韧带拉长和撕裂，表现为多关节畸形，如手指"尺侧偏移"、指间关节屈曲和过伸畸形，并常伴有肌肉萎缩。

③ 诊断和鉴别诊断

a.关节结核：多单关节发病，关节软骨和骨质破坏发展相对较快而严重。

b.银屑病关节炎：多有皮肤银屑病病史，好发于手足的远指（趾）间关节，以病变不对称和肌腱、韧带附着部骨质增生为特征。

c.赖特（Reiter）综合征：常有泌尿系感染的病史，以侵犯关节不对称、肌腱和韧带附着部增生为特征。

d.痛风性关节炎：呈间歇性发作，以男性多见，半数以上先侵犯第一跖趾关节，早期关节间隙不变窄，发作高峰期高尿酸为其特点，晚期形成痛风结节。

④ 影像学检查诊断价值比较。X 线表现是主要诊断依据，而 MRI 有可能成为早期诊断的重要检查方法。

六、强直性脊柱炎

【MRI 诊断】

早期常显示相邻骨质骨髓水肿，关节间隙血管翳呈长 T_1、长 T_2 信号，明显强化，与侵蚀灶相延续。棘间韧带强化提示附着点炎。

【特别提示】

① 强直性脊柱炎是一种不明原因的、以中轴关节骨慢性炎症为主的全身性疾病。主要累及双侧骶髂关节和脊柱，造成脊柱韧带的广泛骨化而导致脊柱强直性改变。

② 本病好发于 10～40 岁，以 20 岁左右发病率最高。90％的病例 HLA-B27 阳性。临床具有起病隐匿、发展缓慢、病程长的特点。初期侵犯骶髂关节（图 7-6-6），表现为下腰部疼痛、晨起加重、活动后缓解。随着病变发展，脊柱受累，出现脊柱活动受限。半数以上可见髋、肩等外周大关节受累，出现关节疼痛和功能障碍。晚期表现为脊柱和关节强直。

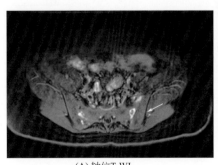
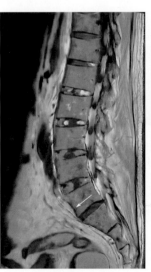
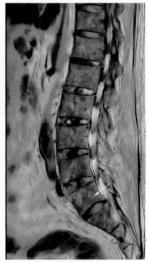

(A) 轴位T$_2$WI　　　　　　　(B) 矢状位T$_1$WI　　　　　　(C) 矢状位T$_2$WI

图 7-6-6　强直性脊柱炎

（A）轴位 T_2WI 示左侧骶髂关节面下骨质可见斑片状 T_2 高信号影（——），双侧骶髂关节间隙消失；（B）、（C）矢状位可见腰椎骨质内信号弥漫性不均匀减低，其内可见多发斑片状双高信号（——），椎小关节融合、间隙变窄

③ 诊断和鉴别诊断

a.类风湿关节炎：好发于中年女性，多对称性累及双侧近指间关节，较少可累及双侧骶髂关节及脊柱。

b.银屑病关节炎和赖特（Reiter）综合征：累及脊柱和骶髂关节较少，病灶不对称，常形成与脊柱垂直的骨赘。

④ 影像学检查诊断价值比较。MRI 平扫加增强可以 100％诊断出炎症，并可根据强化的程度来判断病变的活动性，是最敏感的影像学方法。MRI 发现强直后脊柱骨折比平片敏感，并能显示出脊髓受压情况等。

■■■■ 第七节　脊柱病变 ■■■■

一、椎管狭窄

【MRI 诊断】

椎管狭窄包括椎管中央狭窄、侧隐窝狭窄及椎间孔狭窄。好发于颈椎及腰椎。大多为继发性狭窄，由椎间盘突出、肥大性骨关节病、韧带肥厚、骨折、脱位（图 7-1-5）及手术等所致。椎管狭窄在矢状位上可见硬膜外脂肪受压，脂肪高信号中断或消失，蛛网膜下腔变窄、闭塞、脊髓受压、变形，同时可见韧带增厚、椎体后缘骨赘、椎间盘突出等征象［图 7-7-1（A）］。在 T_2WI 上由于脑脊液呈明显高信号，易于与低信号的韧带、骨赘及椎间盘纤维环区分。横断面扫描对于椎间盘突出部位、程度，神经根受压、移位情况［图 7-7-1（B）］及韧带肥厚的形态观察更为满意。当脊髓受压较严重时，可出现水肿、软化，表现为 T_2WI 上髓内局限性高信号区［图 7-7-1（C）］。

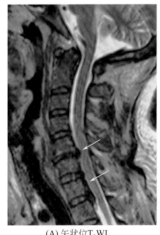 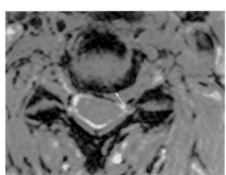 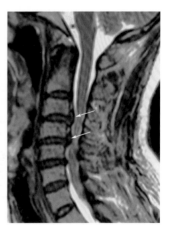

(A) 矢状位T_2WI　　　　　　(B) 轴位T_2WI　　　　　　(C) 矢状位T_2WI (脊髓严重受压)

图 7-7-1　椎管狭窄

（A）部分椎体边缘可见骨棘形成，颈 5～6、颈 6～7、颈 7～胸 1 椎间盘向后方隆起，硬膜囊受压（——），颈 5～胸 1 水平后纵韧带局部明显增厚，局部椎管狭窄。颈 5～6 椎间盘变扁，信号明显减低。颈 5～6 水平黄韧带略肥厚。（B）椎间盘向左后方突出，椎管狭窄，神经根受压移位（——）。（C）颈 3～4、颈 4～5 椎间盘脱出，颈 5～6 椎间盘突出，相应水平项韧带肥厚，椎管狭窄，脊髓受压，内见条状长 T_2 信号影（——）

二、椎间盘突出

【MRI 诊断】

可分为膨出、突出和脱出，常伴椎间盘变性和椎间隙狭窄。前者表现为椎间盘信号降低，尤其在 T_2WI 上可见髓核高信号消失。突出的椎间盘可压迫相应节段的硬膜囊、脊髓及神经根，导致椎管狭窄，严重时可见受压脊髓内长 T_2 信号影，为脊髓水肿、软化所致。椎间盘膨出在矢状位上表现为变性椎间盘向后膨出，椎间隙变窄，在 T_1WI 和 T_2WI 上显示髓核正常结构变模糊、信号普遍降低，在 T_2WI 上可见硬膜囊前缘的低信号压迹；轴位上表现为膨出于椎体后缘的边缘光滑弧形影，信号同变性椎间盘信号，硬膜外脂肪间隙变窄或消失，神经根和脊髓受压不明显。椎间盘突出在矢状面上表现为椎间盘呈舌状后伸超过椎体后缘，在 T_2WI 可见椎间盘信号低于正常，压迫硬膜囊前缘出现明显的凹陷，轴位上可见变性椎间盘局限突出于椎体后缘呈三角形或半圆形［图 7-7-2（A）、（B）］。椎间盘脱出主要在矢状位上观察，可见髓核信号减低，呈泪滴状或舌状向椎管内延伸，近端与椎间盘呈蒂状相连，向上或下沿硬膜外间隙移位［图 7-7-2（C）］，部分髓核与纤维环附着而位于原位。髓核亦可完全分离，与椎间盘不相连，轴位上可见髓核呈孤立状位于硬膜囊外，其边缘与椎体后缘呈锐角。增强扫描游离髓核无强化，或因周围肉芽组织包绕呈环形强化［图 7-7-2（C）～（F）］，此征象有助于同神经纤维瘤、单发转移瘤等鉴别。Schmorl 结节多发生于椎

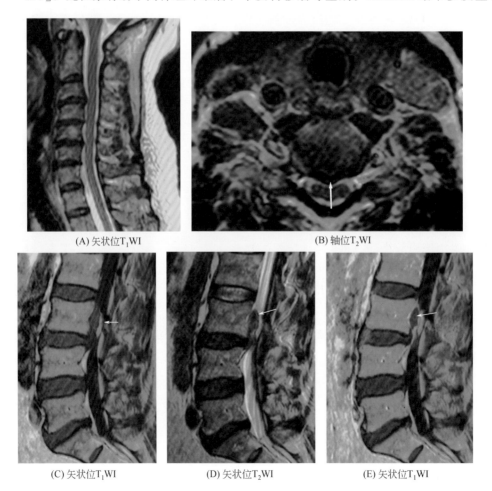

(A) 矢状位T_1WI　　　　　　　　　　　　　(B) 轴位T_2WI

(C) 矢状位T_1WI　　　　(D) 矢状位T_2WI　　　　(E) 矢状位T_1WI

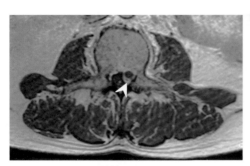
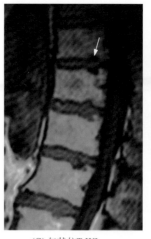
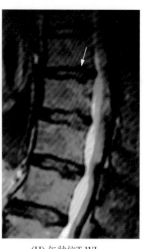

(F) 轴位T$_2$WI　　　　　　　　(G) 矢状位T$_1$WI　　　　　　　　(H) 矢状位T$_2$WI

图 7-7-2　椎间盘突出

（A）示部分椎体前缘骨质唇样增生，T$_1$WI上诸椎间盘信号普遍减低，颈3～6椎间盘突出，颈6～7椎间盘膨出，相同节段硬脊膜囊受压，脊髓前间隙变窄，相应水平黄韧带肥厚，椎管狭窄；（B）示椎体后缘正中可见低信号椎间盘呈扁丘状向后突出，硬膜囊受压（➡）；（C）～（E）示矢状位腰3～腰4水平椎管内前侧可见一梭形病变，位于髓外硬膜外，病变边界清楚（➡）；（F）轴位见病变位于椎管左侧，病变在T$_1$WI为低信号，T$_2$WI为以低信号为主的混杂信号，硬膜囊受压，增强扫描可见边缘轻度强化（▶）；（G）、（H）示椎体上下缘中后1/3交界部可见髓核突入，形成局限凹陷区（➡）

体上下缘中后1/3交界部，在T$_1$WI及T$_2$WI上均表现为椎体上缘或下缘与髓核相连的局限凹陷区，大多与相连髓核等信号［图7-7-2（G）、（H）］，少数低于髓核为长T$_1$、短T$_2$信号。

【特别提示】

① 主要发生于颈椎和腰椎，以下部腰椎为最多，其发病机制为椎间盘及小关节退行性变，外伤是椎间盘突出的诱因。

② 椎间盘突出有3种病理改变。a.椎间盘膨出：椎间盘变性，纤维环向后膨出，椎体后面骨膜与后纵韧带完整。b.椎间盘突出：纤维环后缘破裂，髓核向后突出。c.椎间盘脱出：椎间盘组织由纤维环后缘破裂处脱出，游离在神经根周围或椎体后方。

③ 椎间盘突出按椎间盘局部疝出的位置可分为3型。a.中央型：椎间盘向正后方突出。b.旁中央型：椎间盘向后外侧突出。c.外侧型：椎间盘向椎弓根处突出。

■ ■ ■ ■ 第八节　软组织病变 ■ ■ ■ ■

一、软组织炎症

【MRI诊断】

表现为受累肌肉肿胀，T$_1$WI为低信号，T$_2$WI为高信号，病变边界模糊不清，皮下脂肪的高信号内出现条状纹或网状低信号，肌间隙模糊（图7-8-1），增强后炎症性病灶强化。当炎症性病灶进一步发展形成脓肿时，脓腔内脓液呈长T$_1$、长T$_2$信号，增强后脓肿壁强化，脓腔不强化，其周围可有处于不同阶段的软组织炎症性病灶。如软组织炎症由产气菌感染引起，可有软组织内积气。

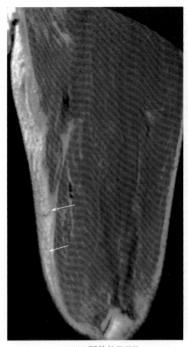 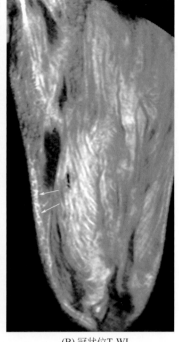

(A) 冠状位T$_1$WI　　　　　　　　　　(B) 冠状位T$_2$WI

图 7-8-1　软组织炎症

大腿前群肌肉弥漫性肿胀，呈长 T$_1$、长 T$_2$ 信号，肌间隙模糊，皮下脂肪的高信号内可见网格影（———➤）

二、软组织肿瘤

（一）脂肪瘤

【MRI 诊断】

表现为类圆形边界清楚的异常信号区，T$_1$WI 上呈高信号，信号强度和皮下组织脂肪信号相同，其内可见等或稍低信号的纤细分隔，T$_2$WI 上信号略有下降，分隔呈高信号或等信号，增强后肿瘤本身无强化，而肿瘤内的分隔可轻度强化。应用抑脂序列后，肿瘤的高信号可被抑制，而其内部的纤细分隔更显突出，此点可与血肿相鉴别（图 7-8-2）。脂肪瘤对邻近的骨无侵蚀，但可压迫周围的骨，尤其是位置深在的脂肪瘤。

【特别提示】

① 脂肪瘤是软组织肿瘤中最多见的一种，50～70 岁的中老年人好发，尤其是肥胖者。

② 脂肪瘤多单发，边界清晰，有包膜，内有血管，可位于机体的表浅或皮下深部结构。

（二）血管瘤

【MRI 诊断】

血管瘤在 T$_1$WI 上表现为形态不规则、境界不清楚、信号比肌肉略高的肿块，毛细血管瘤和小的血管瘤 T$_1$WI 信号可不高；T$_2$WI 上为高信号，高于皮下脂肪，且病变的形态和范围均比 T$_1$WI 清楚。T$_1$WI 和 T$_2$WI 上的高信号区是瘤内扩张的静脉、海绵状间隙内血液淤

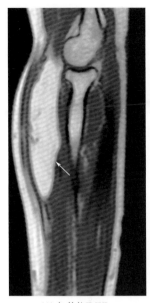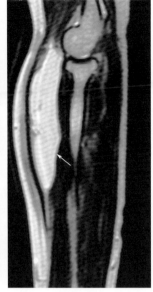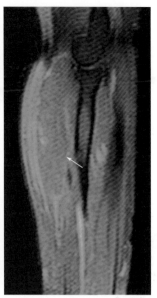

|(A) 矢状位T₁WI|(B) 矢状位T₂WI|(C) PDW-SPAIR|

图 7-8-2　脂肪瘤

桡骨上段前方肌间隙内可见一梭形肿物（——），边界清楚，T₁WI、T₂WI 均呈明显高信号，抑脂序列呈低信号

积、血栓形成、脂肪成分造成的。瘤内出现蚯蚓状、斑点状低信号，则是由于血流快速的小血管、静脉石及纤维间隔所形成（图 7-8-3）。增强扫描，血管瘤呈中到重度强化，取决于血管瘤内血流速度及增强扫描的开始时间，增强后血管瘤的信号较 T₁WI 更趋均匀。

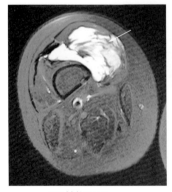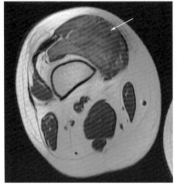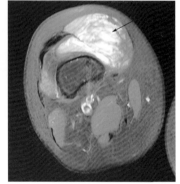

|(A) 轴位T₂WI|(B) 轴位T₁WI|(C) 轴位增强T₁WI|

图 7-8-3　血管瘤

（A）、（B）示大腿外侧肌间隙内见一不规则肿物（——），T₁WI 边界不清，T₁WI 呈低信号、T₂WI 呈高信号，病变内可见斑点状、蚯蚓状、斑点状低信号，（C）增强扫描可见明显不均匀强化（——）

【特别提示】

① 血管瘤病理上可分为毛细血管性、海绵状、静脉性、动静脉性，有的为混合性。

② 瘤内有很多非血管组织，最多的为脂肪，另外还有平滑肌、纤维组织、血栓、骨等，非血管成分主要见于海绵状血管瘤。

③ 血管瘤多发生于青年人，80％～90％在 30 岁左右，多位于表浅部位，少数位于深部组织。

(三) 淋巴管瘤

【MRI诊断】

根据组成淋巴管瘤的淋巴管大小，可将淋巴管瘤分为单纯淋巴管瘤、海绵状淋巴管瘤、囊状淋巴管瘤3种。囊状淋巴管瘤表现为边缘光滑或有分叶的水样信号区，在 T_1WI 呈和肌肉相似的低信号，T_2WI 上呈高于脂肪的高信号，肿块内可有厚度不同的低信号纤维分隔。增强后无强化或囊壁及纤维分隔轻度强化。海绵状淋巴管瘤为多发迂曲扩张的淋巴管聚集而呈蜂窝状结构，边缘不规则，沿组织间隙延伸、包绕。病灶与邻近组织分界欠清，在 T_1WI 上信号与肌肉组织相近，在 T_2WI 上呈明显高信号（图7-8-4）。增强扫描无强化或囊壁轻度强化。

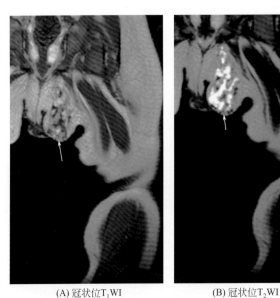

(A) 冠状位T_1WI　　　　　(B) 冠状位T_2WI

图7-8-4　淋巴管瘤

左侧大腿根部内侧皮下可见片状混杂信号影，呈蜂窝状结构，边界欠清（——→），在 T_1WI 上主要为等信号，T_2WI 呈明显高信号

【特别提示】

囊状淋巴管瘤最多见，可累及全身各部，但以颈部和腋部最多。好发于儿童，多为单发。海绵状淋巴管瘤位于皮下，多发生于口底、舌、唇、颊、肌间隔等部位。单纯淋巴管瘤见于任何年龄，1/4的病人年龄大于45岁，多位于皮肤或皮下。

(四) 神经纤维瘤

【MRI诊断】

T_1WI 上病灶呈境界清楚的中等信号影，T_2WI 上信号增高，有时可见到"盐和胡椒征"，部分见"靶征"。"靶征"表现为 T_2WI 周围高信号，中央为低信号；中央低信号为致密的胶原及纤维成分。增强扫描多数为不均匀强化，部分均匀显著强化。肿瘤内较少出现囊变、出血、坏死（图7-8-5）。

【特别提示】

① 孤立性神经纤维瘤好发于20～30岁，生长缓慢，有包膜，男女发病率相等，多发生于皮肤或皮下表浅部位。

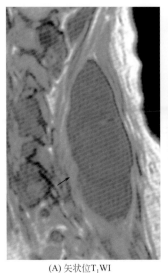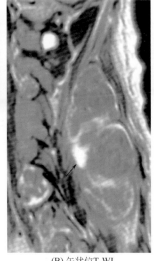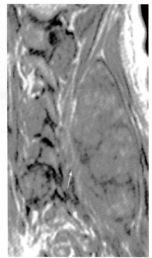

(A) 矢状位T₁WI　　　　　　　　(B) 矢状位T₂WI　　　　　　　　(C) 矢状位T₁WI增强扫描

图 7-8-5　神经纤维瘤

颈部周围软组织内见多发大小不等类椭圆形软组织肿块，呈等 T_1、不均匀长 T_2 信号，边界清楚，较大者位于右后颈部。增强后肿块呈不均匀强化（———）

② 多发性或丛状神经纤维瘤多见于神经纤维瘤Ⅰ型，多位于躯干。丛状神经纤维瘤可累及脑神经、脊神经、神经节，以及颈部、躯干、四肢的大神经。

③ 多数肿瘤为实性，囊变坏死区域少见。钙化及骨化较神经鞘瘤多见。

（五）脂肪肉瘤

【MRI 诊断】

① 肿瘤呈大小不一、形态不整、边界不清、信号强度不均的软组织肿块。MRI 信号与其分化程度有关。

② 黏液型以含液体囊性成分为主，T_1WI 多呈低信号，T_2WI 多呈高信号。

③ 分化良好的脂肪肉瘤中成熟的脂肪成分较多，因而在 T_1WI 呈高信号、T_2WI 为不均匀较高信号，瘤内纤维间隔呈低信号。

④ 分化差的脂肪肉瘤中成熟的脂肪成分极少或无，在 T_1WI 呈低或等低混杂信号、T_2WI 呈不均匀高信号，病灶内可伴有出血、坏死和囊变区，抑脂扫描仍呈高信号，增强检查呈不均匀强化，病灶内坏死和囊变区不强化（图 7-8-6）。

【特别提示】

① 脂肪肉瘤是一种较少见的起源于原始间质细胞的软组织恶性肿瘤。多见于中老年深部软组织内，最多见于大腿和腹膜后间隙。病程为几个月或几年，瘤体可巨大。发生于四肢者，可呈局限性、分叶状、无痛性软组织肿块，边界清楚；发生于腹膜后者多为肿瘤引起的继发症状。

② 诊断和鉴别诊断

a.脂肪瘤：良性脂肪瘤好发于皮下组织内，各种影像检查的密度和信号均与皮下脂肪相同，部分在 MRI 中还可见低信号纤维分隔，这有助于与脂肪肉瘤鉴别。

b.其他类型的软组织肿瘤：分化较差的脂肪肉瘤由于脂肪含量极少，因而与其他类型来源的软组织恶性肿瘤如纤维肉瘤、平滑肌肉瘤等难以鉴别。若 CT 薄层扫描或 MRI 检查发现肿块内有脂肪密度或信号，这将有助于脂肪肉瘤的诊断。

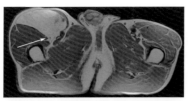

(A) 轴位T_1WI

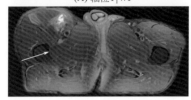

(B) 轴位T_2WI

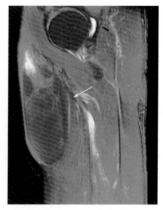

(C) 矢状位T_1WI增强

图 7-8-6　脂肪肉瘤

（A）、（B）示右侧大腿前侧肌间隙可见梭形短 T_1WI 为主病变影（——），病变内见多发分隔影，T_2WI 抑脂序列呈低信号，内另见长 T_2 信号影；（C）增强扫描明显强化，脂肪信号影未见强化，周围肌肉受压

（六）滑膜肉瘤

【MRI 诊断】

　　肿瘤信号不均匀，瘤内有间隔，在 T_1WI 上信号多与肌肉相似，肿瘤合并出血时见小斑片状高信号。在 T_2WI 上肿瘤表现为高、中、低信号混合存在的征象，称为"三信号征"。肿瘤内陈旧性出血因含铁血黄素沉着和钙化呈等低信号，肿瘤的实质部分呈稍高信号，肿瘤的大块坏死区和新鲜出血灶呈明显高信号。部分病例可出现液-液平面。MRI 增强扫描肿瘤呈片絮状不均匀强化（图 7-8-7）。

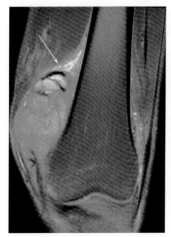

(A) 冠状位T_2WI

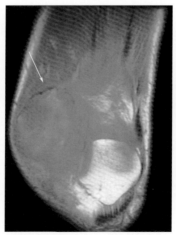

(B) 冠状位T_1WI

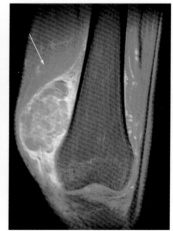

(C) 冠状位增强T_1WI

图 7-8-7　滑膜肉瘤

（A）、（B）示左侧股骨远端内侧软组织内可见混杂稍长 T_1、稍长 T_2 信号影（——），病变内部多发分隔影，可见少量稍短 T_1 信号影及囊状长 T_2 信号影，边界不清；（C）增强扫描病灶明显不均匀强化，内可见囊状无强化区，病变沿髌上囊蔓延

【特别提示】

① 滑膜肉瘤（synovial sarcoma）起源于具有向滑膜组织分化潜能的间叶细胞，是一种较少见的软组织恶性肿瘤，占软组织恶性肿瘤的 5%～10%。

② 本病多见于 15～50 岁，男性比女性多见。常见病变部位是四肢关节，尤其下肢大关节。临床症状包括局部隐痛、软组织渐进性肿胀，常伴压痛，病程数月至数年，易误诊为良性病变。

③ 诊断要点

a. 好发于 15～40 岁，好发部位为四肢关节旁软组织。

b. 关节旁软组织肿块、边缘钙化、MRI"三信号征"。

④ 鉴别诊断

a. 色素沉着绒毛结节性滑膜炎：可同时侵犯关节内外组织，病灶在 T_1WI 和 T_2WI 均呈低信号。

b. 纤维肉瘤：发病年龄较滑膜肉瘤大，软组织肿块巨大而骨质破坏较轻，无明显钙化。

c. 侵袭性纤维瘤：多见于中年，好发于大腿、腹壁和腹膜后，一般边缘清晰，T_1WI 和 T_2WI 上因富含纤维成分而呈低信号，增强扫描多呈渐进性强化。

第八章

MRI 在消化系统疾病中的应用

■■■■ 第一节　消化道 ■■■■

一、食管病变——食管癌

【MRI诊断】

① 食管壁环形增厚、偏心性肿块或结节突向管腔，同水平管腔狭窄，邻近结构受压移位。

② 病变部位 T_1WI 为低信号、T_2WI 为不均匀高信号（图 8-1-1）。

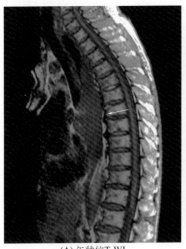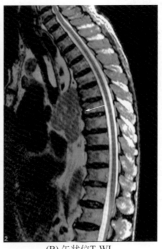

(A) 矢状位T_1WI　　　　　　　　(B) 矢状位T_2WI

图 8-1-1　食管癌，周围淋巴结转移

男患者，84 岁。主动脉弓下缘水平食管中段增粗、管腔狭窄，周围见团片状不均匀 T_1WI 稍低
信号，T_2WI 稍高信号，二者分界不清，食管病变长约 9.3cm，其上方食管扩张（——➤）

③ 增强扫描毛细血管期和延迟期肿块或结节明显增强。

④ 病灶与邻近结构间脂肪分隔模糊，提示肿瘤浸润。

⑤ 食管癌侵犯邻近结构的其他指征有：邻近肿瘤的气管、支气管壁增厚；气管腔内肿块；肺静脉瘤栓；肿瘤旁胸膜增厚或胸腔积液；食管气管瘘、食管纵隔瘘等。

⑥ 可伴有纵隔、锁骨上或腹腔干周围淋巴结肿大。

⑦ 可有远处转移。

【特别提示】

① 食管癌为消化系统常见的恶性肿瘤，40～60 岁常见，男性多见。好发于食管中段，其次为食管下段。

② 主要症状为梗噎、吞咽困难和胸骨后疼痛等。

③ 食管癌的诊断主要依赖于内镜和（或）气钡双对比造影；MRI 并非食管癌常规检查，但有利于显示病变与邻近组织的关系、有无淋巴结与远处脏器转移和肿瘤分期。

二、胃部病变

（一）胃癌

【MRI 诊断】

① 胃癌 T_1WI 为低信号、T_2WI 为不均匀高信号；注射 MRI 对比剂后，毛细血管期和延迟期肿块或结节明显增强，进展期癌一般在静脉期强化程度最高（图 8-1-2）。

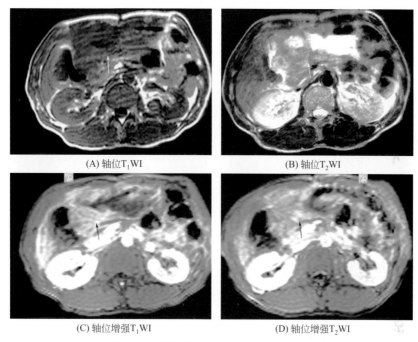

(A) 轴位T_1WI (B) 轴位T_2WI

(C) 轴位增强T_1WI (D) 轴位增强T_2WI

图 8-1-2　胃窦部局限型 Borrmann Ⅳ 型癌

MRI 平扫及增强：胃窦部局部胃壁增厚，与正常胃壁呈移行状，内缘表面不光滑，呈长 T_1、长 T_2 信号，呈较均匀的中度强化（ ➡ ）

② 胃壁病灶周围脂肪分隔模糊，提示病灶已累及邻近结构。

③ 其他提示胃癌的指征有：胃小弯、腹腔干周围出现增大的淋巴结影；肝脏、肺或其他远处转移。

【特别提示】

① 胃癌多见于 40 岁以上中老年人，男性多见。约 50％以上在胃窦部，尤以胃窦小弯侧为多，其次胃体、胃底和贲门部各占 25％。

② 胃癌的双侧卵巢转移称为克鲁肯贝格（Krukenberg）瘤。

③ MRI 并非胃部肿瘤的常规检查手段，但对术前评估胃癌能否手术切除的敏感性和特异性可达 80％以上。

（二）胃间质瘤

【MRI 诊断】

① 根据生长位置可分为黏膜下型、肌壁间型、浆膜下型。肿瘤实质部分 T_1WI 呈等低信号，T_2WI 呈高信号，增强扫描有强化（图 8-1-3）。

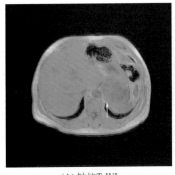
(A) 轴位T₁WI

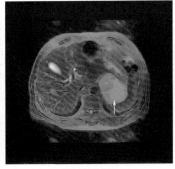
(B) 轴位T₂WI

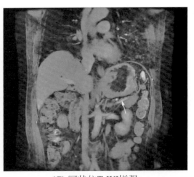
(C) 冠状位T₁WI增强

图 8-1-3　胃间质瘤

胃底部可见类圆形块状等长 T_1、长 T_2 信号影，增强扫描可见不均匀环形强化（➝）

② 当肿瘤体积较大时可合并出血、坏死及囊变等，T_1WI、T_2WI 表现出相应信号改变。

③ MRI 对肿块的坏死、囊变、出血，对邻近结构的侵犯范围，以及肝脏等脏器的转移评定能力明显优于 CT。

【特别提示】

① 胃间质瘤是消化道最常见的原发性间叶源性肿瘤。可发生于各年龄段，多见于 50 岁以上中老年人，男女发病率相近。

② 临床表现缺乏特异性，症状不明显或为不明原因的腹部不适、隐痛及包块，亦可发生肿瘤引起的消化道出血或贫血。

③ 鉴别诊断。胃间质瘤需与其他间叶性肿瘤鉴别，如真性平滑肌瘤、平滑肌肉瘤、神经鞘瘤、神经纤维瘤等。

三、结直肠病变——结肠、直肠癌

【MRI 诊断】

① 平扫显示肠壁呈环形、半环形增厚或形成软组织肿块，边界清楚或模糊，病变在 T_1WI 呈低信号，在 T_2WI 呈不均匀高信号，肿块较大时中心可出现更长 T_2 信号的囊变或坏死区。

② 注射对比剂后，毛细血管期和延迟期病灶明显增强（图 8-1-4）。

③ 大肠癌易转移到肝脏；此外，肠系膜淋巴结和腹膜的转移亦较多见。

【特别提示】

① 结肠癌和直肠癌大多数为单发性，多发者少见（仅 $0.32\% \sim 6.9\%$）；部位以直肠最多。

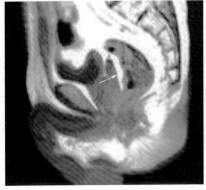
(A) 矢状位T₁WI

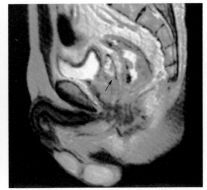
(B) 矢状位T₂WI

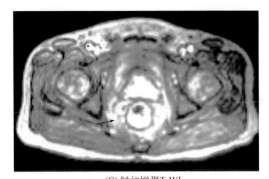

(C) 轴位增强T$_2$WI

图 8-1-4　直肠癌

直肠后壁肿块，长 T$_1$、稍长 T$_2$ 信号，增强扫描明显强化，管腔不规则变窄（———）

② 相关的疾病和癌前病变主要有腺瘤、溃疡性结肠炎和血吸虫病等。

③ T$_2$WI 结合脂肪抑制 Gd-DTPA 动态增强扫描技术能很好显示大肠癌的大小、肠壁及周围系膜受累范围以及有无淋巴结转移。

■■■■ 第二节　肝脏、胆系、胰腺和脾 ■■■■

一、肝脏

(一) 肝硬化

【MRI 诊断】

（1）形态改变　肝脏通常缩小，肝各叶比例失调，右叶萎缩，尾叶及左外侧段代偿性增大，肝裂增宽，肝门区扩大，可见间位结肠、肝外胆囊，结节增生显著时，肝脏表面高低不平。

（2）信号改变　SE 序列 T$_1$WI 肝实质信号改变不明显，T$_2$WI 信号不均。具体表现为：①弥漫分布的低信号肝硬化再生结节，增强扫描结节仍呈低信号（图 8-2-1）；②脉管区增宽，纤维组织增生及脂肪沉积，表现为伴随门脉分支走行的细线状高信号影，分隔再生结节；③发育不良结节（DN），T$_1$WI 可为等信号或高信号，T$_2$WI 信号降低或呈等信号（图 8-2-2）；④合并活动性灶性坏死，T$_2$WI 呈斑片状高信号。

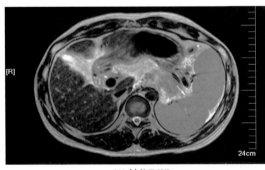

(A) 轴位T$_2$WI

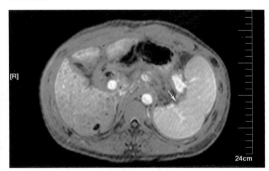

(B) 轴位T$_1$WI增强扫描

图 8-2-1　肝硬化

患者，男，40 岁，乙肝病史。(A) 示肝脏体积缩小，表面呈波浪状，各叶比例失调，叶间裂增宽，肝实质信号粗糙（———），脾脏明显增大；(B) 示肝实质强化不均匀，可见弥漫小结节状改变，脾脏均匀强化（———）

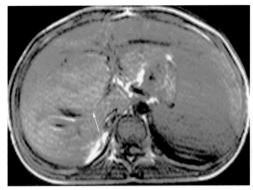
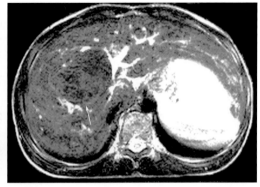

(A) 轴位 T_1WI　　　　　　　　　　　(B) 轴位 T_2WI

图 8-2-2　肝发育不良结节

患儿，男，11 岁，病理证实低级巨大异型性增生结节。肝右叶前段巨大结节，T_1WI 呈等信号，

T_2WI 呈稍低信号（————>）

（3）继发改变　①腹水：于肝表面形成弧形的长 T_1、长 T_2 信号。②门静脉高压：肝内静脉变细、僵直或稀少。脾静脉扩张，脾门、胃底周围侧支静脉迂曲扩张，表现血管流空信号。③脾大。

（4）增强扫描　动脉早期多呈不均匀强化，表现为肝段、肝叶或局限性不均匀强化。部分发育不良结节呈一过性强化。但在门脉期，再生结节和发育不良结节（DN）均匀强化，与肝实质相同。而肝细胞癌（HCC）在门脉期则无显著强化，可以进行鉴别。

【特别提示】

① 肝硬化在我国以病毒性肝炎所致者最为常见，其他病因包括酒精中毒、慢性胆系疾病、心功能不全、药物中毒、寄生虫感染等。

② 肝硬化可分为三型。a. 小结节型：再生结节 2～5mm，有严重的脂肪变性、早期肝脏肿大；b. 大结节型：再生结节在十至数十毫米之间，脂肪变性不明显，肝外形缩小；c. 混合型：兼有上述两型特征。一般认为由肝炎引起者多为大结节型。

③ MRI 对肝硬化检查的重要意义在于及早发现恶变结节。

（二）肝脏其他弥漫性疾病

1. 脂肪肝

【MRI 诊断】

① SE 和 IR 的 T_1WI 可呈正常信号，STIR 序列和 SE 的 T_2WI 信号可稍有增高，血管结构没有明显改变。

② 局灶脂肪浸润可见 T_1WI 及 T_2WI 均为略高信号或等信号，边界欠清，无占位效应，正常走行之流空血管影进入异常信号部位。化学位移同、反相位检查时，局灶性脂肪浸润均表现反相位像上信号强度明显下降（图 8-2-3），可确诊。

【特别提示】

① 脂肪肝为各种原因使肝脏脂类代谢功能发生障碍，脂肪在肝细胞内贮积量超过肝重量的 5% 以上，或在组织学上有 50% 以上肝细胞脂肪化；分为局灶性或弥漫性，后者常伴肝脏体积的增大。

② 局灶性脂肪肝或弥漫性脂肪肝中的正常肝岛，须与肝癌、转移癌、血管瘤和肝脓肿等鉴别。常规 T_1WI 和 T_2WI 检查时肝岛信号强度类似于正常肝，即 T_1WI 上和 T_2WI 上分

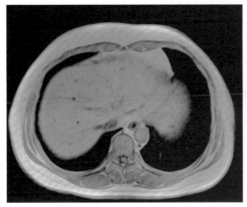
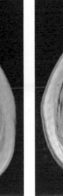

(A) 轴位T₁WI(同相位)　　　　　　　　　　(B) 轴位T₁WI(反相位)

图 8-2-3　脂肪肝

T₁WI 反相位肝脏信号弥漫性减低

别高于和低于肝的信号强度，而上述肿瘤则有各自的信号特征，需要增强扫描进一步鉴别诊断，并且局灶性脂肪肝占位效应不明显，而上述肿瘤一般具有较明显的占位效应。

2. 血色病

【MRI 诊断】

血色病会导致铁在肝内沉积，程度较轻的病例仅缩短 T_1 值，T_1 加权像表现为高信号；随着浓度的增加，T_2 值缩短，信号随之降低。铁质在肝内的过度沉积，各脉冲序列肝实质信号均降低，以 T_2 值明显缩短为主要改变（图 8-2-4）。上述表现较为特异，因此，MRI 可以作为判定疗效的标准。

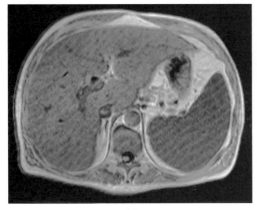
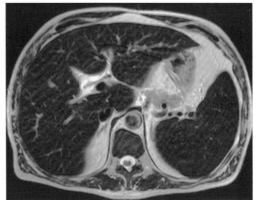

(A) 轴位T₁WI　　　　　　　　　　　　　(B) 轴位T₂WI

图 8-2-4　血色病，肝脾铁沉积

肝脾增大，肝脾信号减低，以 T₂WI 为著

3. 巴德-基亚里（Budd-Chiari）综合征

【MRI 诊断】

平扫可显示肝、脾大，肝实质信号不均匀，可见增生结节形成。由于肝淤血，肝实质含水量增加，T₁WI 呈低信号，T₂WI 呈高信号。平扫即可显示肝静脉、下腔静脉形态异常，但 MRA 显示效果最佳，表现肝静脉狭窄或闭塞；下腔静脉隔膜狭窄或闭锁，狭窄段以下下

腔静脉扩张；肝静脉和下腔静脉血栓形成，呈充盈缺损。同时，还可显示肝内侧支血管形成，呈蜘蛛网状，走行紊乱。其他包括腹腔积液、肝外侧支血管迂曲扩张（图 8-2-5）。

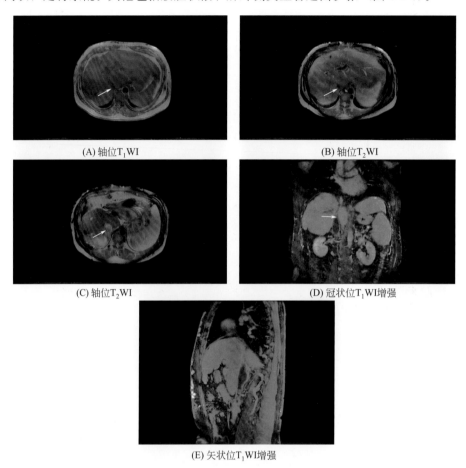

(A) 轴位T₁WI

(B) 轴位T₂WI

(C) 轴位T₂WI

(D) 冠状位T₁WI增强

(E) 矢状位T₁WI增强

图 8-2-5　Budd-Chiari 综合征

下腔静脉明显受压改变（➡），局部管腔闭塞

【特别提示】

① Budd-Chiari 综合征是由于下腔静脉肝段和（或）肝静脉狭窄或阻塞所致肝静脉回流障碍的临床综合征。

② 多见于中青年，病程缓慢。临床常有肝大、脾大、腹水、下肢静脉曲张、水肿等门静脉高压和体循环回流障碍的症状和体征。

（三）肝脓肿

【MRI 诊断】

早期未形成脓腔时在 T₁WI 上呈不规则的大块状稍低信号，在 T₂WI 上由于大面积水肿呈很高信号，脓腔形成后，于 T₁WI 上脓腔为极低信号，周围有一圈比脓腔信号稍高的壁。在 T₂WI 上脓腔显示为极高信号，周围有低高信号相间的同心圆状的壁。增强扫描呈单环、双环或三环状强化（图 8-2-6）。肝脓肿囊壁常有很明显强化，代表增生的肉芽组织，其周围可见强化不明显的环形阴影，代表明显的水肿和纤维组织增生，此外，脓肿周围的肝组织常有较大范围的充血带，表现为动脉期一过性的明显斑片状强化。脓肿内出现气体可考虑病变由产气菌感染引起，MRI 上气体无信号，因而很难与钙化鉴别，气液平面可帮助作出诊断。

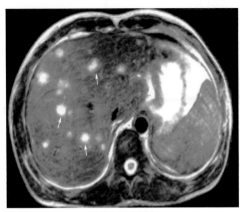 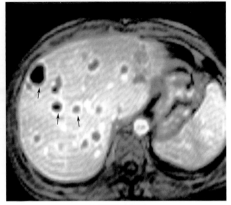

(A) T₂WI 平扫　　　　　　　　　　　(B) T₁WI 增强

图 8-2-6　肝脏多发血行播散性脓肿

肝实质多发类圆形病变（——→），边界模糊，T_2WI 病灶呈稍高信号或高信号，病变中心部分信号更高。增强扫描显示病变呈环形强化，周围无明显水肿征象

【特别提示】

① 肝脓肿来源于化脓性细菌、阿米巴或真菌。上行性胆管炎和门静脉炎为细菌性肝脓肿的最常见原因。临床症状与是否有败血症和肝脏病变的占位效应有关。

② 各种原因的肝脓肿在成熟阶段病理学及影像学表现相近，表现为类圆形或不规则形囊腔，壁厚，常有很明显强化。在 T_2WI 上，50％的脓肿可见病灶周围的水肿，可作为肝脓肿与肝脏其他良性囊性病变的鉴别点之一。

（四）肝棘球蚴病（包虫病）和肝吸虫病

1.肝棘球蚴病

【MRI 诊断】

表现为边界清楚的囊性病灶，有明显的壁，75％的病人可见子囊。囊肿壁在 T_1WI、T_2WI 上均呈低信号。囊腔在 T_1WI 为低信号，在 T_2WI 为极高信号。如有子囊，其在 T_2WI 上信号低于母囊。

【特别提示】

肝棘球蚴病为牧区流行病，病原体为细粒棘球绦虫，实验室检查常有嗜酸性粒细胞升高，25％病人血清学检查阳性。

2.肝华支睾吸虫病

【MRI 诊断】

肝内胆管轻度扩张，多发末梢胆管的管状或小囊状扩张，MRI 的 T_2WI 和 MRCP（磁共振胰胆管成像）上显示较清晰（图 8-2-7）。肝外胆管以慢性炎性狭窄为主，狭窄多为轻度移行性，管壁僵硬。肝内胆管僵硬延长和粗细不均伴有胆管内的肝吸虫团形成，MRCP 显示为充盈缺损。胆囊多表现为炎症改变，胆囊壁增厚，胆囊周围渗出水肿，胆囊内虫团类似结石。

【特别提示】

胆道肝华支睾吸虫病主要发生于南方地区，北方少见。其主要鉴别诊断如下。

① 原发性硬化性胆管炎，表现为周围胆管轻度扩张并呈枯树枝样，中心胆管多为狭窄改变，与本病不同的是肝华支睾吸虫病出现末梢胆管小囊状扩张。

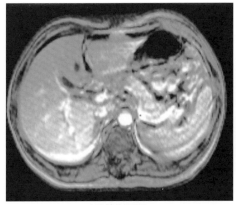 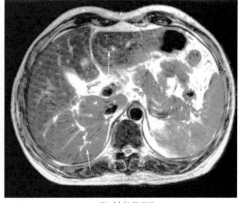

(A) 轴位T₁WI　　　　　　　　　　　　　　(B) 轴位T₂WI

图 8-2-7　肝华支睾吸虫病（MRCP 证实）

有经常吃生鱼片史。T₂WI 显示肝脏末梢胆管扩张，部分呈小囊状，左侧肝内胆管腔内可见充盈
缺损，考虑为虫团（——→）

② 胆管结石合并胆管炎，其胆管炎的改变与本病的表现有许多相似之处，不过本病所见的末梢胆管囊状扩张更多更明显，结石则表现为边缘光滑的圆形、卵圆形低信号影，与虫团的形态和信号强度有所不同，与胆道泥沙样结石的鉴别较困难。

（五）肝囊肿

【MRI 诊断】

表现为边缘光滑、锐利，T₁WI 呈低信号，T₂WI 呈均匀高信号的圆形病灶，可单发或多发，对比增强扫描病灶无强化，边界更清楚（图 8-2-8）。

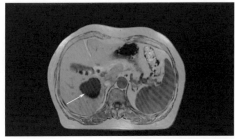 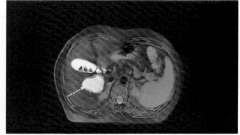

(A) 轴位T₁WI　　　　　　　　　　　　　　(B) 轴位T₂WI

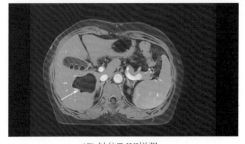

(C) 轴位T₁WI增强

图 8-2-8　肝囊肿

肝右叶可见一类圆形长 T₁、长 T₂ 信号影，边界清晰，增强扫描无强化（——→）

【特别提示】

① 肝囊肿从数毫米到数厘米不等，囊壁很薄，囊内充满澄清液体。临床上分为单纯性肝囊肿和多囊肝。

② 本病临床多见于 30～50 岁人群，症状轻微，常体检时偶然发现。巨大囊肿可致肝大、上腹部胀痛。偶有囊肿破裂出血、合并感染等并发症。

③ 典型的肝囊肿超声、CT 及 MRI 很容易诊断。有时要与囊性转移瘤、肝脓肿、囊型肝棘球蚴病等鉴别，依病变囊壁的显示、厚度、钙化和强化表现，通常不难鉴别。

（六）肝脏良性肿瘤

1. 血管瘤

【MRI 诊断】

在 T_2WI 血管瘤的信号随 TE 时间的延长逐渐增高，在重建 T_2WI 上，病灶的信号极高，称之为"灯泡征"，为血管瘤的典型表现。在 T_1WI 上血管瘤多表现为圆形或卵圆形的低信号，边界清楚、锐利。纤维瘢痕在 T_1WI 和 T_2WI 均为低信号，如纤维瘢痕组织内有出血或血栓，T_2WI 上可为高信号。Gd-DTPA 动态增强动脉期周边强化，随时间延长强化范围增大，较小血管瘤在动脉期可立即完全充填，延迟期强化程度仍高于周围正常肝实质组织（图 8-2-9）。

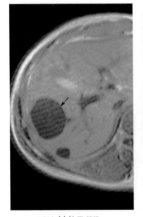
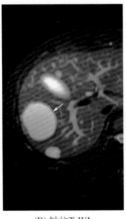
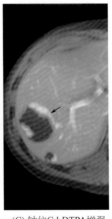
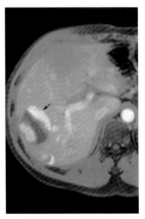

(A) 轴位T_1WI　　(B) 轴位T_2WI　　(C) 轴位Gd-DTPA增强　　(D) 轴位Gd-DTPA增强
　　　　　　　　　　　　　　　　　　　　扫描(一)　　　　　　　扫描(二)

图 8-2-9　肝右叶多发血管瘤

病灶为长 T_1、长 T_2 信号，T_2WI 呈"灯泡征"，动脉期周边强化，随时间延长强化范围增大（→）

【特别提示】

① 血管瘤多为单发，9％～22％为多发，小者多为实体性，大者可有中央坏死。

② 高场强 MRI 对血管瘤的检出敏感性和定性准确性都高于低场强 MRI，其中以 T_2WI 多回波技术最为重要。

③ 富血供肿瘤的肝内转移灶以及血窦扩张型的血管平滑肌脂肪瘤，在 T_2WI 上也可出现"灯泡征"，需要结合增强扫描和相关检查进行鉴别诊断。

2. 肝细胞腺瘤

【MRI 诊断】

① 肝细胞腺瘤在 T_1WI 上从略低信号到略高信号，T_2WI 上为略高信号，病灶内可含有

脂肪、坏死、出血或钙化，因此信号往往不均匀。因腺瘤细胞和正常肝细胞一样，因此也可以在所有序列上和正常肝实质的信号一致而不能被发现。

② T₁WI 可显示病灶的包膜，为完整或不完整的低信号带，厚薄不一。

③ 较大腺瘤可出血，不同时期信号不同（图 8-2-10）。增强动脉期有明显强化，但往往不均匀。门脉期和延迟期可为等低信号或等高信号。

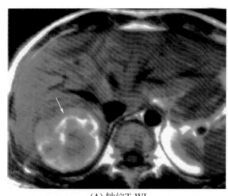 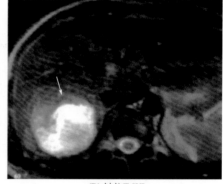

(A) 轴位 T₁WI   (B) 轴位 T₂WI

图 8-2-10 肝细胞腺瘤出血

肝右叶混杂信号肿块，大部分呈长 T₁、长 T₂ 信号，T₁WI 周边和瘤内可见条片状高信号，为出血改变（——→）。术后病理：肝细胞腺瘤出血

【特别提示】

① 肝细胞腺瘤较为少见，与口服避孕药有关，故多见于育龄妇女。长期服用同化类固醇激素也可引起腺瘤。停用上述药物以后肿瘤可自行缩小消退。

② 肝细胞腺瘤通常发生在无肝硬化的基础上，好发于肝右叶，多为单发圆形结节，偶有多发性病灶。

③ 肝细胞腺瘤与高分化肝细胞癌（HCC）和肝脏局灶性结节增生的鉴别存在一定困难。肝细胞癌常伴有肝硬化；肝脏局灶性结节增生常无包膜，有中心瘢痕，延迟强化。

④ 腺瘤有自发破裂和出血的倾向，可出现腹痛、休克等症状。

⑤ 本病多主张手术治疗，因有恶变可能。

3. 肝脏局灶性结节增生

【MRI 诊断】

① 肿瘤在 T₁WI 呈等或稍低信号，T₂WI 上呈等或轻微高信号。

② 肿瘤中央有星芒状瘢痕（49%），在 T₁WI 上为低信号，在 T₂WI 上为高信号。

③ 增强扫描动脉期病灶迅速明显强化，而病灶中心的瘢痕组织无强化；门脉期及延迟期病灶强化逐渐消退并与肝信号相仿或仍轻度强化，中央瘢痕出现强化（图 8-2-11）。

【特别提示】

① 肝脏局灶性结节增生（hFNH）为一种少见的肿瘤样病变，常见于妇女（85%）并有口服避孕药史。

② 80% 病变为单发，少数可多发，常位于肝表面，没有包膜。

③ hFNH 中心瘢痕含有大的动脉和静脉。

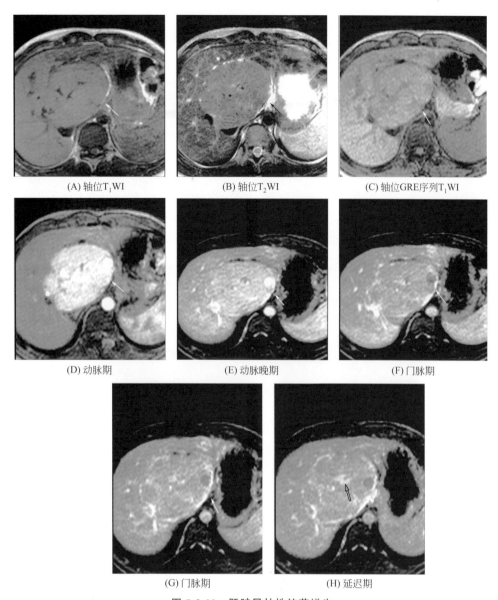

(A) 轴位T₁WI   (B) 轴位T₂WI   (C) 轴位GRE序列T₁WI

(D) 动脉期   (E) 动脉晚期   (F) 门脉期

(G) 门脉期   (H) 延迟期

图 8-2-11　肝脏局灶性结节增生

肝右前叶和方叶等信号团块，边缘清晰（———），可见星芒状长 T_1、长 T_2 信号中央瘢痕。动脉期明显强化，之后逐渐信号减低呈等信号，延迟扫描中央瘢痕强化（⇒）

（七）肝脏恶性肿瘤

1. 肝细胞癌（HCC）

【MRI诊断】

① 原发性肝细胞癌在 T_1WI 上多为低信号，大的肿瘤因中心出血坏死在低信号中夹杂斑片状或点状的高信号或更低信号。但小肝癌 T_1WI 上高信号更为常见。在 T_2WI 上多为稍高信号，约占 90%。

② 包膜是 HCC 的一个重要特征，有以下几种表现：T_1WI 和 T_2WI 均未能显示；T_1WI 上低信号，T_2WI 上未能显示；T_1WI、T_2WI 上均为低信号；T_1WI 上为低信号，T_2WI 上外层为高信号、内层为低信号。

③ 增强扫描：显示"快进快出"的强化特征。动脉期肿瘤明显强化，由于病灶中心多伴有液化坏死，强化不均匀，往往表现为周边强化，小肝癌（80％以上）呈均匀强化。门脉期大部分病灶呈低信号（图 8-2-12、图 8-2-13）。

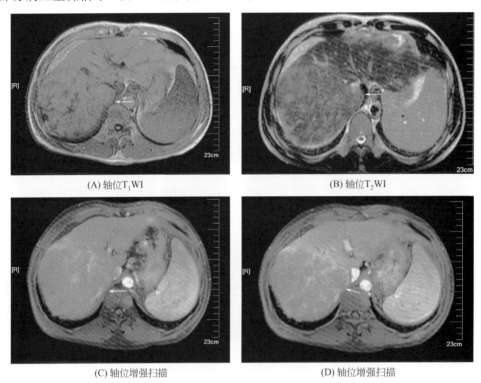

(A) 轴位T_1WI

(B) 轴位T_2WI

(C) 轴位增强扫描

(D) 轴位增强扫描

图 8-2-12　肝右叶巨块型肝癌

患者，男，46 岁，反复乏力 4 年，加重 1 个月。肝硬化、脾大。肝右叶巨块型肝癌，门静脉右支受侵。肝右叶巨大肿块，大小为 13.4cm×11.3cm（——），T_1WI 稍低信号，T_2WI 为混杂稍高信号，边界不清，增强扫描不均匀强化，动脉期强化较明显，门脉期和延迟期扫描强化程度减低，可见边缘强化，门静脉右支截断

【特别提示】

① 原发性肝细胞癌大体病理分为如下几型。a. 膨胀型：癌肿边界清楚，有纤维包膜形成（假包膜），常伴肝硬化；其亚型有单结节型和多结节型。b. 浸润型：癌肿边界不清，多不伴肝硬化。c. 混合型（浸润、膨胀）：分单结节与多结节两个亚型。d. 弥漫型。e. 特殊型，如带蒂外生型、肝内门静脉癌栓形成而见不到实质癌块等。

组织学上肝癌的细胞类型有：肝细胞型、胆管细胞型与混合型。纤维板层样 HCC 为一种特殊类型。

② MRI 是检查肝细胞癌的重要方法，尤其对于小肝癌的诊断价值更大。T_1WI 上高信号者除病灶内出血、脂肪变性外，还和肿瘤的分化程度及病灶内金属含量有关。

③ MRI 平扫和动态增强扫描可对 TACE 治疗的疗效进行评价。存活组织 T_2WI 表现为高信号，增强扫描有强化表现而坏死区无强化（图 8-2-14）。

2. 胆管细胞癌

【MRI 诊断】

① 胆管细胞癌 T_1WI 上常为低信号，T_2WI 上常为不均匀略高信号，边界不清，无包膜

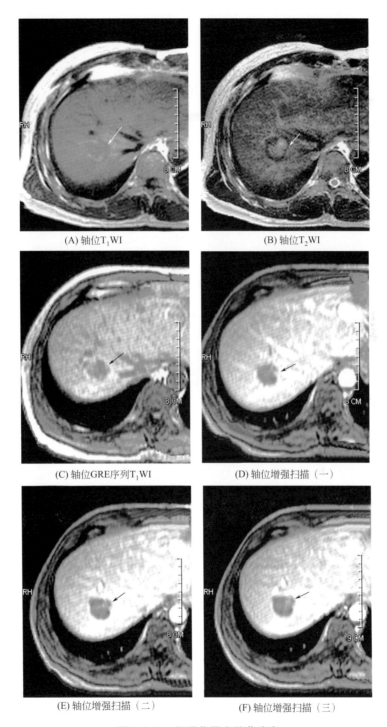

(A) 轴位T₁WI

(B) 轴位T₂WI

(C) 轴位GRE序列T₁WI

(D) 轴位增强扫描（一）

(E) 轴位增强扫描（二）

(F) 轴位增强扫描（三）

图 8-2-13 肝硬化再生结节癌变

肝脏 S₈ 段结节（──→），T₁WI 低信号混杂高信号，T₂WI 结节周边为低信号，中心小片状高信号，增强扫描中心小片状强化

征。如肿瘤内含纤维成分多而黏液和坏死成分少，T₂WI 上为略高信号或等信号，如含黏液成分多，则在 T₁WI 上为明显的低信号、T₂WI 上为明显的高信号。肿瘤内偶见到纤维性中心瘢痕，T₁WI 和 T₂WI 上均为低信号（图 8-2-16）。

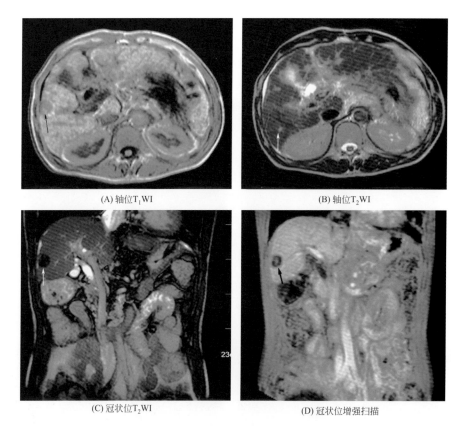

(A) 轴位T₁WI   (B) 轴位T₂WI

(C) 冠状位T₂WI   (D) 冠状位增强扫描

图 8-2-14　肝硬化，结节癌变介入术后

患者，男，47 岁。平扫示肝脏 S_5 段被膜下可见一结节状 T_1WI 低信号影，T_2WI 显示欠清，边缘分叶状，直径约 2.2cm（——>）。增强扫描：肝实质强化欠均匀，S_5 段病变未见强化（——>）

② 常伴有肝内胆管的扩张，位于病灶内或病灶周围，如有肝门淋巴结的肿大或肝门区转移，则压迫肝门部胆管，导致左右叶的肝内胆管均轻到中度扩张。

③ MRI 增强扫描显示为少血供肿瘤，边缘可强化。

④ 胆管细胞癌偶尔也可包绕血管，如门静脉、肝静脉或下腔静脉，但癌栓形成少见（图 8-2-15）。

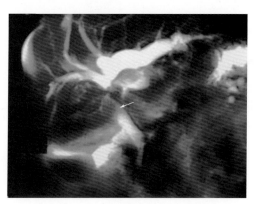

图 8-2-15　肝内胆管癌累及肝总管

MRCP 显示肝右叶肿物累及肝门，导致肝门部胆管狭窄梗阻（——>）

【特别提示】

① 胆管细胞癌来源于肝内胆管上皮细胞，发病率较低。

② 其最常见的肝内胆管扩张类型为弥漫性的轻度胆管扩张伴有肿瘤周围的局部胆管的重度扩张，占 35%。

3. 肝转移癌

【MRI 诊断】

① 肝转移癌在 SE T_1WI 和 T_2WI 上的信号变化多种多样，T_1WI 上多为中等低信号，T_2WI 上为中等高信号。典型表现为"靶征"或"牛眼征"，即在 T_2WI 上病灶中心可见到更高信号，表明含水量增加、坏死或伴有出血等。恶性黑色素瘤转移至肝脏时可表现为 T_1WI 上高信号、T_2WI 上低信号，可能是其含有顺磁性物质所致。

② 约 20% 的病例可见到瘤周的"晕征"，表现为 T_2WI 上病灶周围的略高信号环，表明瘤周水肿。

③ 卵巢癌和结肠癌还可发生肝包膜下种植性转移，表现为沿肝包膜的局限性结节。

④ 增强扫描：大多数转移灶血供不太丰富，因此门脉期成像显示最佳，典型表现为病灶边缘环形强化（图 8-2-16）。

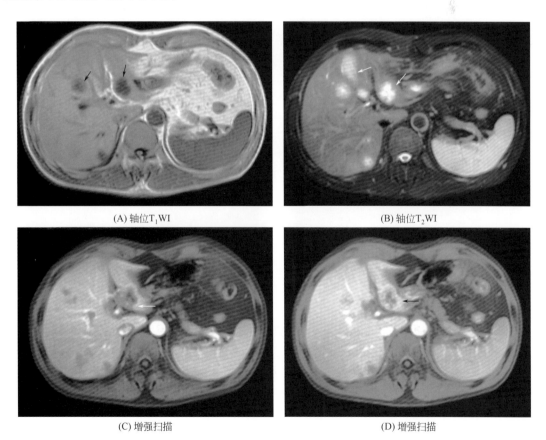

(A) 轴位T_1WI (B) 轴位T_2WI

(C) 增强扫描   (D) 增强扫描

图 8-2-16 直肠癌肝转移癌（→）

T_1WI 上呈多发低信号灶，T_2WI 上为高信号，中心信号更高，呈典型"牛眼征"，增强扫描环形强化

【特别提示】

按血供的丰富与否可将肝转移癌大致分为 3 类。

① 血供丰富：来源于肾癌、绒毛膜上皮癌、恶性胰岛细胞癌、平滑肌肉瘤、类癌、甲状腺癌、部分肠癌等。

② 血供中等：如结肠癌、乳腺癌、肾上腺癌、精原细胞瘤、黑色素瘤等。

③ 血供稀少：如胃癌、胰腺癌、食管癌及肺癌等。

二、胆系

(一) 胆系结石症

【MRI 诊断】

胆囊内结石在 T_1WI、T_2WI 上均为无信号或低信号灶。在 T_2WI 上，高信号的胆囊内可清楚显示低信号的充盈缺损。胆管结石，特别是胆总管结石，MRCP 既可观察到低信号的结石及其部位、大小、形态、数目等，又能显示胆管扩张及其程度。胆囊炎也表现为胆囊增大，胆囊壁增厚。增厚的胆囊壁因水肿而出现 T_1WI 低信号、T_2WI 高信号（图 8-2-17～图 8-2-19）。

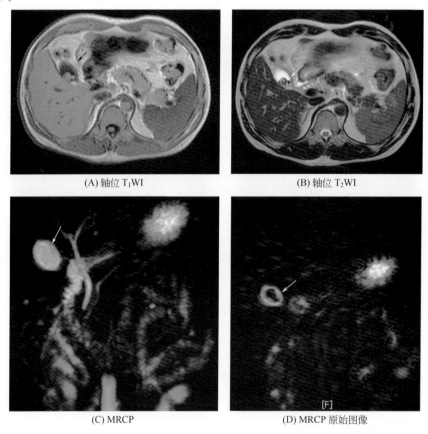

(A) 轴位 T_1WI　　　　　　　(B) 轴位 T_2WI

(C) MRCP　　　　　　　(D) MRCP 原始图像

图 8-2-17　胆囊结石（──→）、慢性胆囊炎

(A)、(B) 示胆囊略增大，胆囊壁厚，内见可见多个类圆形不同程度的短 T_1、短 T_2 信号影，较大者直径为 1cm。肝内外胆管未见扩张。(C) 示胆囊略增大，MIP 其内信号均匀，肝内胆管、胆总管管径未见异常。胰管未见扩张。(D) 示胆囊内多发低信号结石

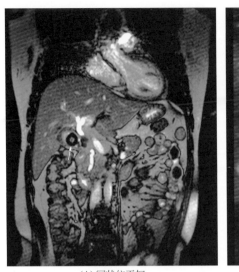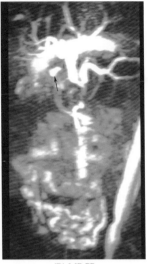

(A) 冠状位平扫　　　　　　　　　　　(B) MRCP

图 8-2-18　米里齐 (Mirizzi) 综合征

　　患者，女，42岁，慢性胆囊炎病史。(A) 示胆囊壁明显增厚、水肿，胆囊多个低信号结石影，胆囊颈部及胆囊较大结石直径约 1.0cm (➡)，肝总管受压变窄，肝内胆管扩张。胆囊颈周围可见较多软组织信号影。(B) 示胆囊充盈较差，胆囊颈部及胆囊管可见较大低信号影，肝总管与胆囊管汇合部受压狭窄 (➡)，肝内胆管、肝总管上部扩张。胆总管中下段显影，略迂曲，未见扩张

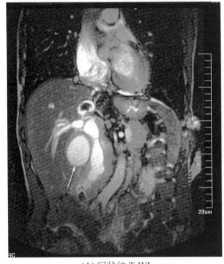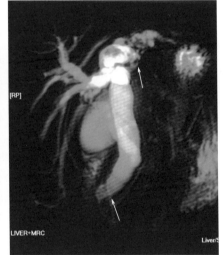

(A) 冠状位 T₂WI　　　　　　　　　　(B) MRCP

图 8-2-19　慢性胆囊炎、胆结石、肝内胆管结石

　　患者，男，67岁，反复右上腹疼痛 2 个月，加重 10 天。肝内胆管扩张并多发结石，胆总管末端多发结石。慢性胆囊炎。(A) 示胆囊显著增大，囊壁增厚 (➡)；(B) 示肝内胆管扩张，左肝内胆管内多发低信号充盈缺损影，胆总管扩张，其下端腔内多发低信号影 (➡)

【特别提示】

　　① 对于 X 线、CT 及超声诊断有困难的胆石症，如阴性结石，可行 MRI 及 MRCP 检查，绝大多数可以确诊。

　　② 当结石合并胆囊增大或缩小，胆囊壁增厚并有对比增强，则支持胆囊炎的诊断。

　　③ 胆管结石或炎症引起胆道梗阻，需与胆管肿瘤等鉴别。

④ 在行 MRCP 时有时须在原始图像上观察结石，在重建的 MIP 图像上结石常被信号很高的胆汁所掩盖，而易漏诊。

（二）胆囊炎和胆管炎

1. 胆囊炎

（1）急性胆囊炎

【MRI 诊断】

① 胆囊扩大，其横径可达 5cm 以上，常见但不具有特异性。

② 胆囊壁弥漫性、向心性增厚，增强扫描强化明显，且持续时间较长。

③ 胆囊周围长 T_2 信号的水肿带。

④ 增强扫描邻近肝实质的动脉期一过性强化。

⑤ 其他如胆囊内结石、积气、出血、穿孔及合并肝内脓肿等（图 8-2-20）。

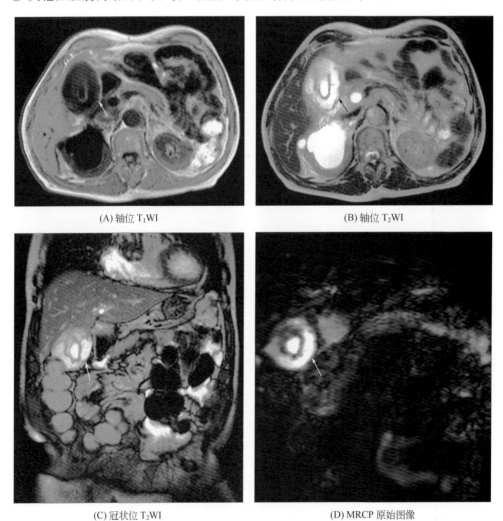

(A) 轴位 T_1WI　　　　　　　　(B) 轴位 T_2WI

(C) 冠状位 T_2WI　　　　　　　　(D) MRCP 原始图像

图 8-2-20　急性胆囊炎

患者，男，80 岁，腹痛 4 天。(A) ～ (C) 示胆囊充盈不良，胆囊壁明显增厚，厚度约 1.7cm，其内呈明显长 T_1、长 T_2 为主信号影，混杂不规则低信号（➞）。右肾积水。(D) MRCP 原始图像：胆囊壁显著水肿增厚，呈长 T_2 信号（➞）

【特别提示】

主要病因是梗阻与感染，90％以上的梗阻由胆结石引起，以 40 岁左右的女性多见。

（2）慢性胆囊炎

【MRI 诊断】

主要表现为胆囊壁增厚、胆囊内结石（95％以上），胆囊体积多缩小（图 8-2-21）。

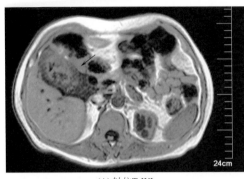 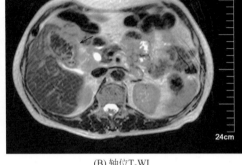

（A）轴位T$_1$WI   （B）轴位T$_2$WI

图 8-2-21 慢性胆囊炎

患者，女，64 岁，胆囊炎病史 6 个月。（A）、（B）示胆囊多发结石（充满型）、胆囊炎。胆囊增大，壁增厚、模糊（——），其内充满小类圆形长 T$_1$、短 T$_2$ 小类圆形及不规则形低信号影，胆囊邻近肝实质 T$_2$ 信号略增高，边界不清，胆囊窝积液

【特别提示】

① 以女性多见，可以为急性胆囊炎反复发作所致或开始就为慢性过程。

② 胆囊壁厚度个体差异较大，若充盈良好，壁厚大于 3mm 有一定意义，但一般不能作为诊断标准，若无结石，仅发现胆囊壁增厚不能作出明确诊断。

③ 少数情况下，慢性胆囊炎胆囊壁局限增厚，与胆囊癌鉴别困难。

（3）黄色肉芽肿性胆囊炎

【MRI 诊断】

胆囊壁广泛增生增厚，最大厚度可达 1.8cm，不规则，与肝脏分界不清，CT 增强扫描可强化，多伴有结石。

【特别提示】

本病非常少见，是一种良性病变，但影像学上很难与胆囊癌鉴别。

2. 胆管炎

【MRI 诊断】

（1）急性梗阻性化脓性胆管炎 ①胆管壁充血、水肿、增厚；②胆管内结石或蛔虫；③可并发肝内脓肿；④产气菌引起的感染病例，可见胆管内积气，MRI 无信号，若量少则与结石易混淆。

（2）慢性胆管炎 MRI 无特征性，表现为胆管狭窄和扩张，可合并肝内外胆管结石（图 8-2-22）。

（3）慢性硬化性胆管炎 ①局限于肝外胆管者，约占 20％，表现为低位胆管梗阻，受累胆管壁增厚，近段胆管扩张；②病变广泛者，肝内胆管普遍变细，走行僵直，呈枯树枝状，或呈跳跃式扩张，扩张胆管之间为狭窄胆管，管壁明显增厚；③增强后强化明显；④合并结石者少见；⑤胆囊壁可有增厚（图 8-2-23）。

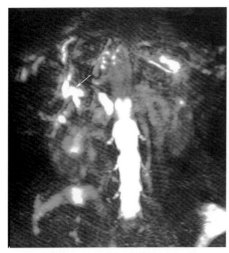

(A) MIP-MRCP　　　　　　　　　　(B) 2个月后 MIP-MRCP

图 8-2-22　慢性胆管炎，梗阻性黄疸

　　患者，男，74岁。（A）示肝内胆管普遍轻扩张（——），胆总管管径稍扩张，肝左、右管汇合部未显示，至胆总管远端狭窄。胆囊未显示。（B）示2个月后肝内肝管扩张较前相似（——），汇合部胆管及肝总管狭窄。胆总管较前稍宽。胆囊未见显影

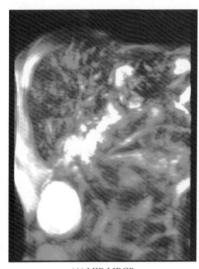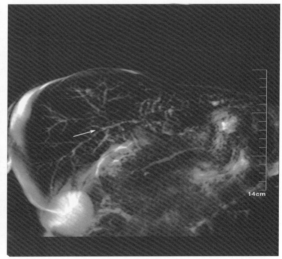

(A) MIP-MRCP　　　　　　　　　　(B) 单次激发 MRCP

图 8-2-23　胆管炎

　　患者，男，70岁。黄疸一周，曾排白便。（A）、（B）示肝内外胆管于肝门区变细，肝内胆管分支走行僵直（——），枯树枝状粗细不均，胆总管显影未见扩张。胰管未见扩张

【特别提示】

　　① 胆管炎分为急性梗阻性化脓性胆管炎和慢性胆管炎：前者其主要病因为胆管梗阻及急性细菌性感染，梗阻主要由胆结石引起，其次为胆道蛔虫；慢性胆管炎可以是急性胆管炎反复发作的结果，也可为一开始即呈慢性过程。

　　② 胆管炎的诊断主要依靠临床表现及实验室检查，MRI的应用相对较少。

　　③ 慢性硬化性胆管炎病因不明，以胆道黏膜下慢性纤维化为特征，最终引起管壁增厚

及管腔狭窄。胆管的外径很少变化，最终可引起胆汁性肝硬化。

（三）胆系肿瘤

1. 胆囊癌

【MRI诊断】

① 肿瘤在 T_1WI 呈低信号、T_2WI 呈高信号。

② 厚壁型表现为胆囊壁局限或广泛的不规则增厚，增强扫描明显强化（图 8-2-24）；腔内型表现为胆囊壁向腔内突起的单发或多发乳头状结节，大于 1cm，增强扫描病灶强化（图 8-2-25）；肿块型表现为胆囊窝内边界不清的软组织肿块，增强扫描明显强化。

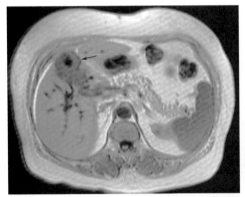

(A) 轴位T_1WI

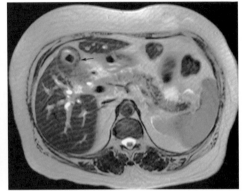

(B) 轴位T_2WI

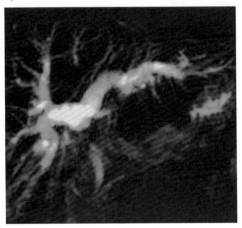

(C) MRCP

图 8-2-24 胆囊癌侵及肝门部胆管

（A）、（B）示胆囊壁明显增厚，内可见低信号结石，T_2WI 显示被高信号胆汁围绕，肝内胆管扩张（⟶）。（C）显示肝门部胆道梗阻，肝内胆道梗阻扩张。胆总管、胰管未见异常

③ 邻近肝组织呈长 T_1、长 T_2 信号改变，提示肝脏受浸润。

④ 腹水、淋巴结肿大、肝内多发结节为转移征象，后者可有典型的"牛眼征"，增强扫描呈环形强化。

【特别提示】

① 本病好发于 50～70 岁，女性多见，主要表现为右上腹痛、黄疸、消瘦等，约 70% 合并胆囊结石、慢性胆囊炎。

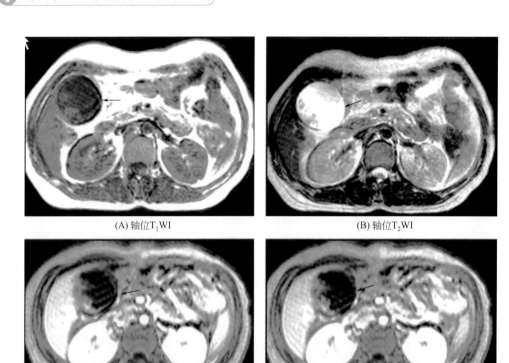

(A) 轴位T₁WI　　　　　　　　　　(B) 轴位T₂WI

(C) 轴位T₁WI增强　　　　　　　　(D) 轴位T₁WI增强

图 8-2-25　胆囊癌

MRI平扫显示胆囊外侧壁突向腔内菜花状肿物，增强扫描明显强化（———）

② 腔内型胆囊癌需要与胆囊良性隆起型病变，如息肉、肉芽肿、腺瘤等鉴别，后者多小于1cm，没有肿瘤的浸润转移征象。

③ 肝癌侵犯胆囊与胆囊癌侵犯肝脏在一些晚期病人有时较难鉴别，下列征象有助于鉴别：胆囊癌伴肝内胆管扩张的概率高于肝癌；胆囊癌强化明显，持续时间长；软组织肿块内合并结石影，支持胆囊癌的诊断；肝癌容易形成门静脉癌栓，而胆囊癌很少形成门静脉癌栓；临床表现，如肝癌有肝炎、肝硬化、AFP（甲胎蛋白）阳性等。

2. 胆管癌

【MRI诊断】

① 胆管癌导致的梗阻病变近侧胆管扩张，扩张常较显著，呈迂曲囊状，远端截然中断，局部见肿块，肿块 T₁WI 呈低信号、T₂WI 呈高信号。

② 增强扫描动脉期肿块强化不明显，门脉期和延迟扫描肿块强化明显。或表现为病变部位管腔明显变窄，局部管壁明显增厚，增强扫描管壁强化明显。

③ MRCP可显示胆道系统的病理改变形态，病变近侧的胆管扩张如"软藤样"，远侧胆管不显影，断端截然（图8-2-26～图8-2-29）。

【特别提示】

① 胆管癌按部位分肝内型、肝门型、肝外胆管型、壶腹型，以大胆管多见。

② 按肿瘤生长方式可分为浸润型、结节型和乳头型，以浸润型多见，影像学检查常不能发现明显肿块，而只表现胆道梗阻。

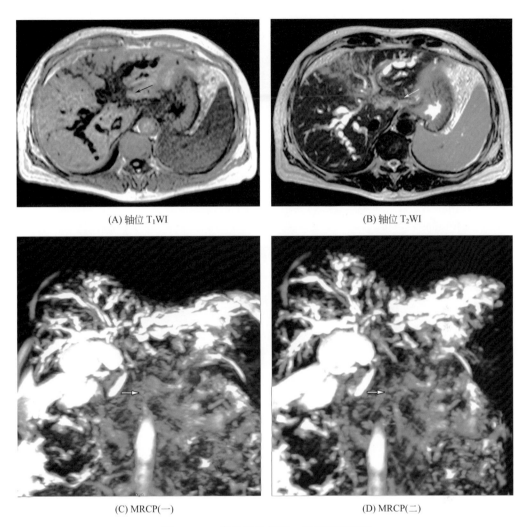

(A) 轴位 T_1WI　　　　　　　　　　　(B) 轴位 T_2WI

(C) MRCP(一)　　　　　　　　　　　(D) MRCP(二)

图 8-2-26　高位胆道梗阻，肝门部胆管癌

（A）、（B）示肝门部可见稍长 T_1、稍长 T_2 占位，大小约 2.4cm×1.4cm，边界不清，边缘不规则，左右肝管呈树枝状扩张（➝）；（C）、（D）示肝左、右管汇合部胆管截断（⇨），肝总管显示不清，胆总管下端显影，无扩张，胆囊饱满。胰管未见扩张

③ 临床上以进行性黄疸多见，可有上腹胀痛不适、剧痛和发热较少。

④ 肝门部胆管癌较特殊，是指发生于肝左右管及其汇合部和肝总管上段 2cm 内的癌肿，分为 4 型，以Ⅳ型肿瘤同时侵及肝总管和肝左右管最常见。

（四）胆系梗阻

【MRI 诊断】

① 肝内胆管扩张呈圆形、椭圆形、长条形长 T_1 长 T_2 信号；胆囊长径超过 5cm 时，诊断为胆囊扩大；当肝总管和胆总管直径大于 1cm 时可诊断为扩张（图 8-2-29）。

② 肝内胆管扩张显著呈"软藤征"，扩张的胆管突然中断，发现肿块，临床表现为进行性黄疸、腹部隐痛、无明显发热，提示恶性梗阻。

③ 肝内外胆管扩张较轻，呈"枯枝征"，扩张胆管末端胆管内见 T_1WI 稍高信号、T_2WI 低信号可诊断为胆道结石。

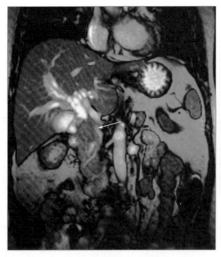 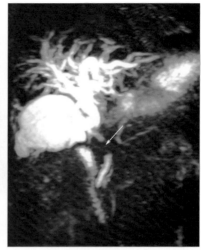

(A) 冠状位 T_2WI　　　　　　　　　　　(B) MRCP

图 8-2-27　梗阻性黄疸，胆总管上段胆管癌

患者，女，67 岁。（A）示肝总管及肝内胆管明显扩张，胆总管上段可见类圆形较低信号影
（——），大小约 3.0cm×2.7cm。（B）MRCP 示胆总管上段突然截断（——），上段肝总管及肝内胆
管扩张。胆囊及胆囊管亦扩张。下段胆总管显影。胰管未见扩张，十二指肠未见异常

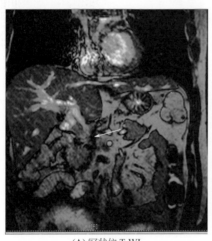 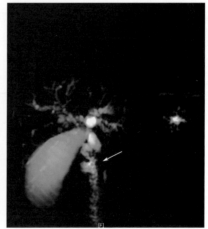

(A) 冠状位 T_2WI　　　　　　　　　　　(B) MRCP

图 8-2-28　低位胆道梗阻，胆总管中段癌

（A）MRI 冠状位 T_2WI 平扫示肝内胆管扩张（——）。上段胆总管轻度扩张，最大径约 1.2cm，
中段胆总管突然截断，末段胆总管未见扩张。（B）MRCP 示肝内胆管扩张，上段胆总管轻度扩张、
中段截断（——），下段胆总管未见扩张。胆囊饱满，未见充盈缺损影。胰管未见扩张。病理证实为
胆管中-低分化腺癌

④ 肝内外胆管扩张较轻，逐渐变细，末端未见结石和肿块影，临床表现为间歇性黄疸、
腹部绞痛、明显发热，提示良性梗阻（胰腺炎、胆管炎等）。

【特别提示】

胆道结石、肿瘤、炎症等多种原因可引起胆道梗阻、胆管扩张。诊断须包括定位和定性
两方面，确定梗阻水平，鉴别梗阻原因。MRCP 可立体显示梗阻水平，直观显示梗阻端形
态，有助于鉴别梗阻原因。

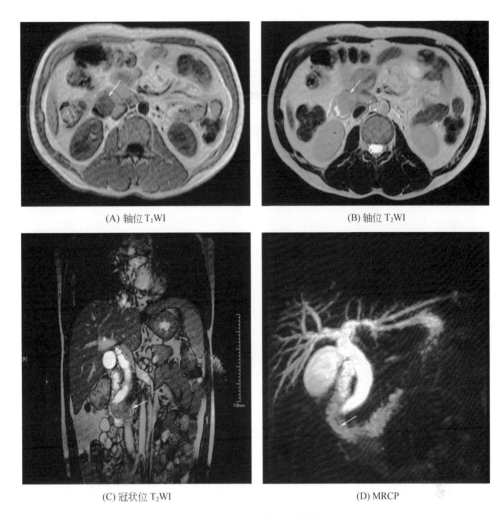

(A) 轴位 T₁WI   (B) 轴位 T₂WI

(C) 冠状位 T₂WI   (D) MRCP

图 8-2-29 胆总管末端梗阻

患者，女，43 岁，无痛黄疸并间断发热 1 周，超声示胆道梗阻怀疑胰头占位。（A）～（C）示肝内胆管中度扩张，胆囊增大，胆总管末端圆形，T₂WI 稍高信号影，大小约 29mm × 26mm（➞），胆总管明显扩张。（D）MRCP 显示肝内胆管、肝总管、胆囊管、胆总管均扩张，胆囊增大，胆总管末端见一团块软组织信号影（➞），胆总管下段呈杯口样改变。壶腹部占位，伴肝内、外胆管扩张。胰管未见扩张。病理：十二指肠乳头高分化腺癌

胆管癌、胰腺癌、壶腹部癌、胆囊癌都可引起恶性胆道梗阻，不同点如下。

（1）胆管癌 ①肝门部梗阻多见；②梗阻区软组织肿块，增强扫描动脉期肿块强化不明显，门脉期和延迟扫描肿块强化明显；③梗阻局部管壁明显增厚，增强扫描管壁强化明显（图 8-2-30）。

（2）胰头癌 ①胆总管下段梗阻；②胰管扩张；③胰头部肿块，增强扫描强化不明显；④胰体尾部萎缩。

（3）壶腹部癌 ①胆总管和胰管扩张，呈"双管征"；②没有胰头肿块；③十二指肠降部肿块，增强扫描肿块强化。

（4）胆囊癌 胆囊区不规则肿块合并胆管扩张，可导致高位胆道梗阻。

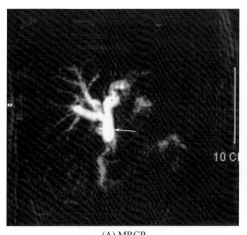 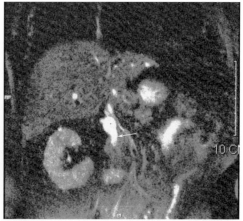

(A) MRCP　　　　　　　　　　　　　　(B) 冠状位T₂WI

图 8-2-30　胆总管高分化腺癌

胆总管胰上段梗阻，其上方肝内外胆管明显扩张（━━▶），胆囊未显示

胰腺炎和胆管炎都可引起胆管良性梗阻，鉴别点如下。

（1）胰腺炎　①胰腺肿大，轮廓模糊（急性胰腺炎）或胰腺缩小、钙化（慢性胰腺炎）；②化验：血淀粉酶升高。

（2）胆管炎　胆管壁较长范围轻中度增厚，胰腺没有改变，血淀粉酶不升高。肝内胆管扩张一般不重（图 8-2-31）。

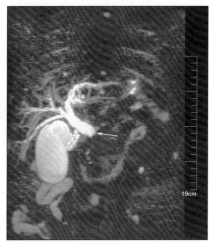 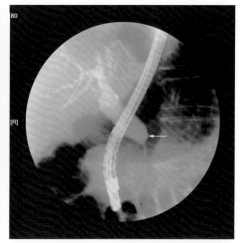

(A) MRCP　　　　　　　　　　　　　　(B) ERCP（内镜逆行胰胆管造影）

图 8-2-31　胆总管良性狭窄

患者，男，80 岁。（A）MRCP 显示肝内胆管轻度扩张，胆总管上段截断（━━▶）。胆囊增大，胆囊管内信号不均，胆总管中下段显示不清。（B）ERCP 显示胆总管上段显影，明显扩张，最大径约 2cm，内未见确切充盈缺损，胆总管中下段未见显影（━━▶）；肝内胆管部分显影，可见轻度扩张。内镜下置入金属胆道支架。病理检查：未见肿瘤细胞

三、胰腺

（一）急性胰腺炎

【MRI诊断】

① 胰腺局部或全胰腺增大，有时增大变化轻微。

② 胰腺周围积液在 T_1WI 上呈低信号、在 T_2WI 上呈高信号（图8-2-32）。

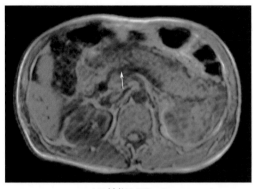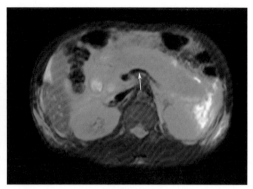

（A）轴位T_1WI （B）轴位T_2WI

图 8-2-32　急性胰腺炎

（A）、（B）示胰腺弥漫性肿大，胰腺实质内可见散在斑片状长 T_1、长 T_2 信号病灶。胰周积液，呈液性信号（——）

③ 胰腺周围炎性渗出表现为高信号脂肪内不均匀信号减低片影。

④ 急性出血性坏死性胰腺炎增强扫描显示坏死区无强化低信号区。

⑤ 出血在 T_1WI 脂肪抑制像表现为高信号影。

⑥ 假性囊肿在 T_1WI 为低信号、在 T_2WI 为均匀高信号影，如为复杂性囊肿，即合并出血、感染及坏死物质形成则表现为不均匀的混合信号影。

【特别提示】

急性胰腺炎的影像检查不仅要做出正确诊断，还要对其严重程度进行判定、对病因进行检查及辨别胰腺周围是否存在并发症。

（二）慢性胰腺炎

【MRI诊断】

① 胰腺弥漫或局限性增大，有时胰腺萎缩，T_1WI 为混杂低信号，T_2WI 为混杂高信号。

② 胰腺纤维化在 T_1WI 脂肪抑制像和 T_2WI 像上均表现为低信号区，在动态增强 MRI 上，纤维化区没有强化或强化不明显。

③ 假性囊肿：T_1WI 上低信号，T_2WI 上高信号。信号高低还取决于假性囊肿内有无出血、蛋白或感染和坏死物质的残留等。增强扫描假性囊肿为无强化的低信号区（图8-2-33）。

【特别提示】

① 慢性胰腺炎是复发性或持续性炎症病变，主要原因是长期酗酒、胰腺管阻塞（如胰腺结石、胰腺癌等），其发展为胰腺癌的概率明显提高。

② 慢性胰腺炎钙化是由于胰腺纤维化和后期的表现，从 MRI 上能了解胰腺纤维化程

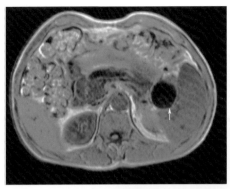
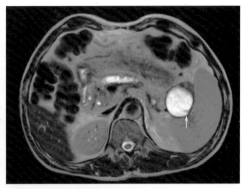

(A) 轴位T$_1$WI　　　　　　　　　　　　　(B) 轴位T$_2$WI

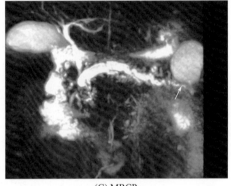

(C) MRCP

图 8-2-33　慢性胰腺炎，胰尾假性囊肿

　　（A）、（B）示胰腺萎缩，胰管扩张显著，胰尾脾门处假性囊肿，长 T$_1$、长 T$_2$ 信号，直径约 4.2cm（——）。（C）MRCP 示肝内外胆管未见明显扩张，胰管明显增宽，直径约 1.2cm，且显示宽窄不等。胰尾偏上方见圆形高信号影（——）

度，较 CT 更早期显示慢性胰腺炎的情况。

　　③ 肿块型慢性胰腺炎可运用动态 MRI 的时间信号强度曲线与胰腺癌进行鉴别。

（三）胰腺癌

【MRI 诊断】

　　① 肿块：T$_1$WI 呈低信号或等信号，肿块较大时，常为低信号，中央更低信号为坏死区，在 T$_2$WI 上为高信号。大的胰腺癌形态和轮廓常不规则，边缘模糊；肿块较小（<2cm）时 T$_1$WI 加脂肪抑制技术显示较清晰。增强扫描动脉和毛细血管期显示肿瘤为弱强化。② 间接征象：肿块远端的胰腺萎缩、胰腺管扩张和假性囊肿形成。③ "双管征"：胰头癌常可见胆总管和胰腺管同时扩张。④ 周围局部浸润、血管受累和淋巴结转移，SE T$_1$WI 在高信号背景脂肪组织下得以良好显示（图 8-2-34）。

【特别提示】

　　① 胰腺癌占整个胰腺恶性肿瘤的 95%。多数发生在胰头部，约占 2/3，体尾部约占 1/3，5% 为弥漫性的胰腺癌。

　　② 胰腺癌由于部位隐蔽，症状出现迟，发现时多为晚期，但胰头癌常侵犯胆总管导致黄疸，发现相对较早。

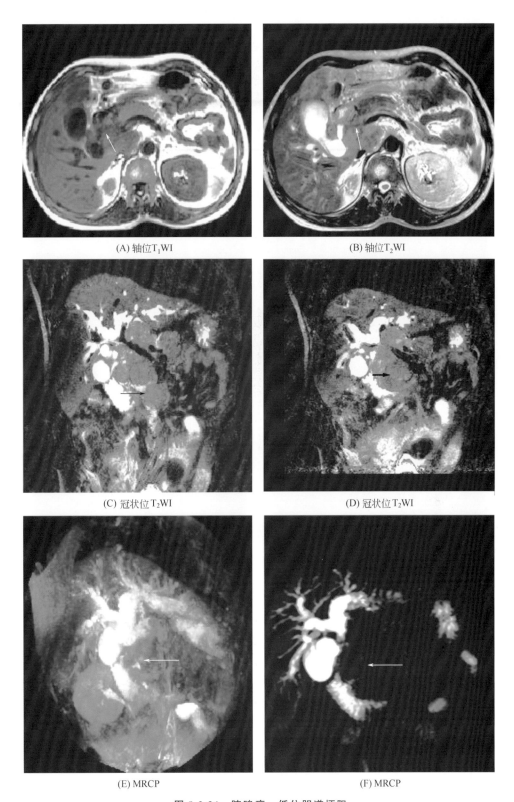

(A) 轴位T₁WI

(B) 轴位T₂WI

(C) 冠状位 T₂WI

(D) 冠状位 T₂WI

(E) MRCP

(F) MRCP

图 8-2-34　胰腺癌，低位胆道梗阻

（A）～（C）示胰头肿块，长 T₁、稍长 T₂ 信号（——），（D）冠状位显示胰头肿块和周围淋巴结转移（——）。（F）MRCP 显示胆总管胰上段梗阻（——）

（四）胰腺囊性肿瘤

【MRI 诊断】

① 胰腺囊腺瘤 T_1WI 上为低信号，轮廓光滑，不侵犯周围脏器；T_2WI 上似蜂窝状的高信号，其内多个小囊肿和间隔清晰可见。囊内分隔和壁结节动态增强图像上显示良好（图 8-2-35）。

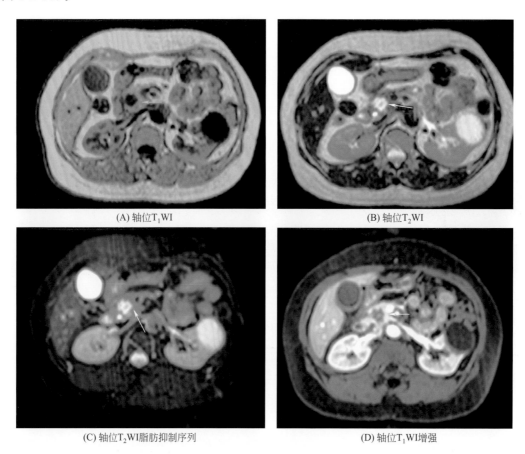

(A) 轴位 T_1WI　　　　　　　　　　　　　(B) 轴位 T_2WI

(C) 轴位 T_2WI 脂肪抑制序列　　　　　　　　(D) 轴位 T_1WI 增强

图 8-2-35　胰头囊腺瘤（→）

患者，女，52 岁。（A）、（B）胰头部见一类圆形长 T_1 长 T_2 信号影；（C）T_2WI 脂肪抑制序列仍呈高信号，边缘不规则，直径约 1.5cm，内信号不均；（D）增强扫描示胰头部病灶呈弱血供改变，强化不均，其内可见小分隔影

② 浆液性囊腺瘤 T_1WI 呈混合的高信号、低信号，T_2WI 上均表现为高信号。增强后囊壁和分隔、壁结节可强化。如果有周围脏器侵犯、肝转移，则肯定为恶性。

③ 黏液性囊腺瘤病变多数（70%～95%）位于胰尾或体，呈圆形、卵圆形，单房或多房，壁稍厚，但光滑，内部有分隔，内壁有时可见结节状突起，或沿内壁有继发性小囊。10%～25% 有边缘钙化，借此可与浆液性囊腺瘤鉴别，后者常为中心钙化。T_1WI 上信号强度与肝脏相似，在 T_2WI 上比脂肪的信号稍高或明显增高。

④ 实性假乳头状瘤：因液体中的陈旧性出血、组织碎片和蛋白，引起部分病灶 T_1WI 信号增高，部分病灶 T_2WI 信号减低，其间隔厚薄不均。

【特别提示】

① 胰腺囊性肿瘤占胰腺所有囊性病变的 $10\%\sim15\%$，并且占胰腺癌的 1%，常见的包括浆液性囊腺瘤、黏液性囊腺瘤、实性假乳头状瘤等。

② 浆液性囊腺瘤多为良性病变；黏液性囊腺瘤多为恶性或具有高度潜在恶性，瘤体愈大，癌的可能性也愈大。

（五）胰岛细胞瘤

【MRI 诊断】

① SE 序列 T_1WI 常为低信号或等信号，T_1WI 脂肪抑制序列可增加肿瘤与正常胰腺的信号对比，T_2WI 上信号强度有所增加，呈高信号，增强后可出现明显强化或呈周边环状强化（图 8-2-36）。

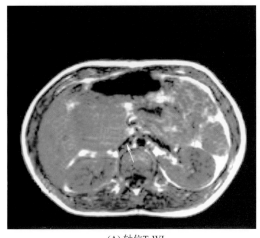 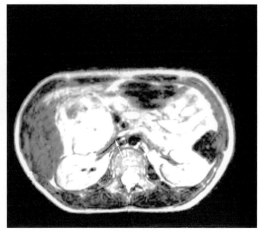

(A) 轴位 T_1WI　　　　　　　　　　　　(B) 轴位 T_2WI

图 8-2-36　无功能胰岛细胞瘤

患儿，男，14 岁。胰头部位较大肿块，T_1WI 为低信号，T_2WI 为较高信号，但信号不均匀，其内有出血（——）

② 当转移到肝脏时，可表现出与肝血管瘤相似的影像，在 T_2WI 上为高信号。

【特别提示】

① 胰岛细胞瘤分为有功能性和无功能性两类，后者一般较大。

② 胰岛素瘤是最常见的功能性肿瘤，通常体积很小，主要发生在体尾部，约 90% 为良性。

③ 胰腺静脉插管抽血样检查，可以诊断小的功能性胰岛细胞瘤。

④ 可以通过无胰管阻塞和无血管包埋来与胰腺腺瘤相鉴别。

（六）胰腺囊实性乳头状瘤

【MR 诊断】

肿瘤可位于胰腺各部，与正常胰腺组织界限清楚，T_1WI 上肿瘤实质常为低信号，坏死及囊变区显示更低信号，肿瘤内亚急性出血可表现为高信号。T_2WI 上肿瘤呈不均匀高、低混杂信号。增强扫描常显示轻-中度不均匀强化，囊变坏死和出血区域不强化。肿瘤界限清楚，常可更清楚显示包膜结构（图 8-2-37）。

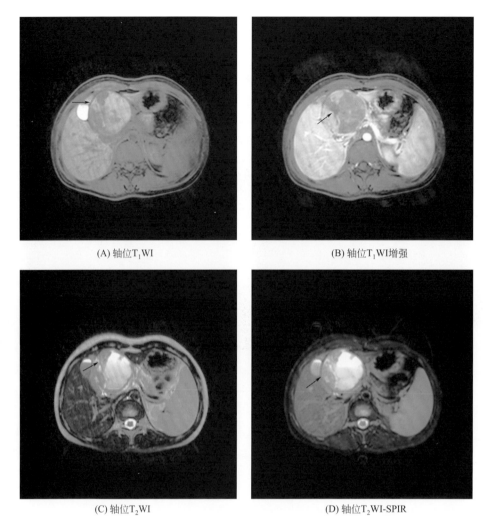

(A) 轴位 T₁WI　　　　　　　　　　　　　　(B) 轴位 T₁WI增强

(C) 轴位 T₂WI　　　　　　　　　　　　　　(D) 轴位 T₂WI-SPIR

图 8-2-37　胰腺囊实性乳头状瘤

患者，女，14 岁。胰头肿块（——），大小约 6.2cm×5.8cm，信号混杂，部分呈长 T_1、稍长 T_2 信号，部分呈稍短 T_1、长 T_2 信号，内见多发分隔，长 T_1 信号区域可见斑片样强化，其余胰腺萎缩，信号和强化未见异常，胰管未见扩张

【特别提示】

本病好发于年轻女性，临床症状多不明显，常仅表现为上腹部疼痛，部分可无明显自觉不适。

该病罕见，影像学上常误诊疾病包括胰腺癌、胰腺囊腺癌、胰岛细胞瘤、假性囊肿等，胰腺癌及胰腺囊腺癌除发病多为高龄老年患者外，肿瘤常无包膜，向外侵袭性生长，易突破胰腺被膜侵犯周围组织如血管结构等，胰腺周围淋巴结及肝内转移常见，胰管扩张多明显，增强扫描多轻度强化。胰腺浆液性或黏液性囊腺瘤亦好发于老年患者，前者肿瘤内常表现为多发小囊状低密度结构及间隔；后者常显示多发大囊性结构及间隔，增强扫描间隔结构显示更为清楚。功能性胰岛细胞瘤多较小，且增强扫描早期强化明显；无功能性胰岛细胞瘤可较大，但瘤体明显囊肿坏死。假性囊肿一般有胰腺炎病史，不难诊断。

四、脾脏

（一）脾脏变异与先天性发育异常

【MRI诊断】

① 副脾：异位先天性起源的正常脾组织结节，一般＜2.5cm。多位于脾门部和脾周，约20％位于胰尾、肠系膜和空肠壁等处。T_1WI呈低信号，T_2WI呈高信号；MRI动态增强扫描特征与脾脏相同或相似，从而做出诊断（图8-2-38）。

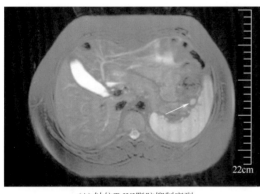
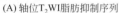
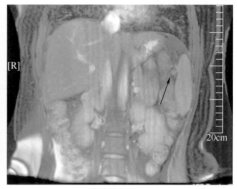

| (A) 轴位T_2WI脂肪抑制序列 | (B) 冠状位T_2WI |

图 8-2-38　副脾

脾门结节（➡），与脾脏信号一致

② 无脾：先天性脾组织缺如，MRI检查未见脾脏，需要结合病史（脾脏切除史）。

③ 多脾：以多发小脾脏肿块为特征的先天性综合征，主要沿胃大弯分布，MRI增强扫描可诊断。

④ 游走脾：正常位置未见脾脏，而在其他部位发现具有脾脏特征的软组织影。

⑤ 种植脾：大多数有脾外伤破裂病史。种植脾块一般为多发，最常见的部位是腹腔，少见的部位为膈或心包，腹膜后亦有报道。MRI增强扫描示其具有脾脏强化特征而得以诊断。

⑥ 先天性脾脏转位：肝脾换位，通过MRI图像所见即可确诊。

【特别提示】

① 临床行脾切除治疗血液病或脾功能亢进时应尽可能找到所有的副脾并将其切除，这对保证治疗成功具有重要意义，不然，残留副脾可代偿增大。

② 游走脾是因先天性异常或脾韧带松弛甚至缺如等所致的脾脏移位或异位。临床上常常因腹部包块甚至脾扭转而就诊。

（二）脾脏弥漫性增大

【MRI诊断】

① 脾脏增大，但T_1WI和T_2WI信号的强度和均匀度都接近正常脾。

② 门静脉高压导致的脾脏增大可见脾静脉明显增宽，脾门处出现迂曲扩张的侧支血管，呈低信号，T_2WI上增大的脾脏实质内可见弥漫分布的低信号影，增强扫描也不强化，为脾功能亢进，红细胞裂解，含铁血黄素沉积所致（图8-2-39）。

【特别提示】

多种病因均可导致脾脏弥漫性增大。①心血管病变：如心功能不全、脾静脉血栓形成可

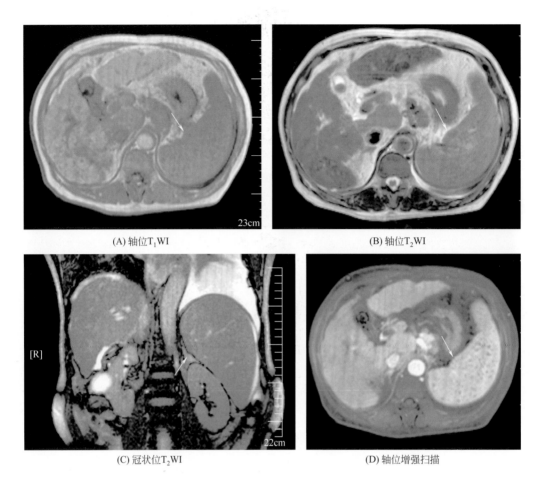

(A) 轴位T₁WI

(B) 轴位T₂WI

(C) 冠状位T₂WI

(D) 轴位增强扫描

图 8-2-39 脾大、脾内含铁血黄素沉积

患者，男，67岁，肝硬化病史。肝硬化、脾大、腹水。肝癌，门脉主干癌栓。（A）～（C）示
肝脏形态不整，信号不均，肝右叶混杂稍长 T₁、稍长 T₂ 信号肿瘤，门脉主干内见充
盈缺损。脾脏显著增大、增厚，其内多发低信号结节影（——）。（D）增强扫描显示不强化（——）

导致淤血性脾大。②全身感染性疾病：如败血症。③血液病。④肿瘤。⑤门静脉高压。⑥其
他：如结节病、淀粉样变性等。增强 MRI 可显示脾脏实质的强化方式，有利于鉴别淤血性
脾大、结节病和淀粉样变性等。

（三）脾脓肿

【MRI 诊断】

脾脓肿表现与肝脓肿相似，T₁WI 为低信号，T₂WI 为高信号。脓肿壁 T₁WI 为稍高于
脓肿区的信号，T₂WI 为低信号。病灶周围可见水肿，表现为长 T₁、长 T₂ 信号。增强扫描
可见环形强化，而水肿区不强化（图 8-2-40）。

【特别提示】

① 脾脓肿发病率低，但病死率较高。

② 多见于男性青壮年，外伤、全身感染性疾病、脾梗死及脾周脏器感染为易患病因素。

③ 临床表现为高热、腹痛、白细胞增高。

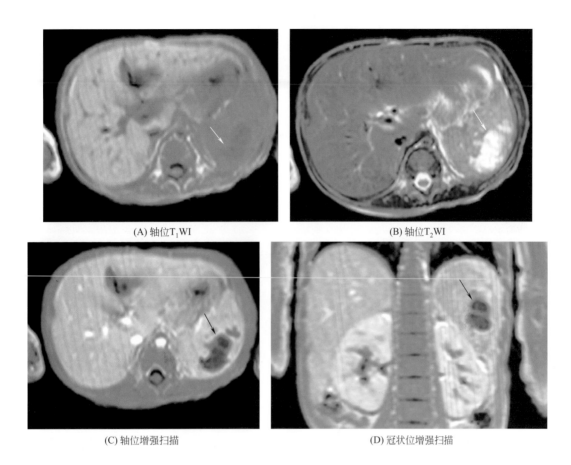

(A) 轴位T₁WI

(B) 轴位T₂WI

(C) 轴位增强扫描

(D) 冠状位增强扫描

图 8-2-40　脾脓肿

　　患儿，男，1 岁。脾脓肿伴周围渗出。（A）、（B）示脾脏增大，其内可见一不规则形病灶（➡），边界较模糊，大小约 2.8cm×1.8cm，T₁WI 呈稍低信号，T₂WI 呈高信号，周围还有数个相似病灶，脾脏周围可见 T₂WI 高信号带围绕。（C）、（D）示脾脏内病灶边缘呈环形强化，内部无强化，可见分隔（➡）

（四）脾良性肿瘤

【MRI 诊断】

　　（1）脾囊肿　表现为均匀长 T₁、长 T₂ 信号，增强扫描不强化（图 8-2-41）。

　　（2）脾血管瘤　①T₁WI 为低信号，T₂WI 为明显高信号，信号也可不典型，呈稍长 T₁、稍长 T₂ 信号。增强后病灶明显强化并持续时间较长。②很多脾血管瘤的灌注速度较慢，动态增强扫描早期表现除了可为典型的边缘结节状强化，也可以出现轻度均匀强化或不强化，但延迟扫描一般均有等密度强化，较具特征性（图 8-2-42）。

　　（3）脾错构瘤　T₁WI 呈等信号或低信号，病灶内脂肪为高信号，T₂WI 信号不均匀，脂肪成分为稍高信号，部分低信号，STIR 抑脂序列可抑制病灶内的脂肪成分。注射 Gd-DTPA 后具有特征性的延迟期增强现象，信号明显高于周围正常的脾实质，呈不均匀强化，肿瘤内纤维组织成分始终不强化。

　　（4）淋巴管瘤　呈长 T₁、长 T₂ 信号，其内可见分隔，增强扫描边缘及分隔可见强化。

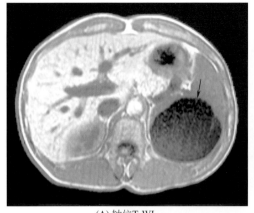

(A) 轴位T₁WI

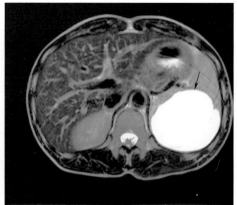

(B) 轴位T₂WI

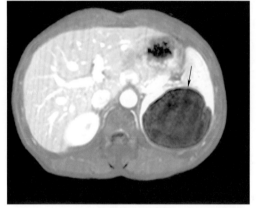

(C) 轴位T₁WI增强

图 8-2-41　脾囊肿

（A）、（B）示脾增大，脾下极囊肿占位，呈长 T_1、长 T_2 信号，信号较均匀，边界清晰（——），内可见分隔。脾门血管、胰尾上移，左肾受压。（C）增强扫描上述脾脏病变包膜及分隔可见强化，内部未见强化（——）

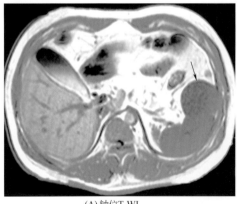

(A) 轴位T₁WI

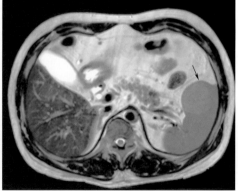

(B) 轴位T₂WI

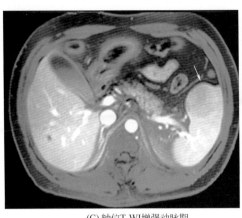
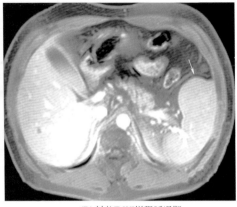

(C) 轴位T₁WI增强动脉期   (D) 轴位T₁WI增强延迟期

图 8-2-42   脾脏海绵状血管瘤

患者，男，42岁，体检超声偶然发现脾脏占位病变，一般体格检查正常。(A)、(B) 示脾脏前部实质内圆形病灶，稍长 T₁、稍长 T₂ 信号，边界清楚，略向外突出，直径约 4.5cm (──➤)。腹膜后未见肿大淋巴结。(C) 示脾脏体部病灶动脉期轻度不均匀强化，低于脾实质 (──➤)。(D) 延迟扫描强化与脾实质一致 (──➤)。病理证实：脾脏海绵状血管瘤

(五) 脾恶性肿瘤

1. 脾恶性淋巴瘤

【MRI诊断】

① 表现为弥漫性肿大的脾脏内散片状、多发团块状、结节状大小不一的异常信号区，T₁WI 为低或等混杂信号，T₂WI 为不均匀高信号，增强扫描通常无强化 (图 8-2-43)。

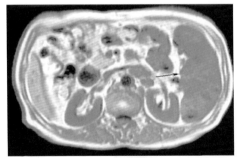
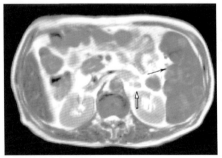

(A) 轴位T₁WI   (B) 轴位T₂WI

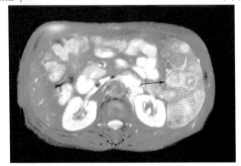

(C) 轴位T₂WI脂肪抑制序列

图 8-2-43   脾脏淋巴瘤，腹膜后淋巴结肿大

脾大，内见多个结节，在 T₁WI 上呈稍高信号或等信号，在 T₂WI 上呈混杂高信号 (──➤)。左侧肾静脉周围多个肿大淋巴结 (══➤)

② 局灶性淋巴瘤在 T_2WI 可表现为低信号，这是区别于转移瘤的特征性表现，后者常为等信号或高信号。

【特别提示】

① 脾原发性淋巴瘤极少见，在淋巴瘤中小于 1%。

② 在大体形态上分 4 种。弥漫均质型：镜下肿瘤细胞呈弥漫或小结节状分布，直径<1mm；粟粒状结节型：病灶直径为 $1\sim5mm$；多发肿块型：病变大小为 $2\sim10cm$；巨块型：肿块直径>10cm。

③ 本病与转移性淋巴瘤的鉴别点在于后者可见明显的腹膜后主动脉周围成堆的肿大淋巴结，或累及邻近脏器，同时伴有全身多处淋巴结病变。

2. 脾恶性转移瘤

【MRI 诊断】

T_1WI 上呈单发或多发不规则低信号，病灶边界清楚。病灶中心因肿瘤组织坏死在低信号灶内见更低信号区，出血则为高信号。在 T_2WI 上肿瘤表现为信号强度增高，其坏死区为高信号，病灶周围水肿带为高信号，边界不清，注射 Gd-DTPA 后呈不均匀强化或"牛眼"状强化（图 8-2-44）。

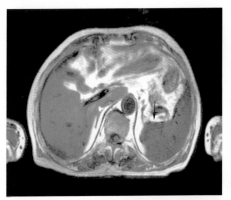
(A) 轴位T_2WI

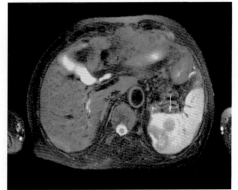
(B) 轴位T_1WI

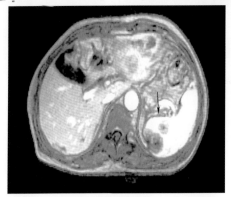
(C) 轴位增强扫描

图 8-2-44　脾脏多发转移瘤

脾脏增大，T_2WI 脾内可见多个结节状稍低信号影，中心为高信号，T_1WI 呈等信号，增强扫描动脉期无强化，呈相对低信号，至平衡期及延迟期边缘轻度强化（——➤）

【特别提示】

① 脾脏是肿瘤转移的相对少见部位。如果发生脾脏转移，多并发全身多器官转移。

② 恶性淋巴瘤最常侵犯脾脏，其中霍奇金病（HD）中 30%～40%、非霍奇金淋巴瘤中 10%～40% 有脾转移。

（六）脾梗死和脾动脉瘤

【MRI 诊断】

（1）脾梗死　①呈楔形、类圆形或条状，增强扫描时呈无强化区。②当梗死后液化形成时，T_2WI 上梗死区呈显著的高信号，增强表现为边界清楚的低信号灌注缺损区，周边因包膜血管的血供出现增强；出血时，梗死在 T_1WI 和 T_2WI 呈高信号（图 8-2-45）。

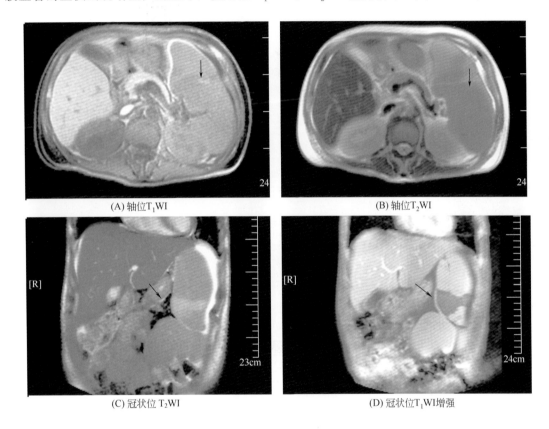

(A) 轴位T_1WI　　(B) 轴位T_2WI

(C) 冠状位 T_2WI　　(D) 冠状位T_1WI增强

图 8-2-45　脾梗死

患者，男，53 岁，乙肝病史。（A）～（C）示脾脏明显增大，前下方见片状长 T_1、长 T_2 信号（➝）；（D）增强扫描未见强化（➝）。肝脏增大，腹水

（2）脾动脉瘤　增强扫描能够准确显示脾动脉瘤的形态特征、与载瘤血管的关系和有无血栓形成等。

【特别提示】

脾梗死常常源于局部血管损伤，如血栓（最常见的为心脏附壁血栓脱落）导致脾动脉或其分支的栓塞或因炎性病变、肿瘤等累及脾血管所致。

▪▪▪▪ 第三节 腹膜腔和腹膜后间隙 ▪▪▪▪

一、腹膜炎

【MRI诊断】

（1）急性全腹膜炎 ①游离气腹征；②腹膜增厚征；③腹腔积液征；④反射性肠淤张征；⑤肠壁增厚及粘连征；⑥胁腹脂线加宽、T_2WI信号增高；⑦不同病因所致急性全腹膜炎还可能显示一定特殊性影像学表现。例如，来源于胆囊结石、炎症、穿孔者，其腹腔积液主要分布在右肝下间隙、右肝上间隙和右结肠旁沟。在胆囊或前述区域内可能发现胆石。胃溃疡后壁穿孔所致全腹膜炎常并有网膜囊内积液、积气征象。

（2）局限性腹膜炎 影像学表现主要在于它是局限在某一区域内，并不累及全腹。或者虽然整个腹部都有一定改变，但优势表现于某一局限部分。MRI可显示局部腹腔积液、腹膜增厚及粘连（图8-3-1）。急性阑尾炎穿孔所致右下腹局限性腹膜炎，除了阑尾异常外，邻近脂肪组织受炎症浸润而T_1WI信号减低。

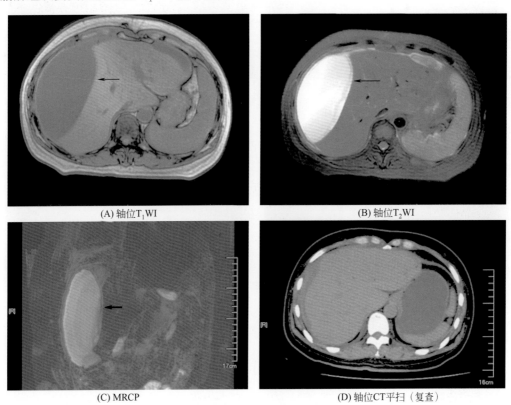

(A) 轴位T_1WI (B) 轴位T_2WI

(C) MRCP (D) 轴位CT平扫（复查）

图 8-3-1 局限性腹膜炎

患者，女，45岁。胆囊切除术后，胆汁漏。（A）、（B）示肝右侧见一梭形长T_1、长T_2信号，最大截面积约为7.0cm×12.5cm，肝脏明显受压（→）；（C）示右侧腹壁内侧见梭形高信号，邻近腹膜增厚，信号升高（→）；（D）引流后复查CT好转

【特别提示】

① 腹膜炎以急性、继发性、弥漫性和非特异性较常见。常见的急性弥漫性化脓性腹膜

炎多继发于胃肠、胆囊穿孔，或腹腔术后合并感染。原发性腹膜炎多见于女性青少年或脓毒败血症。

② 结核性腹膜炎主要表现为腹腔积液及腹膜增厚。结核性腹膜炎增厚腹膜以光滑均匀为主，呈线带状，常合并胸腔积液甚至心包积液，应与腹膜癌相区别，后者多呈污垢状、饼状或结节状。结核性腹膜炎可能合并肺结核或腹部淋巴结核，腹膜癌在增强扫描中出现的环状强化有一定辅助诊断意义。

二、腹膜腔脓肿

【MRI 诊断】

早期在平扫上为软组织信号影，增强扫描无明显强化。当脓肿坏死液化后结缔组织包绕，MRI 呈长 T_1、长 T_2 信号改变，周围脓肿壁增强扫描呈环形强化（图 8-3-2）。邻近脏器和结构受压移位。右侧膈下脓肿同侧胸腔内可见反应性胸水，如脓肿增大可破入胸腔出现脓胸、肺脓肿或支气管胸膜瘘。脓肿腔内有时可见气体影，MRI 表现为无信号。

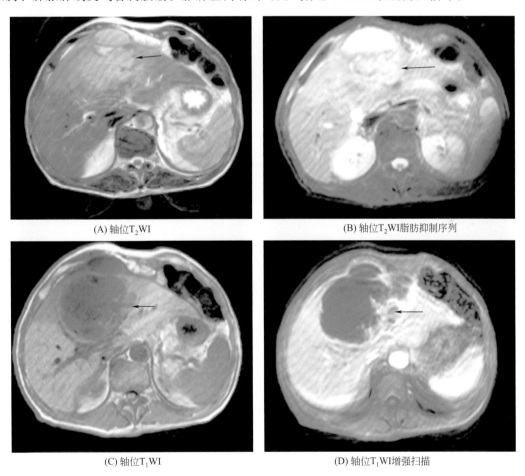

(A) 轴位 T_2WI   (B) 轴位 T_2WI 脂肪抑制序列

(C) 轴位 T_1WI   (D) 轴位 T_1WI 增强扫描

图 8-3-2　腹膜腔脓肿（肝脓肿破裂）

患者，男，75 岁。临床症状不明显。肝脓肿破裂肝前间隙膈下脓肿。（A）～（C）示肝左叶巨大脓肿（——），呈混杂长 T_1、长 T_2 信号，其内多发分隔，大小约 14.2cm×10.4cm×10.7cm，病灶周围肝实质肿胀，局限肝前间隙积液。（D）增强扫描示肝脏病灶囊壁及病灶内分隔强化明显，其前缘突破肝包膜侵入腹腔，邻近大网膜增厚，信号不均（——）

【特别提示】

① 腹膜腔脓肿多来自腹腔感染的局限化，因此常有腹膜炎的病史。也有一部分病例来源于脓肿相邻脏器的炎症或穿孔，因而也有一定原发灶征象。

② 腹膜腔脓肿常常要与肿瘤的坏死液化、囊肿继发感染、包裹性腹腔积液、未能充盈的肠管等区别。

三、腹膜腔肿瘤

1. 腹膜间皮瘤

【MRI 诊断】

① 腹膜间皮瘤可分为腹膜腺瘤样瘤、腹膜囊性间皮瘤及恶性间皮瘤。

② 腹膜腺瘤样瘤属少见的良性肿瘤，常发生在输卵管近宫角处、子宫体底部或附睾等部位。影像学表现不特异，可表现为结节或腹膜增厚。

③ 腹膜囊性间皮瘤表现为无强化薄壁多囊性病变。

④ 腹膜恶性间皮瘤表现为网膜结节及肿块或弥漫性腹膜增厚，沿腹膜表面播散，同时累及腹腔脏器的脏层和壁层腹膜，出现腹水，有时亦可无腹水。

【特别提示】

① 腹膜间皮瘤是原发于腹膜的一种较少见的疾病，任何年龄均可发病。常见症状有腹胀、腹痛及腹水等。

② 间皮瘤的影像表现缺乏特异性，有时候与炎性病变鉴别困难。采用系统的抗炎治疗后患者的症状和影像表现无好转，应考虑到该肿瘤的可能性。

③ 本病还应与腹腔、盆腔及其他脏器肿瘤导致的腹腔转移进行鉴别，确诊主要依赖于免疫组织化学和电镜检查。

2. 腹膜假黏液瘤

【MRI 诊断】

① 平扫表现为腹腔肝脾周围、肠间隙多房囊性病灶，一般呈长 T_1、长 T_2 信号，侵及肝脾时肝脾边缘受压不光滑，其内可见多发囊性病变。腹腔脏器可显示受压移位。

② 增强扫描肝脾周围及内部和肠间隙的多发囊性病灶不强化，可见分隔轻度强化，腹膜可有增厚的表现。

【特别提示】

① 腹膜假黏液瘤又称为胶性腹膜炎或胶样腹水，临床表现主要为腹部膨胀、腹水及腹腔包块。

② 该病分为良性、交界性和恶性，常见于卵巢黏液性囊腺瘤破裂腹腔种植或由阑尾及胰腺囊肿破裂所致。

3. 转移瘤

【MRI 诊断】

腹膜上多发小结节、肿块影或弥漫性增厚，常出现腹水；T_1WI 为低信号、T_2WI 为稍高信号；注射 MRI 对比剂后，病灶有轻度增强，腹水无强化（图 8-3-3）。有时候腹膜的转移在 MRI 图像上呈现"饼"征。

【特别提示】

腹膜转移瘤亦称为腹膜癌、腹膜种植，是腹膜常见的恶性肿瘤，大多数由腹腔、盆腔脏

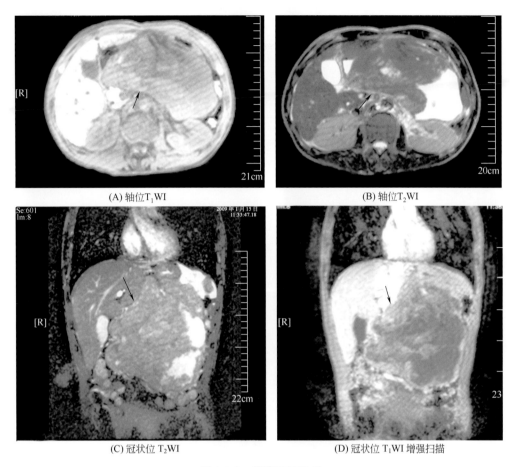

(A) 轴位T₁WI　　　　　　(B) 轴位T₂WI

(C) 冠状位 T₂WI　　　　　　(D) 冠状位 T₁WI 增强扫描

图 8-3-3　腹膜腔转移瘤

患者，男，55 岁，肝癌术后，左上腹腔转移。（A）～（C）示上腹部偏左侧肠系膜根部巨大长
T₁、长 T₂ 信号占位（━━→），大小约 16.6cm×7.2cm，边界不清，与肝左叶边界不清。（D）增强扫
描：上腹部肿物不均匀强化（━━→），周边强化明显。病理证实：肝细胞癌（肉瘤亚型）

器的恶性肿瘤累及浆膜，脱落的癌细胞或组织种植在网膜、腹膜表面、韧带和（或）肠系膜
等处而播散。

四、腹膜后肿瘤

腹膜后肿瘤种类繁多，其中 60%～90% 为恶性。可来源于腹膜后的固有器官，也可来
源于腹膜后其他结构，后者以起源于间叶组织的肿瘤较为多见，其中以肉瘤更为常见。临床
上初诊时一般已相当大。

（一）原发肿瘤

1. 脂肪肉瘤

分化良好的脂肪肉瘤，在 SE 序列上表现为与成熟脂肪相似的信号特征，即 T₁WI 为高
信号、T₂WI 为高信号或等信号，在脂肪抑制图像上信号被抑制。在脂肪信号内可有低信号
分隔，增强后可强化（图 8-3-4）。

【特别提示】

脂肪肉瘤具有侵袭性生长方式，常可伸入各组织间隔；②脂肪肉瘤的组织学分化程

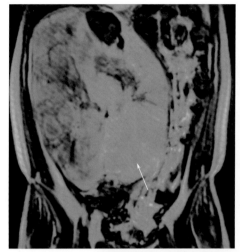

| (A) 冠状位T₁WI | (B) 冠状位T₂WI |

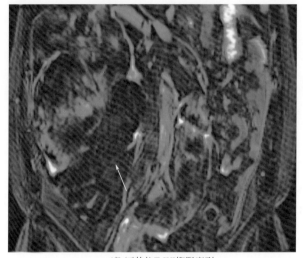

(C) 冠状位T₂WI抑脂序列

图 8-3-4　腹膜后脂肪肉瘤

右侧腹盆部巨大团块状混杂短 T₁、长 T₂ 信号，抑脂后主要呈低信号（——➤）

度是决定 MRI 信号的关键。对一些低分化脂肪肉瘤，见到条索状或局灶脂肪信号有助于诊断。

2. 平滑肌肉瘤

【MRI 诊断】

表现为 T₁WI 上低、高混合信号，T₂WI 上高、等混合信号，增强后强化明显但常不均匀，常见低信号无强化的坏死出现。当坏死区有出血时，可见 T₁WI 上呈高信号、T₂WI 上呈低信号环。

【特别提示】

平滑肌肉瘤在原发性腹膜后肿瘤的发病中占第二位。

3. 神经母细胞瘤

【MRI 诊断】

神经母细胞瘤多见于婴幼儿患者。病变呈长 T_1、长 T_2 信号改变，与肾脏信号相仿。信号可均匀一致或不规则，后者提示有出血、坏死或明显钙化灶。

4. 神经鞘瘤

【MRI 诊断】

病变 T_1WI 信号高低不定，多为稍低或等信号，信号较均匀；T_2WI 为不甚均匀高信号，有时中心可见更高信号，与神经鞘瘤的囊变坏死有关；增强后多有明显强化。

【特别提示】

神经鞘瘤偏向于沿中线脊柱生长，囊变较多。

5. 神经纤维瘤

【MRI 诊断】

常为双侧性，多位于脊柱两侧。病变 T_1WI 较肌肉组织信号略高，T_2WI 为高信号。Gd-DTPA 增强后可见神经纤维瘤有较明显的强化，也可强化不明显。

6. 横纹肌肉瘤

【MRI 诊断】

为软组织信号肿块，常伴中央坏死、壁较厚，可有瘤内出血，肿瘤多与肌肉关系密切，骨转移常见。

7. 脂肪瘤

【MRI 诊断】

病变信号表现具有特征性，T_1 加权图像上脂肪成分为高信号，T_2 加权时亦为高信号，边界清楚。在各种序列中，病变信号与腹部皮下脂肪信号一致，但随回波时间延长，信号强度逐渐下降。偶尔可见低信号分隔。

8. 畸胎瘤

【MRI 诊断】

表现为短 T_1、长 T_2 高信号的囊性肿块，信号不均匀，较大的骨性或钙化成分在 T_1WI 及 T_2WI 上均为低信号。脂类成分及囊性区域在 SE 序列上均有典型表现，并可见液体-脂肪交界面形成的不同信号平面。

（二）转移瘤

腹膜后转移瘤在 MRI 上最常见的两种类型，即实质性肿块和淋巴结增大。实质性肿块表现多样，没有一定的特征性。部分腹膜后转移瘤系由脊柱椎体转移瘤扩展而来，MRI 更能了解椎管内转移瘤侵犯的范围。MRI 目前尚无法鉴别肿大淋巴结的良、恶性，也无法除外正常大小的淋巴结有无转移，但较大聚集的淋巴结一般认为是转移（图 8-3-5）。

【特别提示】

腹膜后间隙继发性肿瘤以转移瘤最多见。转移病变大都来自胃、肝、结肠、胰腺、胆道及卵巢和子宫等脏器的恶性肿瘤。转移途径可为经淋巴扩散、瘤栓血行播散、经肠系膜和韧带附着处直接扩散或种植，但以一种途径为主。MRI 是检出腹膜后转移性病变最敏感而有效的方法，MRI 不但能早期诊断腹膜后转移性病变，而且对于制定治疗方案及随访都有积极意义。

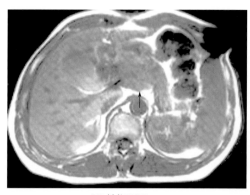

(A) 轴位 T_1WI　　　　　　　　　　　(B) 轴位 T_2WI

图 8-3-5　胃癌腹膜后转移

轴位扫描见腹膜后占位性病变（——），大小约 46.2mm×58.1mm，病灶将胰腺向左前方推移，且包绕腹腔干，T_1WI 呈等信号，T_2WI 呈略高信号，信号较均匀

五、腹主动脉瘤和腹主动脉夹层

1. 腹主动脉瘤

【MRI 诊断】

腹主动脉在肾动脉水平以上的直径等于或大于 4cm，于肾动脉开口以下直径为 3.5cm 或大于本人病变以上的正常主动脉宽径的 1.3 倍时，可诊断为腹主动脉瘤。动脉瘤的壁经常由粥样斑块和血栓组成，粥样斑块通常呈现中等信号强度，纤维化总是呈现低信号，陈旧性血凝块信号更低些，新鲜血栓在 T_1、T_2 加权上多呈高信号，钙化不产生信号（图 8-3-6）。

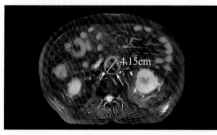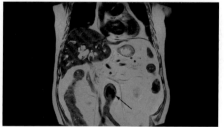

(A) 轴位 T_2WI　　　　　　　　　　　(B) 冠状位 T_2WI

图 8-3-6　腹主动脉瘤

腹主动脉于肾动脉开口以下，管腔局部扩张（——），最长直径达 4.15cm，腔内可见片状长 T_2 信号影

【特别提示】

① MRI 诊断腹主动脉瘤的准确性很高，可直接显示瘤的大小、形状、范围、瘤壁的厚度，与肾动脉的关系以及髂总动脉的状态。

② 在 MRI 上主动脉瘤本身大小的测量甚为重要，因为它影响瘤的治疗和预后。直径小于 6cm 者为小动脉瘤，破裂率低（2%），而直径大于 7cm 者，其破裂率达 70% 以上。瘤体直径大于 6cm 者，或瘤体迅速增长，瘤壁薄并有局限性突出者，应尽早手术。

③ MRI 矢状位能更直接显示腹主动脉瘤的上下范围及与腹腔动脉、肠系膜上动脉的关系。

④ 术前应该明确腹主动脉瘤与肾动脉及髂总动脉的距离，这对确定手术方案十分重要，因为距离在 1cm 之内，手术复杂困难，大于 3cm 者手术较容易。

2. 主动脉夹层

【MRI 诊断】

动脉内膜撕裂，血液进入动脉壁的中层，将主动脉分为真、假双腔，真腔可被假腔推压变形或一侧变直，亦可呈向心性变窄，真腔一般比假腔小，增强后则真、假腔同时增强或假腔增强，排空均较缓慢。偶尔内膜瓣局部断裂而真、假两腔相通。附壁血栓较多见于血流较缓之假腔。MRI 无需注入对比剂就可清楚显示主动脉夹层病变（图 8-3-7）。

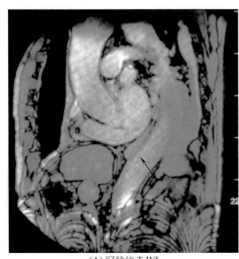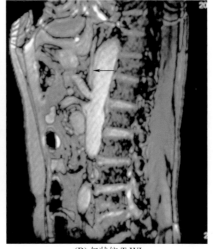

| (A) 冠状位 T₂WI | (B) 矢状位 T₂WI |

图 8-3-7　腹主动脉夹层

患者，男，63 岁。以腹痛 2 天来诊。腹主动脉腹腔干上缘水平主动脉内可见主动脉前壁分层，内膜片呈低信号，夹层内可见血流信号（——→）

【特别提示】

① 常见于中老年人，促发本病的主要危险因素是高血压，其次为结缔组织异常性疾病（如马方综合征）、主动脉缩窄和先天性主动脉瓣二瓣叶畸形等。

② 主动脉夹层根据 Stanford 分型分为 A、B 两型。A 型主要破口位于升主动脉，B 型破口位于降主动脉。

③ MRI 除能准确评价真假腔、内膜片、主动脉主要分支受累情况，以及周围器官和结构的关系外，显示破口最佳。

第九章

MRI 在泌尿生殖系统疾病中的应用

■■■■■ 第一节　泌尿系统 ■■■■■

一、泌尿系统先天性发育异常

（一）肾脏的先天性发育异常

1. 数目异常

（1）先天性孤立肾

【MRI 诊断】

常为影像学检查偶然发现，一侧肾脏代偿性肥大是先天性孤立肾的线索。若一侧肾脏不肥大，应仔细搜寻是否存在异位肾，MRI 大范围扫描可确诊。

【特别提示】

孤立肾也称为单侧肾缺如，临床发生率接近 1：1500，本病常合并生殖系统畸形，单侧肾缺如需要与单侧肾发育不全、异位肾、交叉融合肾鉴别。

（2）额外肾

【MRI 诊断】

两侧各有一个形态完整、位置、功能正常肾脏的同时，还可在一侧腹膜后发现一个额外肾影像。额外肾具有正常肾脏表现，且 MRI 的强化特征与正常肾脏相同。

【特别提示】

额外肾有完整的被膜和腹主动脉供血，不同于单一肾被膜包绕的重复肾和双输尿管。它的输尿管可与正常肾的输尿管完全分开或两者呈分叉状。

2. 位置异常

【MRI 诊断】

① 肾脏异位是胚胎发育肾上升过程中停顿或上升过度，成熟肾脏位于肾窝外，形成"盆肾"、"髂肾"、"腹肾"、膈下异位肾或胸腔异位肾。

② 肾脏跨越中线至对侧则为"交叉异位肾"，90％交叉异位肾与对侧肾脏发生融合（图 9-1-1）。

③ 功能良好的异位肾脏 MRI 增强检查具有正常肾脏的强化特征，其肾窦、皮髓质分界都显示正常。

【特别提示】

各种异位肾多较固定，一般无临床症状。当异位肾发育异常，或伴发输尿管异常时，临床可出现输尿管感染、肾积水等相应临床症状。

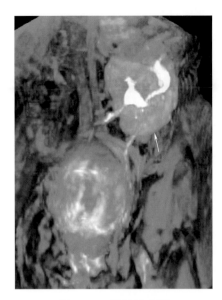

图 9-1-1　异位融合肾

磁共振尿路成像（MRU）示右肾异位至左侧，且与左肾融合（——→）

3. 旋转异常

【MRI 诊断】

正常肾脏在上升到最终位置肾窝时，其肾盏应转向外侧，肾盂指向中线，当这种排列紊乱时称肾旋转不良。分为以下几种类型：①不旋转肾，肾盂朝向腹侧，与胚胎期相同；②不完全旋转肾，肾盂朝向腹内侧；③相反旋转肾，肾血管围着肾前方扭转，肾盂指向外侧，肾盏指向中线；④过度旋转肾，肾异常旋转 180°，肾盂面向背侧。

【特别提示】

① 本病一般无临床症状，有时可在腹部触及肿块，有并发症时出现相应的临床症状，常合并肾盂积水、尿路感染等。

② 通过 MRI 各方位成像可清楚反映出旋转异常肾脏的位置、与同侧输尿管的关系，同时可显示同侧输尿管及膀胱有无并存的先天性发育畸形。

4. 形态异常

（1）融合肾

【MRI 诊断】

双侧肾组织的广泛或局限性互相融合。根据融合形态，可分为马蹄肾、S 形肾、L 形肾、盘形肾和块肾，动态增强 MRI 能间接评估融合肾脏的功能。马蹄肾为双肾下极于脊柱前方融合，峡部厚薄差别较大（图 9-1-2），肾盂位于前方，可有轻度积水。L 形肾在轴面和冠状面可显示交叉异位肾横卧于正常侧肾的下极，位置常低于正常，肾长轴常有旋转，双侧输尿管进入各自侧膀胱。

【特别提示】

融合肾可合并骨骼系统、心血管系统、消化系统及生殖系统畸形。

（2）肾叶形态发育不良

【MRI 诊断】

① 上极肾盏和中部肾盏之间的肾叶位置、形态异常，类似于异常肥大的肾柱或肿块，

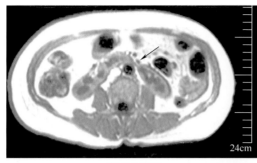
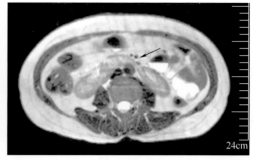

(A) 轴位T$_1$WI　　　　　　　　　　　　　　(B) 轴位T$_2$WI

图 9-1-2　马蹄肾

患者，女，63 岁，双肾下极相连，峡部较细（ →）

异常的肾叶指向并引流至后部肾盏，肾脏中部和上极肾盏表现为特征性的扭曲、变形。

② 异常肾叶呈正常肾实质信号。增强扫描显示异常肾叶的强化特点与肾的其余部分相同。

【特别提示】

肾叶形态发育不良又称为肾叶错位或肾脏假瘤。

（3）胎儿性分叶肾

【MRI 诊断】

① 肾脏呈永久的胎儿样分叶，两个或多个肾叶之间存在永久性间隔，使得没有完全融合的肾叶有时类似于肾脏肿块。

② 肾脏边缘有明显的皮质切迹或凹陷，肾盂形态无明显异常。

③ 增强扫描具有正常肾脏的强化表现，尤其是皮质期显示皮质切迹处与伸向肾实质的强化肾柱相连，为其特征，有助于和肾脏肿瘤鉴别。

【特别提示】

胎儿性分叶肾需与肾脏肿瘤、重复肾畸形及慢性肾盂肾炎所致的肾形态改变相鉴别。

5. 大小异常

（1）肾不发育

【MRI 诊断】

仅可见肾窝内蚕豆大小软组织结节，其内无收集系统，增强可显示结节状轻或中等强化。

（2）肾发育不全

【MRI 诊断】

患侧肾脏均匀性缩小，表面光滑，肾实质较正常略薄，肾小盏和肾乳头的数目减少，肾盂缩小且靠近脊柱。对侧肾脏可代偿性肥大（图 9-1-3）。

【特别提示】

① 肾发育不全是肾叶数目和每叶所含肾单位数量减少，而肾单位及肾小管发育分化正常、肾外形正常，但体积小于正常肾的一半左右，输尿管发育正常。

② 本病主要与慢性萎缩性肾盂肾炎和先天性肾动脉狭窄鉴别，前者肾脏表面轮廓不光整，凹凸不平，肾实质变薄，肾盏数目无减少；后者肾脏缩小不明显，肾盏数目无减少。

（3）肾发育不良

【MRI 诊断】

① 当以实性为主时，患肾体积缩小，有大小不等、数目不一的囊肿，可合并输尿管梗

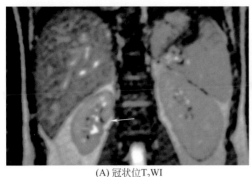 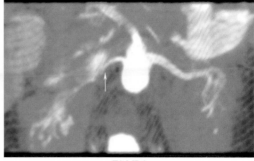

(A) 冠状位T₂WI

(B) MRA

图 9-1-3　右肾发育不全

（A）示右肾小（——→）；（B）示右肾动脉发育细小（——→）

阻、异位开口等；增强 MRI 实质部分轻或中度强化，常不能显示完整形态的收集系统，肾实质厚薄不均，皮、髓质界限不清。

② 以囊性为主的肾发育不良，肾轮廓不规整，肾脏被大小不等、数目不一成簇状的囊肿所替代，其间含有岛状肾组织，收集系统缺失，输尿管缺如或呈纤维索状；MRI 增强扫描仅见囊肿分隔强化，不能见到正常形态的收集系统和输尿管影像（图 9-1-4）。

③ 单侧肾发育不良常有健侧肾的代偿性肥大。

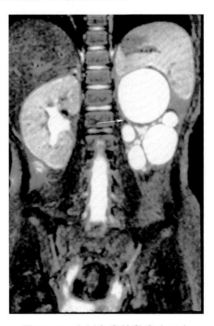

图 9-1-4　左侧多囊性肾发育不良

冠状位 T₂WI 显示左肾大小不等多囊状改变，实质很少（——→）

（二）肾盂输尿管、膀胱先天性发育异常

1. 肾盂输尿管重复畸形

【MRI 诊断】

肾盂输尿管重复畸形外观呈一体积较大的肾，但上下两部分各有其自身的肾盂、输尿管和血管，上半肾常有积水和发育不良，重复输尿管常开口异位，可伴输尿管囊肿（图 9-1-5）。

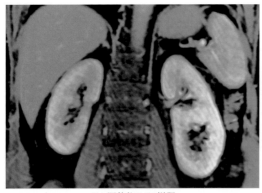
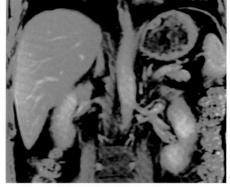

(A) 冠状位T₁WI增强　　　　　　　　　　　　(B) 冠状位T₁WI增强

图 9-1-5　肾盂输尿管重复畸形

左肾体积增大，可见两套肾盂及输尿管、血管结构

双输尿管为"Y"形融合或完全型重复输尿管畸形，一般上部肾盂输尿管开口于下部输尿管开口的内下方。

【特别提示】

① 肾盂输尿管重复畸形为胚胎期输尿管芽过度分支异常，本病比较常见，有家族倾向。10%～42%的病例合并其他泌尿系统畸形。

② MRI 可弥补静脉尿路造影检查的不足，尤其是上部肾脏收集系统显影不良或不显影时，MRU（磁共振尿路造影）直观显示肾盂输尿管重复畸形，还可以检出重复肾合并的多种畸形。

2. 先天性肾盂输尿管连接部梗阻

【MRI 诊断】

MRI 平扫可显示巨大肾影，主要部分为扩张积水的肾盂、肾盏，而肾实质受压变薄，狭窄处以远的输尿管常不能显示。MRU 可清晰显示积水扩张的肾盂肾盏形态，但对狭窄原因常难以判断。动态增强 MRI 扫描可间接评估肾实质受损害的情况（图 9-1-6）。

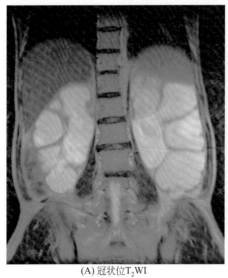
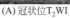
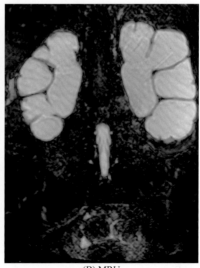

(A) 冠状位T₂WI　　　　　　　　　　　　　(B) MRU

图 9-1-6　双侧肾盂输尿管连接部狭窄

（A）、（B）示双侧肾盏、肾盂明显扩张，肾盂、输尿管连接部圆钝状，双侧输尿管未见显示

【特别提示】

① 先天性肾盂输尿管连接部梗阻为小儿肾盂积水常见的原因，可单侧或双侧发病，梗阻原因包括局部肌纤维减少、先天性管腔狭窄、局部黏膜和肌层折叠形成瓣膜或纤维束带或迷走血管压迫等。

② 男性多见，临床主要表现为腹部逐渐膨隆胀大，可触及包块。

③ 先天性肾盂输尿管连接部狭窄造成的肾积水在静脉尿路造影检查时常不显影或显影浅淡，此时 MRU 可以清晰显示狭窄和积水的形态，得以明确诊断。

3. 下腔静脉后输尿管

【MRI 诊断】

右侧输尿管在下行过程中向内，于下腔静脉的后方绕行至其内侧，近中线处由腹主动脉与下腔静脉之间穿出，再向外下行进入膀胱，形成鱼钩形状。常造成上段尿路扩张积水，亦可继发感染和结石形成。

【特别提示】

① 本病与下腔静脉胚胎发育异常有关，特定的发生部位和典型的"S"状输尿管弯曲是影像学诊断的主要依据。

② MRI 可显示弯曲段以上肾盂及输尿管扩张情况，以及输尿管与下腔静脉的解剖关系，并能排除输尿管周围是否有肿瘤性病变压迫输尿管移位。

4. 巨输尿管

【MRI 诊断】

MRU 可显示肾盂和输尿管全程扩张，盆腔段扩张较重，一般输尿管远端在进入膀胱前狭窄。

【特别提示】

① 巨输尿管分为反流性、梗阻性、非反流非梗阻性三大类。

② 先天性巨输尿管的远端存在功能性狭窄，其影像学特点是输尿管远段扩张较近段明显，输尿管迂曲延长，肾盂积水程度相对较轻。

5. 输尿管囊肿

【MRI 诊断】

① 输尿管囊肿为输尿管下端先天性囊性扩张并突入膀胱内而形成。

② MRI 平扫检查，在 T_1WI 上，囊肿壁呈线状等信号影，囊肿与膀胱内尿液均为低信号；在 T_2WI 上，囊肿和膀胱腔内尿液均为高信号，囊肿壁呈均匀低信号，囊肿内结石也呈低信号。

③ 增强 MRU 表现类似静脉尿路造影，同样可显示输尿管囊肿的"蛇头征"，以及输尿管扩张积水。

【特别提示】

① 输尿管囊肿又称输尿管膨出，囊肿开口位于膀胱内者为单纯性囊肿，开口位于膀胱颈部、尿道、子宫等处者为异位输尿管囊肿。大约 70% 的病例伴发重复肾、双输尿管畸形。

② 异位输尿管囊肿并有重复肾时多与上方肾盂相连，上部肾常有积水或发育不良。

③ 临床表现为反复尿路感染、排尿困难、尿潴留、尿失禁等。

④ 输尿管囊肿影像学检查有特征性表现，膀胱内充盈缺损应注意与直肠内气体、膀胱肿瘤、阴性结石相鉴别，通常并不困难。

6. 膀胱憩室

【MRI 诊断】

表现为膀胱壁局限性囊袋样膨出，好发于膀胱底部及后侧，大小不一，多为单发，假性憩室可多发（图 9-1-7）。憩室内可并发感染、结石和肿瘤。

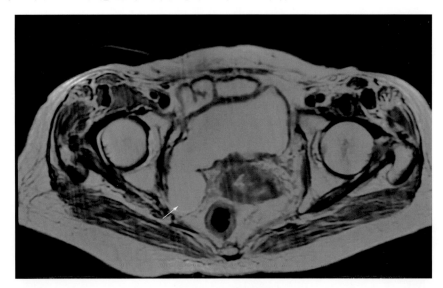

图 9-1-7　膀胱憩室

T$_2$WI 示膀胱形态不规则，可见囊袋样突起（——→）

【特别提示】

① 膀胱憩室分为先天性和获得性：先天性憩室好发于膀胱底部及后侧，较少见；获得性憩室常因膀胱出口梗阻而造成，为假性憩室，可多发。

② 本病应与膀胱耳鉴别，后者见于婴幼儿，系对比剂充盈不全或部分膀胱一过性疝入腹股沟管所致，充分充盈时可消失。

7. 重复膀胱

【MRI 诊断】

重复膀胱具备正常膀胱壁结构，常为左右完全分开或部分相通的双膀胱，后者为膀胱分隔，两侧膀胱等大或一大一小。重复膀胱可有输尿管开口异位和狭窄、肾盂积水，亦可伴有重复直肠和重复尿道。

【特别提示】

① MRI 能直接显示重复膀胱的分隔和交通情况，还可了解上尿路有无扩张积水、后尿道有无畸形，同时显示伴随的双子宫、双阴道畸形。

② 重复膀胱需与较大的膀胱憩室和膀胱耳鉴别。影像学检查时，具有典型表现的重复膀胱不难做出诊断，否则难以鉴别。

8. 膀胱外翻

【MRI 诊断】

膀胱外翻临床诊断明确，无须影像学检查进一步印证。影像学检查的目的主要为明确是否合并有其他畸形。MRI 可以显示并存的膀胱输尿管连接部狭窄，上尿路扩张、积水或手术后合并的膀胱输尿管反流。

【特别提示】

① 膀胱外翻很少见，常并有尿道上裂或其他先天性畸形。

② 本病需与泄殖腔外翻鉴别，后者是膀胱与回盲部同时外翻，常见于早产儿。

9. 脐尿管异常

【MRI 诊断】

脐尿管囊肿时显示膀胱底部与脐部之间的囊性肿块，与膀胱无沟通。完全性未闭和脐端或膀胱端部分未闭时，行膀胱增强 MRI 检查或瘘口造影 MRI 检查能确切显示残存脐尿管及其与邻近结构的关系。继发感染时可同时显示畸形部位和腹腔感染的情况。

【特别提示】

① 脐尿管出生后应闭锁。根据闭合不全的程度可形成不同表现：脐尿管瘘是指其完全未闭，脐尿管窦为脐端部未闭，脐尿管囊肿为两端闭锁而中间部未闭，膀胱脐尿管憩室则为其膀胱端部分未闭。

② 脐尿管囊肿需与腹腔其他囊性病变鉴别，其在中线的特征性位置常有助于诊断。

10. 膀胱直肠瘘

【MRI 诊断】

MRI 增强检查延迟扫描时，可查出膀胱与直肠间瘘管，能够确切显示其位置、走行及与膀胱和直肠的关系。

【特别提示】

膀胱直肠瘘是指膀胱与直肠之间存在异常通道，尿液经过直肠排出。本病在儿童患者常合并肛门闭锁。

二、泌尿系统结石

【MRI 诊断】

（1）肾结石 MRI 对钙化确定不敏感，因而很少用于检查肾结石，肾结石一般为低信号，MRU 可发现结石所致的肾盂肾盏积水扩张，MIP 图像可能掩盖小的结石，需要结合原始图像诊断（图 9-1-8）。

（2）输尿管结石 MRI 很少用于检查输尿管结石，但 MRU 可显示结石梗阻所致的输尿管扩张、积水，结石本身则表现为梗阻端处的低信号影（图 9-1-9）。

（3）膀胱结石 MRI 虽然能准确显示膀胱结石，但不作为常规检查方法。结石在 T_1WI 和 T_2WI 上皆呈非常低的信号。

【特别提示】

① 泌尿系统结石亦称尿路石，是泌尿系统常见病。结石可位于肾盏肾盂直至尿道的任何部位，依其发生部位，分为肾结石、输尿管结石、膀胱结石和尿道结石。

② 本病多见于青壮年，其中 20～50 岁发病率最高，约占 90%，男性多于女性。

③ 泌尿系统结石由多种成分组成，其中包括草酸钙、磷酸钙、胱胺酸盐、尿酸盐和碳酸钙等，在我国以草酸钙、磷酸钙或其混合物为主的结石最为常见。

④ 临床疑为泌尿系统结石时，对于各部位均以 KUB 平片和（或）超声作为初查方法，对于解释严重梗阻积水，如果造影等检查显影不良或诊断有困难，MRU 是一个选择。需要说明的是，尿道结石很难依靠 MRI 诊断。

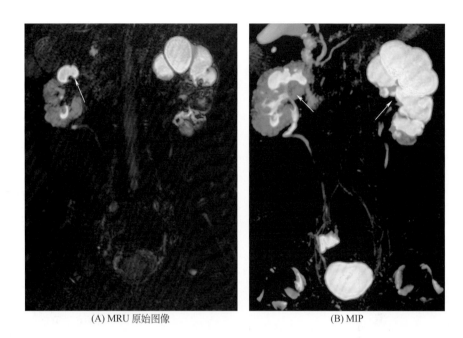

(A) MRU 原始图像　　　　　　　　(B) MIP

图 9-1-8　双肾多发结石并肾积水

　　左侧肾小盏明显扩张，肾盂内可见铸型充盈缺损，肾盂变窄。右侧肾盂内可见多个圆形低信号，右侧上组肾盏轻度扩张（——）

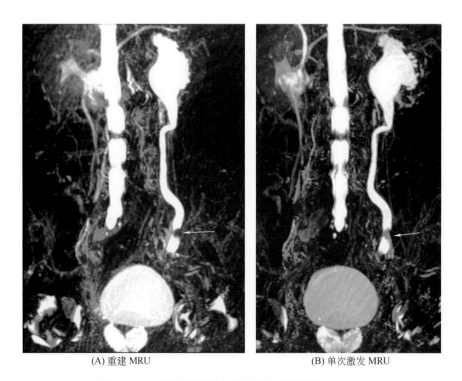

(A) 重建 MRU　　　　　　　　(B) 单次激发 MRU

图 9-1-9　左输尿管下段多发结石，尿路梗阻（——）

三、泌尿系统结核

【MRI 诊断】

（1）肾结核 一般有如下表现。

① 一侧肾脏体积增大，肾实质内单个或多个大小不等、形态不一的囊状长 T_1、长 T_2 信号影，腔壁模糊，轻度强化，可有肾盂和输尿管壁增厚 [图 9-1-10 （A)]。

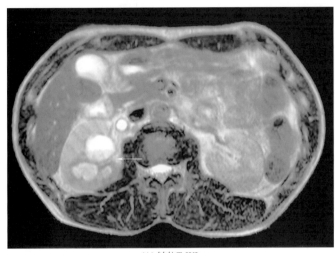 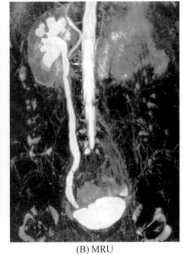

(A) 轴位T_2WI   (B) MRU

图 9-1-10 右肾结核，右输尿管结核

（A）示右肾多囊改变，输尿管扩张，管壁增厚 (——)；（B）示右肾盏积水扩张，上组肾盏的一个小盏颈部狭窄，输尿管宽窄不等 (——)。左肾正常，集尿系统不扩张故不显影。膀胱轻度挛缩，右侧明显，边缘不光滑

② 一侧肾脏增大或缩小，肾实质被几个大的囊腔所分隔，伴有低信号钙化，肾皮质变薄、轻度强化，伴有肾盂和输尿管壁增厚。

③ 一侧肾实质内有多发囊状长 T_1、长 T_2 信号影，而对侧肾盂肾盏积水扩张。

④ 一侧肾结核导致的肾自截时，患肾体积缩小，可呈 "花瓣" 状改变，T_1WI 呈低信号和等信号，T_2WI 可为混杂信号，这与自截肾内干酪样成分有关。

（2）输尿管及膀胱结核

① 输尿管结核表现为输尿管壁增厚、管腔扩张，增强扫描可见强化。

② 膀胱结核可见膀胱壁较均匀或不均匀增厚，外形轮廓不光滑，膀胱挛缩，容积变小。

③ MRU 可以显示输尿管结核宽窄不等的形态以及结核性膀胱炎所致的膀胱挛缩改变 [图 9-1-10 （B)、图 9-1-11]。

【特别提示】

① 肾结核大多继发于肺结核，多为单侧发病。主要病理改变有：a.肾皮质和髓质干酪样坏死，脓肿形成。b.肾盏和肾盂破坏积脓。c.自截肾改变：肾脏广泛钙化，肾功能完全丧失。d.可合并输尿管结核和膀胱结核。e.一侧肾结核，对侧肾积水。

② 临床表现为尿频、尿急、尿痛、血尿或脓尿、腰痛，并有消瘦乏力、低热等症状。

③ 鉴别诊断。a.梗阻性肾积水：与结核性肾盂积水易混淆，结核性肾盂积水边界较模糊，伴有肾盂和输尿管壁增厚，梗阻性肾积水边界清楚，肾盂和输尿管壁增厚不明显。

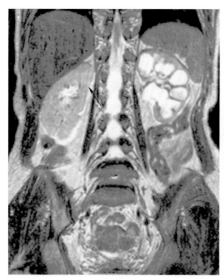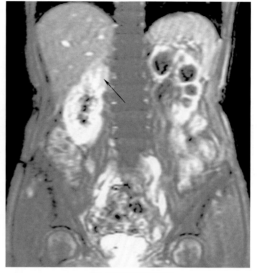

(A) 冠状位T₂WI   (B) 冠状位增强扫描

图 9-1-11　右肾上极结核性假瘤，左肾及输尿管结核

（A）示右肾上极信号异常，略突出于肾轮廓之外，直径约为 3cm，T_1 呈稍高信号，T_2 呈等至稍低信号，与正常肾实质分界不清（——）。左肾体积增大，肾盂肾盏扩张呈多囊状，肾皮质受压、变薄。左侧输尿管上段扩张。（B）示右肾上极病变在动脉期呈不均匀低信号（——），强化程度不如正常肾实质。左肾皮质变薄，强化尚属正常，延迟扫描肾盂肾盏内尚无对比剂充盈。左输尿管上段扩张但宽窄不等，壁增厚，中下段显示不清

b. 黄色肉芽肿性肾盂肾炎：也可表现为肾影增大，肾内多个囊状病变，肾盂积水，与肾结核相似；但黄色肉芽肿性肾盂肾炎多并发肾结石引起肾盂积水，肾周炎症反应较广泛，肾筋膜增厚和粘连，甚至可形成腰大肌脓肿，这些改变与肾结核不同。c. 慢性肾盂肾炎：可引起肾实质萎缩，肾盂扩张，与肾结核相似，但慢性肾盂肾炎肾实质内无囊状病灶，也没有钙化灶。

四、泌尿系统炎症

（一）肾盂肾炎

1. 急性肾盂肾炎

【MRI 诊断】

① MRI 显示肾脏体积增大，肾实质增厚，皮、髓质界限不清。肾实质内感染区呈单发或多发、楔形或圆形长 T_1 长 T_2 异常信号。肾周脂肪水肿，信号减低，肾筋膜增厚。

② 增强扫描可以显示单侧性肾功能减退导致的肾实质强化程度减弱、对比剂排空延迟等。

【特别提示】

① 急性肾盂肾炎多为下尿路逆行感染所致，初期少数肾叶受累，后期蔓延至全肾，进而出现肾脓肿，后期形成瘢痕、肾萎缩。本病女性多于男性，约 50% 病人无明显临床表现。

② 急性肾盂肾炎诊断主要依靠临床表现和实验室检查，约 1/4 的病人可出现异常影像学改变，但表现缺乏特征性。影像学检查在本病中的主要价值为协助检出病因、潜在病变，动态观察病变的转归过程及肾功能状况评价等。

2. 慢性肾盂肾炎

【MRI诊断】

① MRI显示单侧或双侧肾脏（一侧较重）外形缩小，边缘不光滑，轮廓凹凸不平，皮、髓质界限模糊或消失，肾窦脂肪增多，残留的肾实质呈低信号（图9-1-12）。瘢痕组织在 T_1WI 和 T_2WI 上均呈低信号。

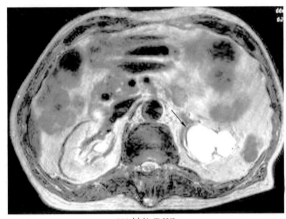

(A) 轴位 T_2WI (B) 冠状位 T_2WI

图 9-1-12　慢性肾盂肾炎

左侧慢性肾盂肾炎，左肾积水，实质萎缩且厚薄不均匀（——）

② 增强扫描可见不均匀性强化，强化程度减弱，肾皮质不均匀变薄，局部皮质可消失形成瘢痕，无强化。肾盂壁可增厚，肾盏轻度积水扩张。

【特别提示】

① 慢性肾盂肾炎是一种细菌性的以间质改变为主的肾炎，常合并肾实质瘢痕形成，多见于青少年和孕妇。

② 细菌感染的最重要途径为逆行性感染，50%～80%的原发性肾盂肾炎合并有膀胱输尿管反流。

③ 病变肾脏萎缩，对侧健康肾脏可出现代偿性肥大。

④ 慢性肾盂肾炎一般无明显临床表现，急性发作时则出现类似急性肾盂肾炎表现，合并肾脏和肾盂萎缩或晚期肾功能衰竭时，可出现高血压、贫血和尿毒症等表现。

（二）肾脓肿与肾周脓肿

【MRI诊断】

① 脓肿通常呈单房或多房液性区，壁厚而模糊，脓腔一般呈长 T_1、长 T_2 液性信号，脓肿壁呈等 T_1、等或短 T_2 异常信号，脓肿周围水肿呈长 T_1、长 T_2 信号。

② 增强扫描脓肿壁明显强化（图9-1-13）。合并积气时，其内可见气-液平面。

③ T_2WI 脂肪抑制及增强扫描 T_1WI 脂肪抑制成像，有助于显示脓肿的范围和形态。肾周脓肿可由肾脏脓肿蔓延或脓肾破裂所致（图9-1-14）。

【特别提示】

① 肾脓肿及肾周（围）脓肿少见，只占肾脏病变的2%。本病可由败血症、肾盂肾炎或输尿管梗阻逆行感染所致，尤其见于糖尿病酮症酸中毒、恶病质及药物滥用等引起的机体抵抗力下降等情况。

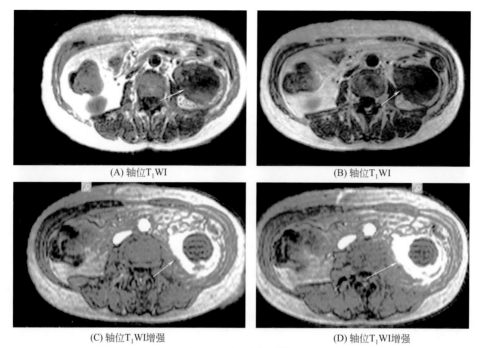

(A) 轴位T₁WI　　　　　　　　　　　　　(B) 轴位T₁WI

(C) 轴位T₁WI增强　　　　　　　　　　　(D) 轴位T₁WI增强

图 9-1-13　左肾脓肿

（A）、（B）左肾囊性 T_1WI 低信号肿块（——）；（C）、（D）增强扫描可见增厚囊壁强化（——），囊内容物不强化。术后病理证实肾脓肿

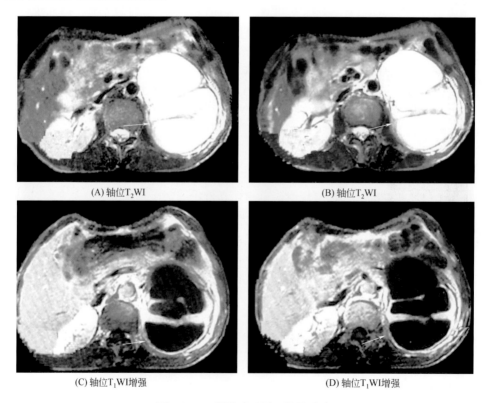

(A) 轴位T₂WI　　　　　　　　　　　　　(B) 轴位T₂WI

(C) 轴位T₁WI增强　　　　　　　　　　　(D) 轴位T₁WI增强

图 9-1-14　肾脓肿破裂，肾周脓肿

（A）、（B）示左肾增大，多囊状改变，呈长 T_2 信号（——），前方为扩张肾盂，中部为扩张肾盏，背侧为肾被膜下积液；（C）、（D）增强扫描显示背侧肾实质断裂（——）。病理证实左肾脓肿，肾周脓肿

② 肾脓肿可单发，也可多发，脓肿突破肾皮质，形成肾周（围）脓肿，进一步可形成肾旁间隙脓肿。

③ MRI 冠状位和矢状位成像对于显示肾周（围）脓肿的范围，比 CT 有更大的优越性，更利于治疗。

④ 脓肿内气-液平面为本病特征性表现，有助于确诊。无特征性影像学表现时，应与复合性囊肿、囊性肾癌等鉴别，后两者一般无急性病程，有助于鉴别。

(三) 黄色肉芽肿性肾盂肾炎

【MRI 诊断】

肾脏常增大，轮廓不规整，肾实质内可见单个或多个病灶。病灶内成分不同，T_1WI 上可呈低至较高信号，T_2WI 呈高信号，增强扫描可见环状强化。病肾周围可有炎症及肾盂积脓的表现。

【特别提示】

① 黄色肉芽肿性肾盂肾炎少见，病因不明，可能与尿路梗阻、感染和代谢异常有关。临床上以女性多见，有尿路反复感染的病史。

② 临床表现缺乏特异性，常见症状主要有肾区疼痛、不明原因发热、贫血、脓尿等。抗感染治疗显效较慢。

③ 黄色肉芽肿性肾盂肾炎的检查以 CT 为主。

(四) 膀胱炎

【MRI 诊断】

由于充血、水肿的膀胱内膜含水量很高，T_1WI 信号介于低信号的尿液与中等信号的肌肉信号之间，T_2WI 图像呈高信号（图 9-1-15）。

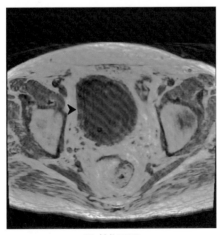
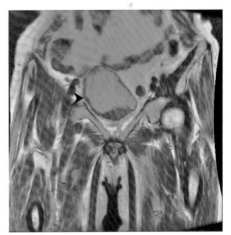

(A) 轴位T_1WI　　　　　　　　　　(B) 冠状位T_2WI

图 9-1-15　膀胱炎

膀胱壁不均匀增厚，T_1WI 呈稍短信号改变，T_2WI 呈稍长信号改变（▶）

【特别提示】

① 急性细菌性膀胱炎致病菌多为大肠杆菌。女性发病率明显高于男性，且女性患者中 25%～30% 的年龄在 20～40 岁。炎症以尿道口及膀胱三角区最明显。

② 急性膀胱炎临床多表现为尿痛、尿频、尿急，严重者数分钟排尿一次，排空后仍感

到尿未排尽。常见终末血尿，有时为全血尿，甚至有血块排出。可有压迫性尿失禁。全身症状一般不明显，体温正常或仅有低热。慢性膀胱炎可反复发作或持续存在尿痛、尿频、尿急，并有耻骨上膀胱区不适，膀胱充盈时疼痛较明显、尿液混浊。

五、肾囊肿性疾病

（一）肾单纯性囊肿

【MRI 诊断】

① MRI 表现为肾实质内囊状异常信号灶，T_1WI 为低信号，T_2WI 为高信号，FLAIR 序列上呈低信号，增强扫描不强化（图 9-1-16）。

② 当囊肿内出血、囊肿感染或囊肿液蛋白含量高时，信号不典型。

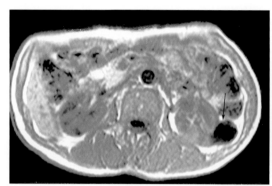 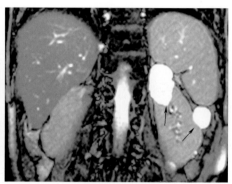

(A) 轴位 T_1WI (B) 冠状位 T_2WI

图 9-1-16　双肾多发囊肿

双肾多发大小不等囊状病灶，呈长 T_1、长 T_2 信号影，边界光滑清晰，左肾数个病灶较大，多个突出于肾轮廓之外，较大者位于肾上极，大小约 2.3cm×4.6cm×2.7cm（➝）

【特别提示】

① 单纯肾囊肿多发生于肾实质中，尤以皮质部多见，大小、数目、部位不等；临床上多无症状。

② 主要需要和肾脓肿鉴别诊断，后者有如下特点：囊状病灶边界模糊，壁有环状强化；临床有发热、血尿等症状。

③ 多发性肾囊肿还需与多囊肾鉴别，多囊肾有家族遗传史，且为两侧肾脏弥漫性囊状改变，临床上多囊肾患者有高血压、肾功能障碍等症状。

④ 单纯肾囊肿和囊性肾癌也有所不同，囊性肾癌的囊壁厚而不规则，增强扫描壁有不规则强化，另外，从临床上看，囊性肾癌有血尿、腰痛等表现。

（二）多囊肾

【MRI 诊断】

① MRI 表现为双侧肾增大，轮廓呈分叶状，内有无数大小不等的囊状影，使肾脏呈蜂窝状改变，T_1WI 可见肾脏呈低信号或混杂信号，T_2WI 呈高信号或混杂信号（图 9-1-17）。其中有的是出血性囊肿，主要表现为 T_1WI 上呈高信号，T_2WI 呈较低信号（图 9-1-18）。同时肝、脾、胰有或无多囊肿病灶，即可诊断为多囊肾。

② 增强扫描上述囊肿各期均不强化。

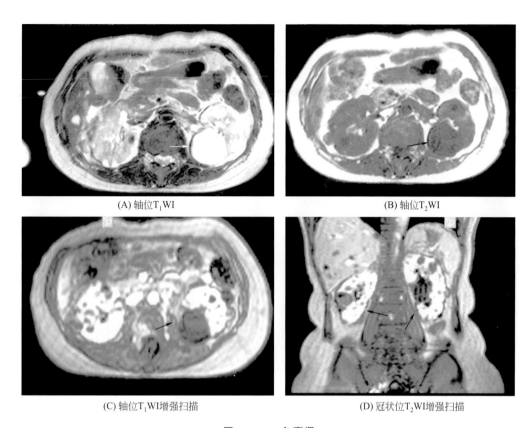

(A) 轴位T₁WI

(B) 轴位T₂WI

(C) 轴位T₁WI增强扫描

(D) 冠状位T₂WI增强扫描

图 9-1-17 多囊肾

双肾多发长 T_1、长 T_2 信号囊肿，增强扫描不强化（——）

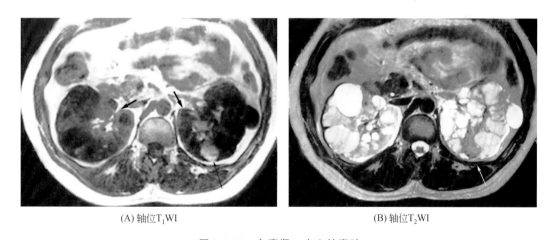

(A) 轴位T₁WI

(B) 轴位T₂WI

图 9-1-18 多囊肾，出血性囊肿

双肾多发长 T_1、长 T_2 信号囊肿（——），左肾背侧的一个囊肿呈短 T_1、短 T_2 信号（——）

【特别提示】

① 多囊肾有家族遗传病史，分婴儿型及成人型两种，常同时有肝脏、胰腺囊肿。

② 临床上成人型多囊肾患者早期无症状，晚期可出现腰痛、高血压、血尿和腹部包块，严重者出现尿毒症。婴儿型多囊肾患者多在出生后不久死亡。

六、泌尿系统肿瘤

（一）肾血管平滑肌脂肪瘤

【MRI 诊断】

① 一般表现为肾实质边界清楚的混杂信号肿块，内有脂肪组织的信号，T_1WI 呈高信号，T_2WI 呈中等信号，STIR 呈低信号（图 9-1-19）。

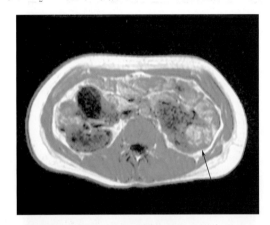

(A) 轴位 T_1WI

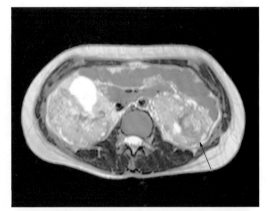

(B) 轴位 T_2WI

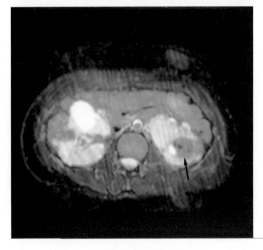

(C) 轴位 T_2WI-STIR

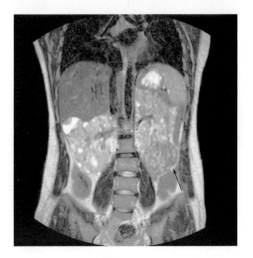

(D) 冠状位 T_2WI

图 9-1-19 双肾血管平滑肌脂肪瘤，双侧多囊肾

双肾多个混杂短 T_1、短 T_2 信号为主的结节及团块影（——➤），左侧较大者位于下极，大小约 7.0cm×6.2cm，右肾较大者位于外上部，大小约为 6.2cm×4.0cm，突出肾轮廓，边界尚清晰，脂肪抑制序列信号减低（——➤）。双肾内亦可见多发的长 T_1、长 T_2 信号影，较大者位于右肾，约 4.5cm×3.2cm

② 增强扫描前者表现为条索状不规则不均匀强化，瘤内的血管平滑肌强化，而脂肪不强化（图 9-1-20）。

③ 当两肾均有错构瘤时，应进一步检查颅脑，以观察有无结节性硬化。

【特别提示】

① 肾血管平滑肌脂肪瘤是最常见的肾良性肿瘤，由不同比例的血管、平滑肌和脂肪组成。

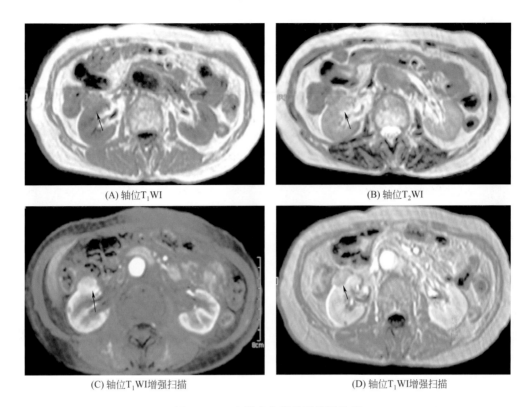

(A) 轴位T_1WI (B) 轴位T_2WI

(C) 轴位T_1WI增强扫描 (D) 轴位T_1WI增强扫描

图 9-1-20 右肾小血管平滑肌脂肪瘤

(A)、(B) 示右肾实质可见边界清楚的小肿块（——），T_1WI 呈较高信号，T_2WI 呈中等信号。

(C)、(D) 增强扫描强化不明显，实质强化期呈相对低信号（——）。大体病理显示肾表面 2cm×2cm 突起，黄色质脆

② 分为合并结节硬化型和不合并结节硬化型：前者多发生于青少年，发生在两侧，瘤体小；后者则多发生于中年成人，单侧，瘤体较大。合并结节硬化型，临床有三大特征，即面部皮脂腺瘤、癫痫发作、智力迟缓。不合并结节硬化型，小的无症状，大的可有腹痛、血尿和腹部包块。

③ 主要与肾脂肪瘤和脂肪肉瘤鉴别：后两者肿块内均可有脂肪成分，但肾脂肪瘤内信号均匀，增强扫描不强化；肾脂肪肉瘤表现为不规则的软组织信号肿块，有侵蚀性，边界模糊不清，内可无脂肪信号。肾细胞癌内脂肪成分罕见，但要注意肾癌和肾错构瘤可同时发生在同一人身上。

(二) 肾细胞癌

【MRI 诊断】

① 肾实质内圆形、类圆形或不规则分叶状肿块，与正常肾组织分界清楚或不清，多数肿块 T_1WI 为低信号、T_2WI 为高信号，信号常不均匀，肿块周围可见假包膜，在 T_2WI 上显示清楚，呈一低信号环。

② 增强扫描动脉期肿块明显强化但不均匀，静脉期肿块强化程度低于正常肾实质，同时可能见到肾门、主动脉旁淋巴结肿大，肾静脉或下腔静脉内癌栓形成，表现为血管增粗，增强扫描血管癌栓动脉期明显强化，静脉期可表现为充盈缺损或血管完全不显影。肾癌可穿破肾包膜进入肾周间隙，常位于肾筋膜内，也可侵及肾筋膜并直接侵犯邻近组织（图 9-1-21、图 9-1-22）。

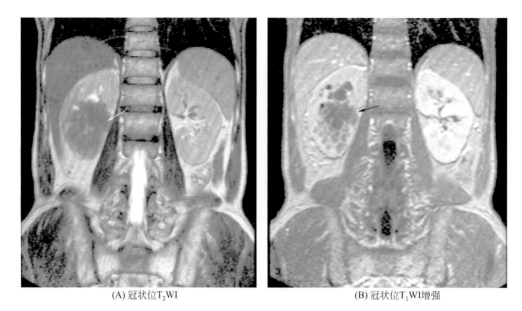

(A) 冠状位T₂WI　　　　　　　　　　　(B) 冠状位T₁WI增强

图 9-1-21　右肾下极肾细胞癌，合并陈旧出血

（A）示右肾下极可见一类圆形肿块影（——），大小约为 5.3cm×4cm，T₂WI 均呈低信号，边界不清。（B）增强扫描右肾实质轻度强化，肾下极病灶呈厚壁多囊性结构，边缘轻度强化，肿块内见多发无明显强化区（——）

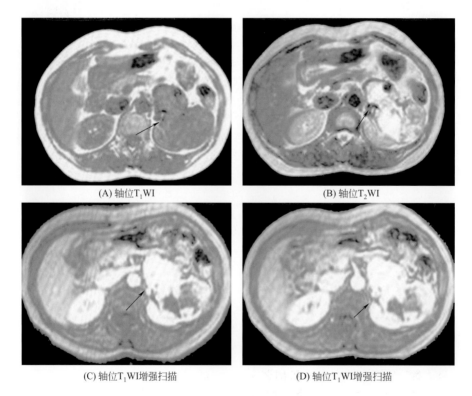

(A) 轴位T₁WI　　　　　　　　　　　　(B) 轴位T₂WI

(C) 轴位T₁WI增强扫描　　　　　　　　(D) 轴位T₁WI增强扫描

图 9-1-22　左肾细胞癌，左静脉瘤栓

（A）、（B）平扫显示左肾下弥漫性肿块影（——），长 T₁、稍长 T₂ 信号，侵及肾门。（C）、（D）增强扫描病灶明显度强化，内见无强化区，左肾静脉不显影，代之以明显强化的肿块（——）

【特别提示】

① 肾细胞癌简称肾癌，是泌尿系统最常见的恶性肿瘤。起源于肾近曲小管的上皮细胞，没有包膜，但常有纤维组织假包膜。肿块内常有出血、坏死、囊变、钙化。

② 临床表现为血尿、腰痛和包块。

③ 鉴别诊断。a.肾血管平滑肌脂肪瘤：肿块内有脂肪成分是其特点。b.肾盂癌：肿块主体在肾窦内，肾盂、肾盏呈离心性受压移位，肾影一般不大，轮廓外突不明显。但肾盂癌明显侵及肾实质时，很难与肾癌鉴别。c.肾转移瘤：可有原发肿瘤史，肿块常两侧多发。d.肾炎性肿块：如肾结核肉芽肿、肾脓肿等，肾炎性肿块一般没有假包膜；需要结合病史、临床症状和实验室检查等综合诊断，必要时做穿刺活检。

（三）肾母细胞瘤

【MRI 诊断】

① 肾母细胞瘤一般表现为儿童一侧肾区巨大软组织肿块，肿块在 T_1WI 呈略低信号、T_2WI 为稍高信号，信号不均匀，肿块内可有出血、坏死、钙化和囊变，周围有假包膜（图 9-1-23）。

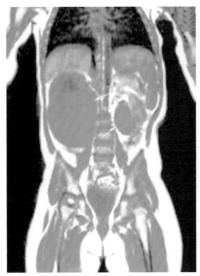
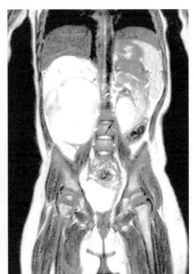

(A) 冠状位T_1WI (B) 冠状位T_2WI

图 9-1-23 双侧肾母细胞瘤

病变呈稍长 T_1、稍长 T_2 信号，但不均匀，其内有 T_1WI 更低信号和 T_2WI 更高信号 （——），残留肾实质受压。病理证实为左侧上皮性肾母细胞瘤、右侧间叶性肾母细胞瘤

② 增强后肿块呈轻微不均匀强化。若同时见到肾门、主动脉旁淋巴结肿大，肾静脉或下腔静脉内癌栓形成（血管增粗，增强扫描血管内有充盈缺损影），则诊断更加明确。

③ 本病容易血行转移至肺、肝、腹膜后及纵隔等。

【特别提示】

① 肾母细胞瘤又称肾胚胎瘤、Wilms 瘤，好发于 3 岁以下儿童，是小儿腹部最常见的恶性肿瘤。多为一侧性，肿块常巨大。临床上常以腹部巨大包块而就诊。

② 肿块来源于未分化的中胚叶组织，可见未分化的上皮性和间叶性混合组织，后者可化生肌肉、脂肪、血管、软骨和骨组织。

③ 鉴别诊断。a.肾细胞癌：尽管两者形态学上有部分相似，但年龄的明确差异可作为鉴别诊断依据。b.肾上腺神经母细胞瘤：也表现为儿童后腹膜巨大肿块，但它属肾外肿瘤，

故肾只是受压移位，肾实质没有异常改变。

（四）肾盂癌

【MRI 诊断】

① 局限型肾盂癌早期表现为肾盂内实质性占位，多呈乳头状或菜花状生长，轮廓较规整；浸润型肾盂癌表现为以肾盂为中心生长，并向周围肾实质浸润生长的肿块。

② 病变 T_1WI 呈稍低信号或等信号，T_2WI 为稍高信号，少数为等信号，在长 T_2 信号尿液对比下病灶显示更为清楚，肿块所在的肾大盏或肾盂常因占位而显得饱满，肾窦间隙狭窄或闭塞消失。

③ 当肿瘤组织发生缺血坏死、囊变、出血，可表现为 T_1WI 混杂低信号、T_2WI 混杂高信号。出血的肿瘤组织中可见小片状高信号。浸润型肾盂癌信号较不均匀，常表现为 T_1WI 混杂低信号、T_2WI 混杂高信号。

④ 肾盂癌血供少，增强后皮质期仅轻度强化，有较大囊变坏死者强化可不均匀，实质期及肾盂期肿瘤增强的信号提高不明显，而相邻肾实质的强化显著，因此肿瘤形成相对的低信号影（图 9-1-24）。

⑤ MRU 上，当肾盂肾盏中肿块明显时，可表现为充盈缺损影。

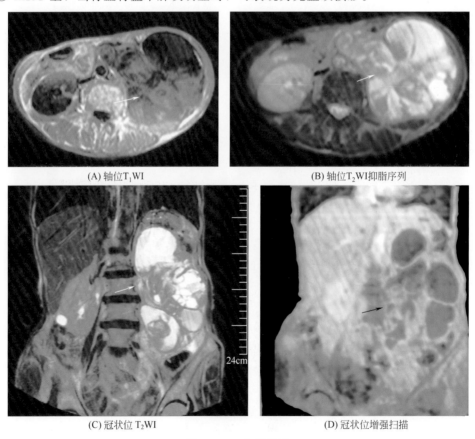

(A) 轴位T_1WI 　　　　　　　　　　(B) 轴位T_2WI抑脂序列

(C) 冠状位 T_2WI 　　　　　　　　　(D) 冠状位增强扫描

图 9-1-24　左肾盂癌

患者，男，73 岁。左肾重度积水。(A) ～ (C) 示左肾体积明显增大，失去正常形态，肾盂肾盏明显扩张，可见多发大小囊状改变（——），T_2WI 以高信号为主，其内可见等信号影，T_1WI 为低信号及等信号影，左肾实质明显受压变薄，左输尿管未见扩张。(D) 增强扫描示左肾皮质可见强化，左侧扩张肾盂肾盏未见强化，内可见多发中等强化信号影，附壁生长，形态不规则（——）

【特别提示】

① 肾盂癌85％～95％为尿路上皮癌（移行细胞癌），有沿黏膜表面浸润种植的倾向。血尿为最重要的临床表现，90％以上为无痛性、间歇性肉眼血尿。

② 极少数肾盂癌病例表现为延迟后明显增强。

③ MRU对较小的肾盂癌难以显示，因此并不是MRI诊断肾盂癌的必需序列；MRI冠状位成像对肾脏内部结构及周围组织显示更好；抑脂序列有利于肿瘤的显示。

④ MRI对判定肾盂周围脂肪、肾盂肌层及肾实质的累及比较准确，因此可以区分早期肿瘤和进展期肿瘤，但对黏膜层浸润和浅表浸润的分辨有困难。

⑤ 肾癌和肾盂癌的鉴别诊断具有很重要的临床意义，因为两者的根治手术方式完全不同。肾癌为富血供肿瘤，常引起肾轮廓的改变，常侵犯肾静脉或下腔静脉，而肾盂癌多累及输尿管上端。

⑥ 合并肾结石的肾盂癌应特别注意，由于肾结石与肿瘤症状重叠，血尿、腰痛易忽视，常易发生诊断延误，结石和肿瘤信号不同，MRI可以鉴别。肾盂血块、结石、囊肿信号均有特异性，MRI鉴别不难。

（五）膀胱癌

【MRI诊断】

① 表现为一个或多个乳头状或菜花状带蒂或宽基底软组织肿块，突入膀胱腔内，也可表现为膀胱壁局限性或弥漫性不规则增厚。肿块T_1WI为中等信号，略高于尿液。T_2WI为高信号，与尿液相似或稍低，与正常膀胱壁低信号形成明显对比。T_2WI上膀胱壁的低信号环中断、破坏提示膀胱壁受侵（图9-1-25）。

② 增强扫描肿块强化程度与正常膀胱壁类似。膀胱壁与周围高信号的脂肪界面模糊或高信号脂肪内出现灰色信号团块提示膀胱周围受侵；前列腺及精囊腺受侵表现为膀胱精囊角闭塞及前列腺、精囊增大变形，且与肿瘤相邻部分出现与肿瘤相似的异常信号。若膀胱肿块

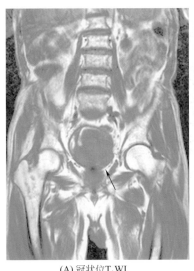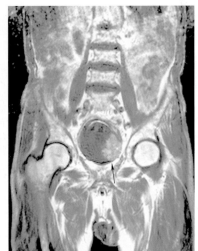

(A) 冠状位T_1WI　　　　　　　(B) 冠状位T_2WI

图9-1-25　膀胱癌，表面出血

（A）示膀胱左侧壁可见一不规则软组织影，T_1WI呈稍低信号，表面为条形高信号（——）；

（B）T_2WI附壁肿块呈稍高信号，右侧部分为低信号及表面条状高信号。该病灶与膀胱壁宽基底相连，突向膀胱内，左侧穿透膀胱壁，膀胱壁低信号带中断（——）

与盆壁肌肉分界不清，局部肌肉增厚，提示肿瘤侵及盆壁。盆腔内见到直径＞10mm 的淋巴结，可提示膀胱癌淋巴结转移。

【特别提示】

① 膀胱癌多见于膀胱三角区和两侧壁，多为尿路上皮癌（移行上皮癌）。有明显复发倾向。

② 临床表现为间歇性无痛性全程肉眼血尿，可伴有尿频、尿急和排尿困难。

③ 鉴别诊断。a.慢性膀胱炎：表现为膀胱壁弥漫性增厚的膀胱癌应与慢性膀胱炎鉴别，后者多为均匀性增厚，常伴有膀胱缩小，小便培养可有致病菌。b.膀胱内血凝块：复查或改变体位扫描可见血块位置，大小有明显变化。c.前列腺增生：增生结节向上突入膀胱内时需鉴别，突入膀胱内的结节影上下径远小于横径，表明位于腔外，而膀胱底部和侧壁正常。d.前列腺癌：前列腺癌侵犯膀胱底与膀胱癌侵犯前列腺的鉴别较困难，通常前列腺癌肿主要位于膀胱底的下方。

■■■■ 第二节　男性生殖系统 ■■■■

一、良性前列腺增生

【MRI 诊断】

耻骨联合上方 2～3cm 仍见有前列腺影，且轮廓光整，信号均匀，中心带和移行带体积明显增大，而周围带变薄，甚至消失，即可诊断为前列腺增生（图 9-2-1）。

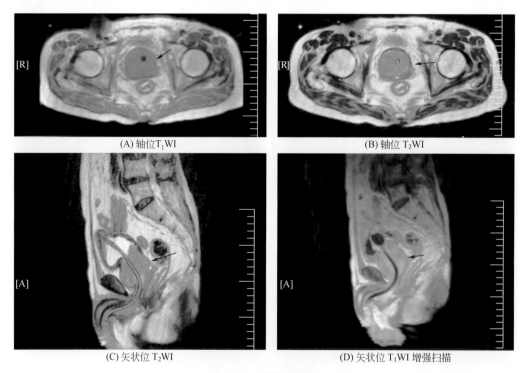

(A) 轴位 T$_1$WI　　　　　　　　　　(B) 轴位 T$_2$WI

(C) 矢状位 T$_2$WI　　　　　　　　　　(D) 矢状位 T$_1$WI 增强扫描

图 9-2-1　前列腺增生

患者，男，78 岁。前列腺增大伴多发结节，前列腺大小约 5.4cm×4.2cm×3.8cm，突向膀胱后壁，其内信号不均（——➤），可见斑片状长 T$_2$ 结节影，包膜尚完整，精囊形态信号正常，精囊角不大。膀胱及尿道内见球囊导管影

MRS 检查，增生的移行带由于腺体增生 Cit 峰明显升高，Cho 峰和 Cre 峰变化不明显。

【特别提示】

① 前列腺增生多发生在前列腺移行带，表现为腺体组织和基质组织增生。

② 临床表现为尿频、排尿困难、血尿、夜尿等。

③ 主要与前列腺癌鉴别：前列腺癌表现为前列腺形态不规则，轮廓不规整，信号不均匀，在 MRI 的 T_2WI 上主要表现为高信号的周围带内有低信号缺损区，而前列腺增生表现为周围带变薄，甚至消失。

二、前列腺癌

【MRI 诊断】

MRI 检出和显示前列腺癌主要靠 T_2WI。在正常高信号的周围带内出现不规则的低信号缺损区，即可诊断为前列腺癌。病变侧低信号的包膜影模糊或中断、不连续，可诊断为前列腺癌外侵。两侧前列腺周围静脉丛不对称，与肿瘤相邻信号减低可诊断为前列腺癌侵犯前列腺周围静脉丛。T_1WI 上前列腺周围的高信号脂肪内出现低信号区，可提示前列腺癌周围脂肪受侵。前列腺邻近部位的精囊信号减低，可提示前列腺癌侵犯精囊（图 9-2-2）。

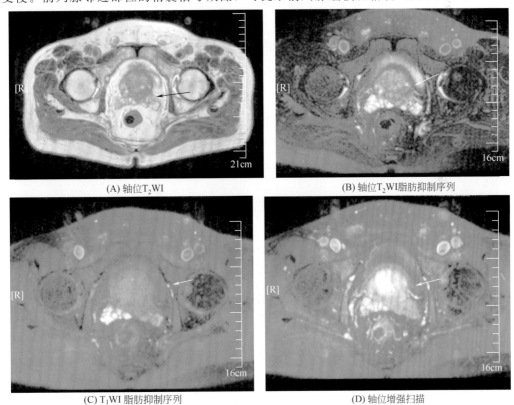

(A) 轴位T_2WI　　(B) 轴位T_2WI脂肪抑制序列

(C) T_1WI 脂肪抑制序列　　(D) 轴位增强扫描

图 9-2-2　前列腺偏左侧癌，左侧精囊腺受侵

患者，男，72 岁。（A）～（C）示前列腺体积明显增大（——），且信号不均，前列腺左叶周围带可见稍低 T_2 信号结节影，略突出于轮廓之外，大小约为 $2.6cm \times 2.6cm$，T_1WI 基本等信号，侵及左侧精囊腺。（D）增强扫描显示前列腺肿块明显不规则强化，左侧肿物强化程度较低，左侧精囊腺信号减低（——）

MRS 检查，前列腺结节的 Cit 峰明显下降，而 Cho 峰明显增高和（或）（Cho＋Cre）/ Cit 的比值显著增高，均提示为前列腺癌。

【特别提示】

① 前列腺癌主要发生在腺体周围带，99％为腺癌。

② 临床上早期表现类似前列腺增生，即排尿困难、夜尿、多尿、血尿等，晚期出现膀胱和会阴部疼痛及转移体征。指肛检查可能触及前列腺硬结，表面不规则。实验室检查前列腺特异性抗原（PSA）增高。

③ 鉴别诊断方面，主要与前列腺增生和膀胱癌侵犯前列腺鉴别，肿瘤外侵范围较大时，前列腺癌与膀胱癌侵犯前列腺则鉴别困难。

■■■■■ 第三节　女性生殖系统 ■■■■■

一、子宫肌瘤

【MRI 诊断】

子宫增大，内有表面光滑、边界清楚的肿块，可位于子宫壁内、黏膜下或向外突出，单发或多发，多发常见，T_1WI 为等低信号，T_2WI 为低或混杂信号，低信号有时呈现典型的涡旋状条纹改变，混杂信号主要见于较大的子宫肌瘤，表明出现复杂病理变化：囊性变、出血、坏死、钙化或各种变性（图 9-3-1、图 9-3-2）。

【特别提示】

① 子宫肌瘤按部位可分为浆膜下肌瘤、肌壁间肌瘤和黏膜下肌瘤。可单发或多发。

② 临床主要见于中年妇女，症见月经过多、持续时间过长，阴道不规则流血等。

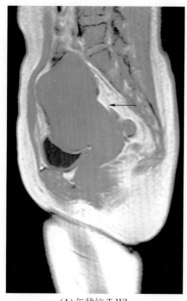
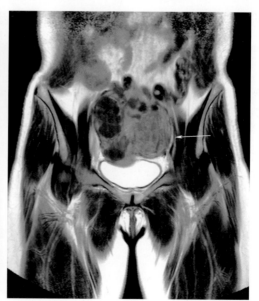

(A) 矢状位 T_1WI　　　　　　　(B) 冠状位 T_2WI

图 9-3-1　多发肌壁间及浆膜下子宫肌瘤

子宫前倾位，子宫体积明显增大，宫底部及子宫前壁、后壁和宫颈后壁内多个大小不等类圆形结节（——→），T_1WI 近似等信号，T_2WI 呈不均匀等或低信号，结节边缘光滑清楚。膀胱上壁受压

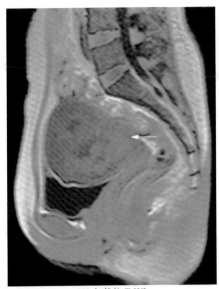
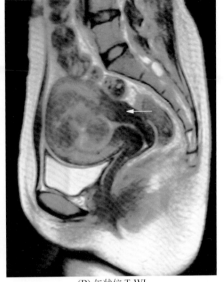

(A) 矢状位 T₁WI　　　　　　　　　(B) 矢状位 T₂WI

图 9-3-2　多发子宫肌瘤（以黏膜下为主），子宫腺肌病

子宫明显增大，前屈位，黏膜下方可见大小不等多个病灶，T₁WI 呈等信号，T₂WI 呈稍低信号，
子宫内膜受压变形。子宫结合带增厚、信号不均。肌层间隙内多发条形长 T₂ 信号（——→）

③ 本病主要与子宫内膜癌鉴别，后者也表现为子宫腔内肿块，MRI 增强扫描表现为低信号的肿块，被强化明显的正常子宫肌所围绕，此外尚可见到子宫内膜增厚、子宫内膜结合带和肌层破坏。

二、宫颈癌

【MRI 诊断】

（1）MRI 表现

① 内生型宫颈癌主要以宫颈部间质浸润为主，表现为宫颈正常或增大、不对称增厚及结节状突起；T₂WI 可见宫颈内不均匀高信号影，信号高于宫颈部间质，低于宫颈上皮；与周围组织界限清晰或模糊。

② 外生型宫颈癌主要生长在宫颈的表面，T₂WI 可见一侧宫颈边缘不整，形成稍高信号的肿块突入到阴道，肿块与阴道间界限清晰或不清。

③ 各型宫颈癌动态增强扫描早期肿瘤强化明显，信号高于正常宫颈组织，随后信号逐渐减低，增强晚期肿瘤信号低于正常宫颈组织（图 9-3-3）。

（2）宫颈癌 MRI 分期

① Ⅰ期：轴位 T₂WI 宫颈部间质低信号的环状结构的完整性是宫颈癌Ⅰ期和Ⅱ期分界的标志。完整的低信号环说明肿瘤局限于宫颈，属Ⅰ期。若低信号的环状结构有局限性缺损，且边缘不整的肿瘤从缺损部位向宫旁组织进展时应考虑为Ⅱ期。

② Ⅱ期：宫颈癌已超越宫颈部向阴道、子宫峡部及宫旁组织浸润，但未达到阴道下 1/3 及盆壁。

③ Ⅲ期：宫颈癌的宫旁组织浸润是否达盆壁是临床Ⅱb 和Ⅲb 分期的依据。Ⅲ期宫颈癌阴道浸润已达阴道下 1/3。

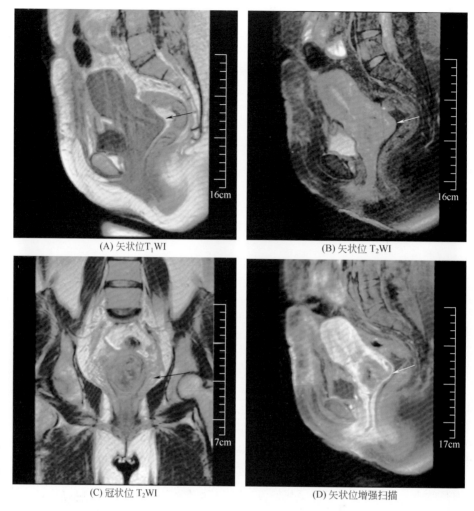

(A) 矢状位T₁WI   (B) 矢状位 T₂WI

(C) 冠状位 T₂WI   (D) 矢状位增强扫描

图 9-3-3　宫颈癌

患者，39 岁。(A)～(C) 平扫示宫颈体积不规则增大、内见类圆形团块影，信号不均，以稍长 T_2、等 T_1 信号为主，较大病灶约 3.6cm×3.1cm×3.7cm，边界欠清（➡）。(D) 增强扫描示强化不均匀，强化程度较子宫壁低（➡），其周围另见多个小圆形弱强化灶。子宫腔内少量积液。病理证实为宫颈鳞状细胞癌（高分化）

④ 宫颈癌累及膀胱直肠则为Ⅳ期。T_2WI 膀胱肌层的低信号出现局限性缺损时应考虑有膀胱肌层浸润。诊断直肠浸润的依据为肿瘤与直肠间的静脉丛和脂肪信号消失，直肠壁增厚，信号增高，或两者间出现多数条索状影，增强扫描更明确。

【特别提示】

① 宫颈癌是妇科最常见的恶性肿瘤，绝大多数发生在阴道的鳞状上皮与子宫颈的柱状上皮交界处，主要播散途径为局部浸润、淋巴转移，血行转移少见。

② MRI 对宫颈癌的分期准确性明显优于 CT。MRI 矢状位可显示子宫全貌，又可明确其与阴道、膀胱等的关系，T_2WI 图像有利于观察肿瘤，而显示宫颈癌的宫旁组织浸润多采用轴位 T_2WI。

③ 宫颈癌术后、放化疗疗效及复发的判断：宫颈癌放化疗后可见病灶缩小，病变的 T_2WI 信号由高变低，以及子宫颈部、膀胱壁、阴道等恢复到正常的低信号。肿瘤的高信号部分完全消失则可以认为没有残留的肿瘤。宫颈癌复发通常在 2 年内出现。MRI 诊断肿瘤

复发准确率高，根据放疗后肿瘤体积与信号的改变可以评价疗效和鉴别放疗后的纤维化和肿瘤复发。局部复发一般在原肿瘤处或阴道残端。MRI 表现为直肠、膀胱间与放疗前肿瘤信号相同的软组织肿块，大小不等，边缘不整，信号不均，中心可有坏死。而放疗后盆腔纤维化一般无明确肿块界限，T_2WI 信号明显低于复发的肿瘤。

④ 当宫颈癌发生子宫体部浸润时，常需与子宫内膜癌的颈管浸润相鉴别，子宫内膜癌的颈管浸润，病变主要导致内膜和子宫颈上皮的肥厚，肌层浸润则很少波及与其相连的子宫颈间质。宫颈癌的体部浸润，病变主要是从子宫颈间质向子宫体部肌层进展，内膜几乎没有改变。

三、子宫内膜癌

【MRI 诊断】

（1）直接征象

① 子宫内膜癌最常见的表现为子宫内膜的增厚，宫腔增宽、扩大，病变分为局限型和弥漫型两种，以弥漫型居多。局限型多位于子宫底部或子宫角附近，呈息肉或菜花状突入宫腔内；弥漫型可累及大部分或全部子宫内膜，肿瘤表面呈息肉状。

② MRI 的 T_2WI 有利于显示子宫内膜癌。病变信号不定，可以表现为与内膜同样的高信号，也可以与肌层同等信号，或高低混杂信号（图 9-3-4）。

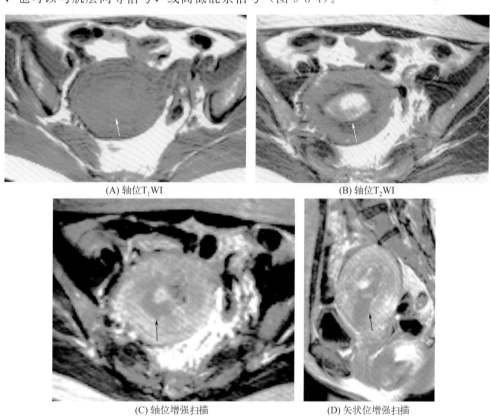

(A) 轴位T_1WI　　　　　　　　　　　　(B) 轴位T_2WI

(C) 轴位增强扫描　　　　　　　　　　　(D) 矢状位增强扫描

图 9-3-4　子宫内膜腺癌

女，47 岁，月经不调，血量多。（A）、（B）示子宫增大，子宫内膜增厚（——），T_1WI 为稍高信号，T_2WI 信号稍高于肌层，结合带完整，宫腔增大。（C）、（D）增强扫描增厚内膜肿物轻度强化（——），信号明显低于肌层。病理证实子宫内膜高-中分化腺癌

③当子宫内膜的厚度超过正常值的上限（生育期妇女正常子宫内膜的厚度不超过10mm，绝经期不超过3mm）时常提示子宫内膜的异常，需进一步检查以除外子宫内膜癌。

④在MRI增强扫描时肿瘤的强化明显低于子宫肌层和内膜的强化。

（2）子宫内膜癌的分期　T_2WI表现为低信号的结合带的完整性是评估肌层是否侵犯的重要标志。结合带完整可以排除肌层的侵犯。

①Ⅰ期：子宫内膜癌局限于子宫体内。Ⅰa期，肿瘤局限于子宫内膜，结合带完整。当结合带中断或肿瘤越过结合带在肌层内出现异常信号时表明肿瘤已侵犯到肌层，属于Ⅰb期、Ⅰc期。

②Ⅱ期：子宫颈受侵是诊断的依据，可见与子宫体内膜连续的病变使子宫内口、子宫颈管扩大、变形；正常子宫颈间质T_2WI低信号的轮廓不完整，其内出现异常信号。宫腔积液表现为T_1WI低信号，T_2WI高信号；宫腔积血信号受积血时期和脉冲序列的影响有很大差别。

【特别提示】

①子宫内膜癌是原发于子宫内膜上皮的恶性肿瘤，又称为子宫体癌，是女性生殖系统常见的恶性肿瘤之一。好发于绝经期妇女，最常见的症状是子宫出血。

②组织学类型以腺癌为多。

③子宫内膜的扩散方式有直接蔓延、淋巴转移及血行转移，后者少见。

④子宫内膜增殖症与子宫内膜肥厚有时也常出现信号的异常，而且当子宫内膜癌合并宫腔积液或积血时T_2WI的信号与子宫内膜癌相似，对判定子宫内膜癌的位置及范围有困难，此时需结合MRI增强扫描进行诊断，同时也能将肿瘤与潴留的液体区别开。子宫内膜癌宫颈浸润也需与子宫颈腺癌的体部浸润鉴别。

四、子宫内膜异位症

（一）外在性子宫内膜异位症

【MRI诊断】

①卵巢或盆腔内子宫内膜异位症的表现多样，表现为大小不一的单囊或多囊病变，圆形或类圆形，周边有多个"小卫星灶"（图9-3-5）。

②依据出血的不同时期，囊内信号呈多样性。囊内为新近出血时T_1WI、T_2WI均表现为高信号，陈旧出血时T_1WI表现为低信号、T_2WI表现为高信号，周围可有含铁血黄素沉着。囊肿壁与邻近结构多分界不清，有粘连。

③由于重力作用，囊液和细胞成分出现分层，形成液-液平面。

④囊肿边缘与子宫周围可见不规则软组织信号粘连带。

⑤增强扫描，囊肿周围粘连带和腔内分隔可见强化。

【特别提示】

①子宫内膜异位是正常的子宫内膜腺体和间质存在于子宫内膜以外的部位。当子宫内膜组织异位于子宫以外的其他任何部位则称为外在性子宫内膜异位症。子宫内膜异位症常异位于卵巢、子宫浆膜面、骶子宫韧带及直肠子宫陷凹，最多见于卵巢（图9-3-5）。多见于育龄期妇女，临床主要表现为子宫增大、继发性和渐进性痛经及月经过多。

②异位的子宫内膜在雌激素的作用下，可发生周期性的变化，随月经反复出血，在局

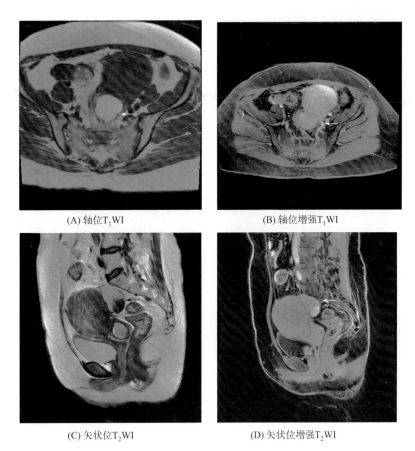

(A) 轴位T₁WI

(B) 轴位增强T₁WI

(C) 矢状位T₂WI

(D) 矢状位增强T₂WI

图 9-3-5 盆腔内子宫内膜异位症

子宫后方可见一类圆形短 T_1 信号影（➔），边界较清晰，壁厚不均匀，增强扫描可见不均匀强化

部形成子宫内膜异位囊肿，又称巧克力囊肿。囊肿常破裂，引起腹腔出血和附近组织粘连。

③ 诊断和鉴别诊断

a. 出血性卵巢囊肿：出血性卵巢囊肿信号与巧克力囊肿相似，但前者囊壁光滑，后者囊壁较厚且常有周围粘连。

b. 卵巢畸胎瘤：卵巢畸胎瘤因瘤内含有脂肪成分而与巧克力囊肿相似，但前者无痛经史，囊内高信号脂肪成分易引起化学位移伪影，并可被抑脂技术所抑制。

（二）子宫腺肌病

【MRI 诊断】

① 子宫腺肌病表现为子宫局部或整体增大，在 T_2WI 上子宫体的低信号结合带局限性或弥漫性增厚且外缘不清。关于正常联合带的厚度标准还有不同的认识，其范围为 $5\sim12\text{mm}$，超过此范围即可认为有增厚（图 9-3-6）。

② 局限型或弥散型子宫腺肌病较具特征性的表现是增厚的联合带内散在 T_1WI 和 T_2WI 高信号的结节影。

【特别提示】

① 当子宫内膜组织异位于子宫肌层时称子宫腺肌病，为良性病变，在切除的子宫标本中占 $15\%\sim17\%$，病因不清。分为弥漫型和局限型。

② 常见于多产妇女，临床表现为下腹痛、经血过多和子宫增大。

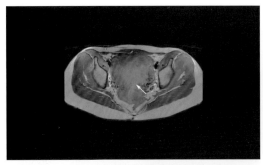
(A) 轴位T₁WI

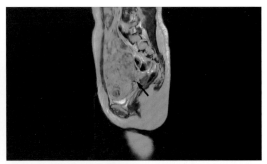
(B) 矢状位T₂WI

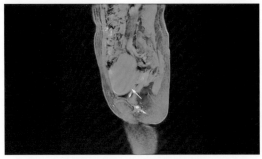
(C) 轴位T₁WI增强

图 9-3-6　子宫腺肌病

（A）、（B）示子宫体积明显增大，子宫壁弥漫性增厚，其内信号不均匀，结合带增厚模糊（——→），T₂ 序列显示增厚子宫壁内可见多发斑点状长 T₂ 信号影，提示存在异位内膜（——→）；（C）增强扫描示增厚子宫壁强化不均匀（——→）

③ 鉴别诊断，需要与子宫肌瘤鉴别。子宫肌瘤多有假包膜，无明显的结合带增厚改变，且增强扫描子宫肌瘤与周围正常子宫肌层之间有较多血管走行。

④ 影像学检查诊断价值比较。MRI 最具有诊断价值，其次是超声检查。

五、卵巢囊肿和卵巢肿瘤

（一）卵巢囊肿

【MRI 诊断】

卵巢囊肿表现为卵巢区圆形、类圆形肿块，T₁WI 低信号，T₂WI 高信号，信号均匀，壁薄，光滑，无结节或突起，增强扫描不强化。结合临床表现即可诊断为卵巢囊肿，巧克力囊肿 T₁WI 为高信号（图 9-3-7）。

【特别提示】

① 卵巢囊肿有单纯性囊肿、卵泡囊肿、黄体囊肿、黄素囊肿和子宫内膜异位囊肿（巧克力囊肿）等。

② 临床一般无症状，但巧克力囊肿可出现经期腹痛。

③ 主要需与卵巢囊腺瘤或囊腺癌相鉴别。卵巢囊腺瘤或囊腺癌囊壁厚薄不一，有结节或突起，囊内可见粗细不一的分隔，增强扫描有不规则强化，囊腺癌实性成分较多，可有腹水和转移。卵巢囊肿与畸胎瘤鉴别不难，常见畸胎瘤的肿块密度不均，内有钙化和脂肪成分，较小的囊性畸胎瘤有时鉴别较难。

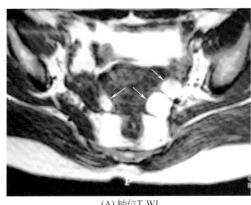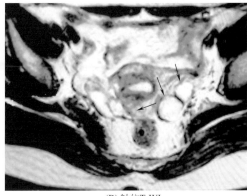

(A) 轴位T₁WI   (B) 轴位T₂WI

图 9-3-7　卵巢子宫内膜异位囊肿

患者，30 岁，下腹不适，月经正常。双侧卵巢短 T_1 长 T_2 信号占位，左侧的两个较大（——）

（二）卵巢畸胎瘤

【MRI 诊断】

① 主要表现为盆腔内附件区域囊性肿块，囊壁有或无弧形钙化，囊内含脂肪成分。或盆腔内混杂信号肿块，囊内有钙化和脂肪成分。肿块内的脂肪成分在 T_1WI 和 T_2WI 上均为高信号，STIR 抑脂序列呈低信号，而钙化在 T_1WI 和 T_2WI 均呈低信号是畸胎瘤的特点（图 9-3-8）。

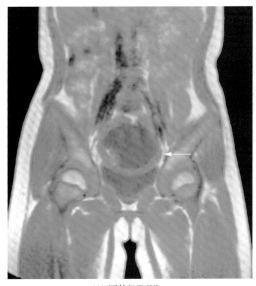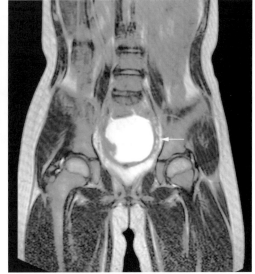

(A) 冠状位T₁WI   (B) 冠状位T₂WI

图 9-3-8　卵巢囊性畸胎瘤

囊实性肿块，囊性为主，壁结节样实性部分（——），有少量短 T_1 信号脂肪成分。术后病理证实为囊性畸胎瘤

② 若囊内结节大于 5cm，形态不规则，肿块边缘模糊，肿瘤与周围器官的脂肪层消失，与膀胱、盆腔肌肉或附近肠管间的分界不清，可诊断为畸胎瘤恶变或恶性畸胎瘤。

【特别提示】

① 卵巢畸胎瘤通常由2～3个胚层组织构成，故切面腔内充满油脂和毛发，可有牙齿和骨质，囊壁常有结节状突起。成熟的畸胎瘤属良性肿瘤，绝大多数为囊性，称为皮样囊肿，单侧为多，成熟实性畸胎瘤较少见，未成熟畸胎瘤罕见，少数畸胎瘤可恶变。

② 临床一般无症状，部分病人仅觉腹部不适或腹部胀满，少数病人因肿瘤发生扭转而产生腹痛。

③ 囊性畸胎瘤需要和卵巢囊肿、囊腺瘤、囊腺癌鉴别。卵巢囊肿、囊腺瘤、囊腺癌囊内无钙化和脂肪成分。由于畸胎瘤含有脂肪成分，还需要与脂肪瘤和脂肪肉瘤鉴别，脂肪瘤和脂肪肉瘤肿块内均可有脂肪成分，但脂肪瘤内信号均匀，增强扫描不强化；脂肪肉瘤表现为不规则的软组织信号肿块，有侵袭性，边界模糊不整，内可无脂肪信号。

（三）卵巢浆液性囊腺瘤和黏液性囊腺瘤

【MRI诊断】

① 浆液性囊腺瘤和黏液性囊腺瘤均表现为边界清楚的囊性肿物，囊壁薄而规则，大小不等，浆液性囊腺瘤囊内分隔较少，黏液性囊腺瘤常为多房状，可为单侧，也可双侧。

② 浆液性囊腺瘤囊内信号均一，在 T_1WI 为低信号、T_2WI 为高信号。

③ 黏液性囊腺瘤囊内常见有分隔，囊内成分因富含蛋白在 T_1WI 及 T_2WI 均呈高信号。

④ Gd-DTPA增强扫描，肿瘤壁和内部分隔发生强化。

【特别提示】

① 卵巢囊腺瘤属于来源于卵巢上皮的良性肿瘤，分为浆液性囊腺瘤和黏液性囊腺瘤两种。多为圆形或椭圆形，囊壁和内隔均较光滑，内含稀薄或黏稠的液体。

② 卵巢囊腺瘤易发生在中年女性，主要临床表现是盆腹部肿块，较大肿块可因压迫邻近器官产生症状，如大小便障碍等。

③ 鉴别诊断

a.卵巢囊肿：体积较小，一般大小不超过5cm，囊壁菲薄，囊内多为水样密度。

b.卵巢巧克力囊肿：囊肿体积较大，密度比单纯性囊肿高，常为混杂密度，边缘不规则，在盆腔内有粘连，有时可见多个囊肿，有痛经史。

（四）卵巢浆液性囊腺癌和黏液性囊腺癌

【MRI诊断】

（1）直接征象

① 中老年妇女，单侧或双侧附件区或腹盆腔内较大囊性肿块，形态不规则，边界不清楚，囊壁厚薄不一，有结节或突起，囊内有粗细不等的间隔，增强扫描肿块不规则强化，可考虑为卵巢癌，若有腹水或网膜转移灶，则诊断明确。

② 中老年妇女，单侧或双侧附件区或腹盆腔内有较大囊实性肿块，呈不规则分叶状，增强扫描实性部分强化明显，可考虑为卵巢癌，若有腹水或网膜转移灶，则诊断明确（图9-3-9）。

③ 中老年妇女，单侧或双侧附件区或腹盆腔内信号不均匀的实性肿块，边缘模糊，形态不规则呈分叶状，肿块呈明显的不均匀强化，可考虑为卵巢癌，若有腹水或网膜转移灶，则诊断明确。

④ 肿块多以囊实性为主，实性成分在 T_1WI 呈等信号、T_2WI 表现为中高信号，囊性部分信号依据囊内成分而有所不同，浆液性囊腺癌 T_1WI 为低信号、T_2WI 为高信号，而黏液性囊腺癌 T_1WI 及 T_2WI 均可为高信号（图9-3-10）。

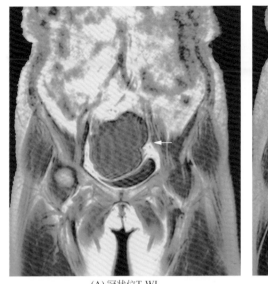

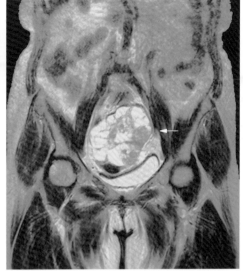

（A）冠状位 T₁WI　　　　　　　　　　　　　　（B）冠状位 T₂WI

图 9-3-9　左侧卵巢囊腺癌

盆腔较大囊实混合性团块（➙），呈长 T₁ 信号，T₂WI 不均匀高信号，表面凹凸不平，内见分隔，大小约为 112.6mm×93.0mm×92.7mm。肿物基底部与左侧卵巢相连

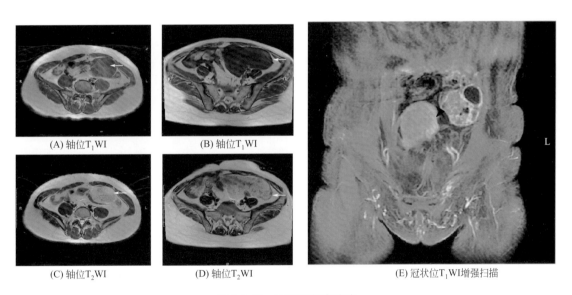

（A）轴位 T₁WI　　　　　　　（B）轴位 T₁WI

（C）轴位 T₂WI　　　　　　　（D）轴位 T₂WI　　　　　　（E）冠状位 T₁WI增强扫描

图 9-3-10　左侧卵巢囊腺癌

（A）～（D）示正常卵巢可见一团块状长 T₁、混杂 T₂ 信号影（➙），T₂WI 病灶内可见分隔；（E）增强扫描病灶可见明显不均匀强化，囊性成分无强化（▷）

（2）转移征象

① 大网膜转移：表现为横结肠与前腹壁间或前腹壁后方相当于大网膜部位出现扁平如饼状的软组织肿块，信号不均或呈蜂窝状，边界不清。

② 腹膜播散：肠袢边缘模糊不清，腹腔内如肝脏外缘、直肠子宫陷凹、右下腹部及系膜根部的下端、左下腹乙状结肠系膜的上缘、盲肠和升结肠外侧的结肠旁沟等处出现不规则软组织结节或肿块。

③ 腹膜假性黏液瘤：是原发或转移的卵巢黏液癌所产生的黏液囊性病变破裂入腹膜腔后的结果，表现为盆腔及下腹部囊实性肿块，有明显的分隔和囊腔，有时出现在上腹部肝脏外侧，表现为有分隔的囊样病变，并在肝脏的边缘形成多个压迹。

④ 钙化性转移：表现为盆腔肠管周围、肝脾边缘、肝实质内出现多个钙化灶，以浆液性囊腺癌多见，但MRI显示钙化不如CT敏感。

【特别提示】

① 卵巢癌多为浆液性或黏液性囊腺癌，易发生腹膜腔内种植转移。

② 好发于40～60岁妇女，早期多无症状，晚期可出现腹胀、腹部肿块和腹水。

③ 鉴别诊断

a.卵巢囊腺瘤：囊壁和囊内间隔薄而均匀、规则，肿块边界清楚，增强扫描无明显强化。

b.卵巢克鲁肯贝格瘤：单从形态学上两者无法鉴别，找到原发灶是主要鉴别点。发生于两侧卵巢的恶性病变要考虑卵巢克鲁肯贝格瘤的可能，卵巢克鲁肯贝格瘤是由胃肠道恶性肿瘤转移到卵巢的癌肿，需要进行胃肠道检查。

■■■■■ 第四节　肾上腺 ■■■■■

一、库欣（Cushing)综合征

【MRI诊断】

（1）Cushing腺瘤　MRI表现为肾上腺类圆形肿块，直径通常2～3cm，有包膜，残余肾上腺组织萎缩。在T_1WI和T_2WI上，信号强度分别类似和略高于肝实质。由于腺瘤内富含脂质，因而在梯度回波反相位上信号强度明显下降。动态增强检查病变强化程度低于正常肾上腺（图9-4-1）。

（2）肾上腺皮质增生或肾上腺增生　MRI可显示双侧肾上腺增大，但由于空间分辨力低和受化学位移伪影的影响，对肾上腺增生的检出不敏感，径线和面积的评估亦不准确。因而，MRI对肾上腺皮质增生的诊断价值低于CT检查。

（3）原发性肾上腺皮质癌　MRI表现为腹膜后较大肿块，冠、矢状面检查有助于确定肿块来自肾上腺。肿块信号不均：T_1WI上主要表现为低信号；而T_2WI上呈显著高信号，内常有坏死和出血所致的更高信号灶；增强检查，肿块呈不均一强化。当肿瘤侵犯下腔静脉时，其内流空信号影消失。MRI检查也能敏感地发现腹膜后和纵隔淋巴结转移及脊椎、肝脏等处的转移灶。

（4）非ACTH依赖型肾上腺皮质增生症　MRI可显示双侧肾上腺多发结节，结节在T_1WI上为较低信号，在T_2WI上为中低或中高信号。

【特别提示】

① 库欣综合征即皮质醇增多症，是由于不同病因所致肾上腺皮质长期过量分泌皮质醇而产生的一组症候群，分为ACTH依赖型和非ACTH依赖型两种类型：前者占70％～85％；后者占15％～30％，通常为肾上腺皮质腺瘤或皮质癌所致。库欣综合征最常发生于中年女性。典型症状为向心性肥胖、满月脸、高血压、月经不规则等。实验室检查血、尿皮质醇增高。

② 肾上腺皮质增生是库欣综合征最常见的病因，占70％～85％；少数结节性肾上腺增

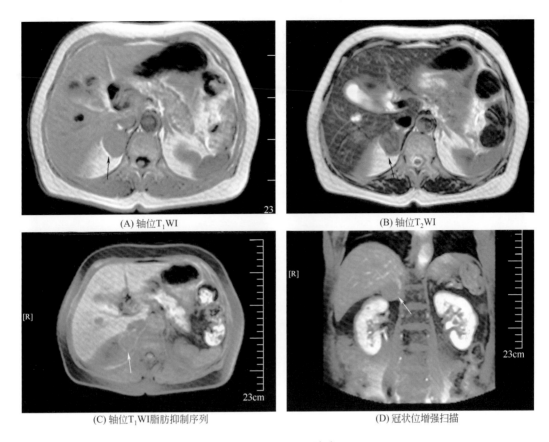

(A) 轴位T₁WI   (B) 轴位T₂WI

(C) 轴位T₁WI脂肪抑制序列   (D) 冠状位增强扫描

图 9-4-1　Cushing 腺瘤

（A）、（B）示右侧肾上腺增粗，呈类圆形肿块（➡），边界较清，大小约为 3.1cm×3.0cm，呈等 T₁、等 T₂ 信号影。（C）T₁WI 脂肪抑制序列显示信号减低（➡）。（D）增强扫描显示右侧肾上腺病变呈环形强化（➡）。该患合并脂肪肝

生影像学表现可为单侧优势且结节较大，需要与腺瘤鉴别，注意如下鉴别点：结节性增生常伴有单侧或双侧肾上腺增大，腺瘤常并有双侧肾上腺萎缩；结节性增生可在同一侧肾上腺有数个结节，腺瘤少有在同一腺体多发者；一般结节性增生较小，直径常小于 15mm。

③ 非 ACTH 依赖型肾上腺皮质增生症是库欣综合征的一种罕见类型，这类病变自主地分泌过量皮质醇，下丘脑和垂体均无异常病理发现，血浆中 ACTH 水平非常低。

二、原发性醛固酮增多症

【MRI 诊断】

（1）肾上腺皮质腺瘤　肾上腺肿块在 T₁WI 和 T₂WI 上的信号强度分别类似和略高于肝实质（图 9-4-2），梯度回波同、反相位检查能证实肿块内富含脂质，表现为反相位上肿块信号强度明显减低。常规增强和动态增强检查，肿块强化形式类似 CT 所见。

（2）肾上腺皮质增生　MRI 双侧肾上腺常显示正常；少数表现为弥漫性增大；偶尔，增生可致肾上腺边缘有一个或多个小结节，直径甚至可达 7～16mm，信号类似正常肾上腺。

【特别提示】

① 原发性醛固酮增多症是由于肾上腺皮质病变产生和分泌过多醛固酮所致，醛固酮导致水钠潴留，血容量增加而产生高血压，占高血压病人的 0.5%～2%。肾上腺皮质腺瘤占

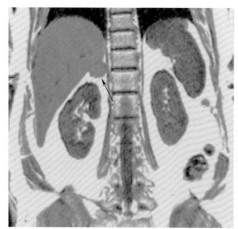 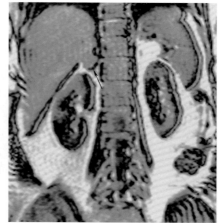

(A) 冠状位 T_1WI (B) 冠状位 T_2WI

图 9-4-2　右肾上腺皮质腺瘤

右侧肾上腺区可见一球形异常信号灶（➝），境界清晰，大小约 $2.7cm \times 2.4cm \times 2.1cm$，
T_1WI 等信号，T_2WI 稍高信号，T_1WI 及 T_2WI 病变内均混杂少量低信号，与肝脏信号形似

$65\% \sim 80\%$；原发性肾上腺皮质增生占 $1\% \sim 5\%$，肾上腺皮质癌所致者极为少见（约 1%）。

② 临床上，原发性醛固酮增多症发病峰值年龄为 $20 \sim 40$ 岁，女性多于男性。实验室检查示血和尿中醛固酮水平增高、血钾减低和肾素水平下降。CT 易于发现这种较小的腺瘤，其敏感性要高于 MRI。

③ 肾上腺皮质增生所致的原发性醛固酮增多症病人，需要结合临床生化化验检查。MRI 检查发现肾上腺皮质增生的敏感性较低，一般不作为常规检查方法。

三、嗜铬细胞瘤

1. 肾上腺嗜铬细胞瘤

【MRI 诊断】

MRI 上肾上腺嗜铬细胞瘤较大，T_1WI 上信号强度类似肌肉，而 T_2WI 上由于其富含水分和血窦而呈明显高信号，在脂肪抑制 T_2WI 像上高信号表现更为突出。肿瘤有陈旧性出血或坏死时，瘤内可有短 T_1 或更长 T_1、长 T_2 信号灶。增强检查，肿瘤实体部分发生明显强化（图 9-4-3）。

【特别提示】

① 嗜铬细胞瘤起源于交感神经，产生和分泌儿茶酚胺。肾上腺髓质是嗜铬细胞瘤的主要发生部位，占 90% 左右。嗜铬细胞瘤也称为 10% 肿瘤，即 10% 肿瘤位于肾上腺之外，10% 为双侧、多发肿瘤，10% 为恶性肿瘤，10% 为家族性。

② 典型临床表现为阵发性高血压、头痛、心悸、多汗和皮肤苍白，发作数分钟后症状缓解。实验室检查，24h 尿中儿茶酚胺的代谢产物香草基扁桃酸（VMA）明显高于正常值。

③ 恶性嗜铬细胞瘤本身的影像学检查并无明显特殊表现，仅有当发现肿瘤周围浸润和转移征象时，才可确定为恶性。

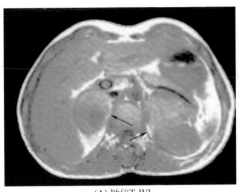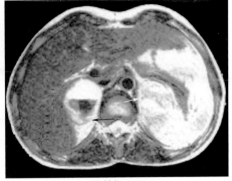

(A) 轴位T₁WI   (B) 轴位T₂WI

图 9-4-3 双侧肾上腺嗜铬细胞癌

患者，女，30 岁，高血压。双侧肾上腺混杂信号肿块，右侧病灶内有出血，T_2WI 其内显示液-液平面（———）。病理证实为双侧肾上腺嗜铬细胞癌

2. 肾上腺外嗜铬细胞瘤

【MRI 诊断】

表现为腹主动脉旁（占 90％）、髂血管旁、膀胱壁或纵隔内等部位的类圆形或椭圆形肿块。与肾上腺嗜铬细胞瘤相似，这些肿瘤亦常表现为明显的长 T_2 高信号，脂肪抑制像上高信号表现更为显著；T_1WI Gd-DTPA 增强检查或并有预饱和脂肪抑制技术的 T_1WI 检查，肿瘤呈明显和长时间的强化。

【特别提示】

① 肾上腺外嗜铬细胞瘤也称副神经节瘤，病变体积常较肾上腺嗜铬细胞瘤为小，易为实性，且恶性比例较高（可高达 40％）。

② 临床表现与肾上腺嗜铬细胞瘤相似，位于膀胱的嗜铬细胞瘤可具有特征性的表现，即高血压发作与排尿动作有关。

③ MRI 检查时，冠状面 T_2WI 并预饱和脂肪抑制技术对于寻找和显示腹腔、盆腔和胸腔内的嗜铬细胞瘤非常有帮助。

3. 其他病变、综合征中的嗜铬细胞瘤

【MRI 诊断】

MRI 在一侧或双侧肾上腺可见软组织肿块，影像学表现与散发嗜铬细胞瘤无不同，唯体积较小，常常小于 3cm，且瘤内更易出现液-液平面。此外，在多发内分泌腺瘤病 II 型中，同时行颈部 MRI 检查时，可显示双侧或单侧甲状腺叶内有类圆形或不规则形病灶；在神经纤维瘤病中，可发现椎旁多发神经纤维瘤；而脑视网膜血管瘤病亦称为 von Hipple-Lidau 综合征，则能发现小脑的成血管细胞瘤。

【特别提示】

目前，已明确某些家族性病变易于发生嗜铬细胞瘤。这些家族性病变包括如下几类。

① 多发内分泌腺瘤病 II A 型（嗜铬细胞瘤、甲状腺髓样癌和甲状旁腺增生）。

② 多发内分泌腺瘤病 II B 型（嗜铬细胞瘤、甲状腺髓样癌和黏膜神经瘤）。

③ 神经纤维瘤病（von Recklinghause 病）。

④ 脑视网膜血管瘤病（嗜铬细胞瘤、肾和胰腺囊性病变、中枢神经系统成血管细胞瘤）。

⑤ 家族性嗜铬细胞瘤等。

在这些家族性病变中，嗜铬细胞瘤几乎全部发生在肾上腺，且常为双侧性。应进行相应部位检查及家族成员筛查，以明确诊断。

四、神经母细胞瘤和神经节细胞瘤

1. 神经母细胞瘤

【MRI诊断】

肾上腺区较大肿块，呈分叶状或不规则形。其在 T_1WI 上呈不均一低信号；在 T_2WI 上信号强度显著增高，由于常有出血、坏死而致肿块信号不均。钙化灶则在 T_1WI 和 T_2WI 上均表现为低信号（图9-4-4）。

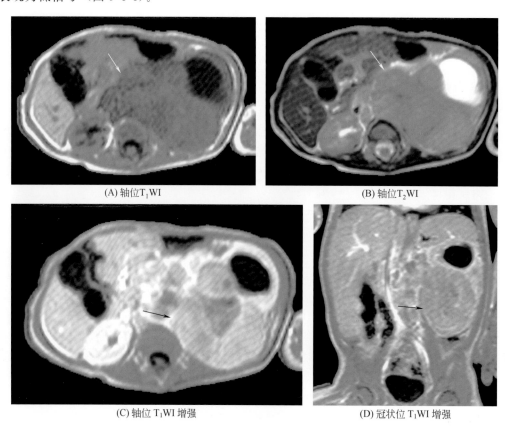

(A) 轴位T_1WI　　　　　　　　　　　　　(B) 轴位T_2WI

(C) 轴位 T_1WI 增强　　　　　　　　　　(D) 冠状位 T_1WI 增强

图 9-4-4　神经母细胞瘤

患儿，男，8个月。(A)、(B) 示左侧腹膜后可见多发大小不等长 T_1、长 T_2 信号结节影，彼此相互融合形成巨大肿块（——），形态不规则，腹膜后血管受推挤向右侧移位，左肾上移、转位，肾盂肾盏明显积水，呈囊状扩张。(C)、(D) 增强扫描示腹膜后病变可见不均匀强化，分隔强化（——）

【特别提示】

① 神经母细胞瘤也称成神经细胞瘤，是儿童期最常见的颅外恶性肿瘤，其中80%发生在3岁以下。约50%神经母细胞瘤发生在肾上腺，余可起自任何神经嵴细胞来源的结构。

② 肾上腺神经母细胞瘤主要临床表现是腹部无痛性肿块，发生转移时则出现肝大、骨痛等表现。肿瘤也可直接侵犯椎管，出现神经系统症状。80%～90%肾上腺神经母细胞瘤分泌儿茶酚胺，实验室检查显示尿中其代谢产物香草基扁桃酸（VMA）增高。

2. 神经节细胞瘤

【MRI诊断】

肾上腺的信号强度均匀或不均匀，T_1WI上以低信号为主，而T_2WI上则为均匀或不均一高信号。有时，在T_1WI和（或）T_2WI上可见旋涡状表现，相当于交错带状分布的神经鞘细胞与胶原纤维。在T_2WI上，肿瘤的高信号程度与其组织学表现相关：若肿瘤含有大量的黏液样基质，而细胞成分和纤维成分较少时，则呈明显高信号表现；反之，如肿瘤的细胞和纤维成分较丰富，而黏液样基质较少，则肿瘤多呈中-高信号表现。Gd-DTPA增强检查，肿瘤常呈均匀或不均匀显著强化。动态增强检查时，通常早期强化不显著，其后强化逐渐明显。

【特别提示】

① 肾上腺神经节细胞瘤是发生在肾上腺髓质的一种少见的良性肿瘤。神经节细胞瘤源于交感神经节细胞，最常发生的部位是后纵隔（42%），其次为腹膜后（38%）和肾上腺（21%）。

② 该肿瘤可发生在任何年龄，但多在10岁以后。临床上，肾上腺神经节细胞瘤一般除腹部肿块外，多无其他症状。

③ 肾上腺神经节细胞瘤影像学表现不具特异性，最终诊断仍需穿刺活检或手术病理证实。

五、肾上腺非功能性占位

【MRI诊断】

（1）肾上腺非功能性腺瘤　绝大多数呈单侧性肾上腺类圆形肿块，直径常较大，可达5cm左右，其信号强度及MRI增强表现均类似于肾上腺Cushing腺瘤，但无同侧和对侧肾上腺萎缩性改变。

（2）肾上腺非功能性皮质癌　影像学表现类似于功能性皮质癌。但和产生库欣综合征的功能性皮质癌不同，非功能性皮质癌并无同侧和对侧肾上腺萎缩性改变。

（3）肾上腺转移瘤　常为双侧，然而单侧性转移亦不少见，呈不规则形、圆形或分叶状肿块，一般直径2~5cm，在T_1WI上肿块信号类似或低于肝实质，在T_2WI上其信号强度明显高于肝实质，中心常有更长T_1、长T_2信号灶。化学位移反相位检查，转移瘤内不含脂肪，故信号强度无明显改变。

【特别提示】

① 肾上腺非功能性病变并不影响肾上腺的皮、髓质功能，所包括的病变类型较多，其中以非功能性腺瘤和转移瘤最为常见（图9-4-5）。

② 肾上腺非功能性腺瘤临床多无症状，肿瘤本身影像学表现无特异性，其与功能性腺瘤的鉴别主要依赖临床资料。

③ 非功能性腺瘤另一需要鉴别的病变是单侧肾上腺转移瘤，两者表现相似，诊断困难。MRI梯度回波同、反相位检查有助两者鉴别，非功能性腺瘤于反相位检查信号强度明显下降，而转移瘤不含脂质，因而信号无改变。

④ 非功能性肾上腺皮质癌占偶然发现的肾上腺非功能性病变的4%，其中包括部分亚临床型的功能性皮质癌。MRI检查，当发现肾上腺较大肿块，且内部信号不均，特别是并有下腔静脉侵犯和/或淋巴结转移、其他部位转移时，应提示为肾上腺皮质癌。当临床化验无

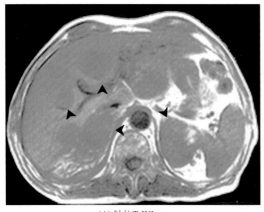
(A) 轴位T$_1$WI

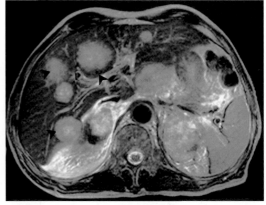
(B) 轴位T$_2$WI

图 9-4-5　右肺癌肝脏、双肾上腺多发转移

肝脏内多发圆形占位性病变，大小不等，T$_1$WI 呈低信号，T$_2$WI 呈不均匀高信号，中心部位见
更高信号。双侧肾上腺区类圆形不均匀稍长 T$_1$、稍长 T$_2$ 占位（▶）

内分泌异常时，可提示非功能性皮质癌的可能性，但难以与其他非功能性肿瘤如肾上腺神经
节细胞瘤等鉴别。

⑤ 肾上腺转移瘤常见。原发瘤多来源于肺癌和乳腺癌。肾上腺转移瘤的诊断在很大程
度上依赖于临床资料：a. 双侧肾上腺肿块并有明确原发瘤，特别是并有其他部位转移时，可
诊为肾上腺转移瘤；b. 双侧肾上腺肿块，但无原发瘤，应与其他双侧性肿块如肾上腺结核、
嗜铬细胞瘤等鉴别，依据临床表现，鉴别亦多不难；c. 当为单侧肾上腺转移时，MRI 反相
位检查虽有助于与常见非功能性腺瘤鉴别，但仍不能与其他非功能性肿瘤如非功能性皮质
癌、神经节细胞瘤等鉴别，需定期随诊检查或细针活检以明确诊断，亦可行 PET-CT 检查，
不但能发现原发瘤，且可明确肾上腺肿块是否为转移瘤。

六、肾上腺囊肿和髓脂瘤

1. 肾上腺囊肿

【MRI 诊断】

MRI 显示为肾上腺类圆形或分叶状囊性病变。壁和内隔菲薄并有强化；囊内容在 T$_1$WI
及 T$_2$WI 上信号强度类似于游离水，且无强化（图 9-4-6）。

2. 肾上腺髓脂瘤

【MRI 诊断】

MRI 上显示肾上腺肿块信号不均，其内含不规则短 T$_1$ 高信号和长 T$_2$ 高信号灶，且与
皮下脂肪信号强度相同。这种高信号灶在脂肪抑制序列上信号强度明显下降。增强扫描肿块
呈不均一强化。

【特别提示】

① 肾上腺髓脂瘤为少见的良性肿瘤，临床上无症状，多意外发现。

② 不均质肾上腺肿块内含有显著量的成熟脂肪组织是髓脂瘤的特征。

③ 肾上腺髓脂瘤主要应与起源于肾上极并突入肾上腺区的肾血管平滑肌脂肪瘤鉴别，
两者均为含脂肪的肿块，MRI 显示肾上极是否完整有利于两者鉴别。

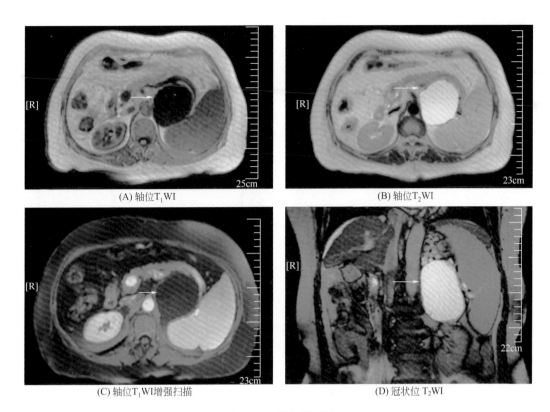

(A) 轴位T₁WI　　　　　　　　　　　　　(B) 轴位T₂WI

(C) 轴位T₁WI增强扫描　　　　　　　　　(D) 冠状位 T₂WI

图 9-4-6　肾上腺囊肿

　　患者，女，61岁。(A)、(B)、(D) 示胰尾部后方左肾上方见一囊状占位，边界清，大小约为 8.7cm×6.6cm×9.5cm，呈长 T_1、长 T_2 信号影，胰体尾部受压前移（——）。胰腺信号未见异常。(D) 增强扫描：胰尾部后方及左肾上方囊状病灶未见强化（——）。病理示囊壁组织内有肾上腺组织、肾上腺囊肿

参考文献

［1］白人驹.医学影像学.第 8 版.北京：人民卫生出版社，2017.

［2］韩萍.医学影像诊断学.第 5 版.北京：人民卫生出版社，2022.

［3］薛静，濮月华，张东坡.正常人体医学影像学图谱—神经系统影像解剖图谱.北京：人民卫生出版社，2016.

［4］孟悛非.中华医学影像学：骨关节与软组织分册.北京：北京大学医学出版社，2015.

［5］周纯武.中华影像医学：乳腺卷.第 3 版.北京：人民卫生出版社，2019.

［6］陈敏，王霄英.中华影像医学：泌尿生殖系统卷.第 3 版.北京：人民卫生出版社，2019.

［7］王振常，鲜军舫.中华影像医学：头颈部卷.第 3 版.北京：人民卫生出版社，2019.

［8］龚启勇，卢光明，程敬亮.中华影像医学：中枢神经系统卷.第 3 版.北京：人民卫生出版社，2019.

［9］尚梁长虹，胡道予.中华影像医学：消化道卷.第 3 版.北京：人民卫生出版社，2019.

［10］刘士远，郭佑敏.中华影像医学：呼吸系统卷.第 3 版.北京：人民卫生出版社，2019.

［11］徐文坚，袁慧书.中华影像医学：骨肌系统卷.第 3 版.北京：人民卫生出版社，2019.

［12］WHO 中枢神经系统肿瘤分类.第 3 版，2022.